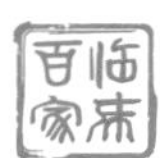

中国医学临床百家·病例精解

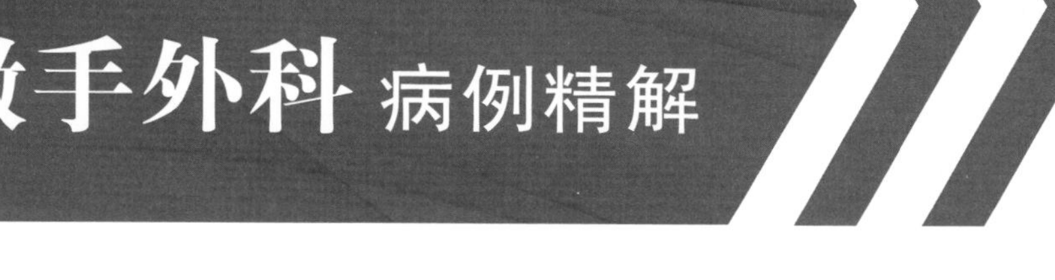

山西医科大学第二医院

骨科显微手外科 病例精解

总主编　李　保　赵长青

主　　编　常文凯　张登峰　梁炳生

执行主编　郭振业

副主编　李永平　李　刚　陈　治　乔虎云　韩利军

编　　委　王　岩　马　杨　武永辉　郭瑞鹏　鲁晓梅

张聪聪　邹　宾　高　斌　黄　龙　黄熠东

学术秘书　高瞻远

主　　审　李亮亮

科学技术文献出版社

SCIENTIFIC AND TECHNICAL DOCUMENTATION PRESS

·北京·

图书在版编目（CIP）数据

山西医科大学第二医院骨科显微手外科病例精解 / 常文凯，张登峰，梁炳生主编. —北京：科学技术文献出版社，2021. 5

ISBN 978-7-5189-7612-6

Ⅰ. ①山… Ⅱ. ①常… ②张… ③梁… Ⅲ. ①手—显微外科学—病案—分析 Ⅳ. ① R658. 2

中国版本图书馆 CIP 数据核字（2020）第 268484 号

山西医科大学第二医院骨科显微手外科病例精解

策划编辑：胡　丹　责任编辑：胡　丹　张博冲　责任校对：王瑞瑞　责任出版：张志平

出 版 者　科学技术文献出版社
地　　址　北京市复兴路15号　邮编 100038
编 务 部（010）58882938，58882087（传真）
发 行 部（010）58882868，58882870（传真）
邮 购 部（010）58882873
官方网址　www.stdp.com.cn
发 行 者　科学技术文献出版社发行　全国各地新华书店经销
印 刷 者　北京地大彩印有限公司
版　　次　2021 年 5 月第 1 版　2021 年 5 月第 1 次印刷
开　　本　787×1092　1/16
字　　数　247 千
印　　张　20.5
书　　号　ISBN 978-7-5189-7612-6
定　　价　168.00元

主编简介

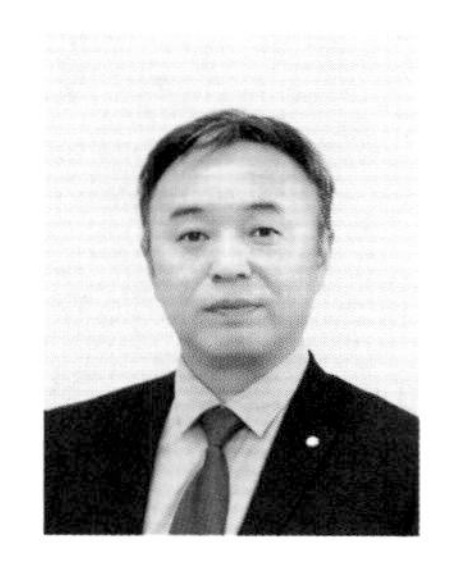

常文凯　山西医科大学第二医院骨科副主任，手外科主任，博士学历，主任医师，硕士研究生导师。中华医学会显微外科学分会委员，中华医学会手外科学分会青年委员，中华医学会骨科学分会足踝学组委员，山西省医学会手外科专业委员会副主任委员，山西省医师协会显微外科医师分会会长。承担国家自然科学基金课题及省级基金课题 4 项，获省级科技进步奖二等奖 3 项、三等奖 1 项，有科研专利 1 项。

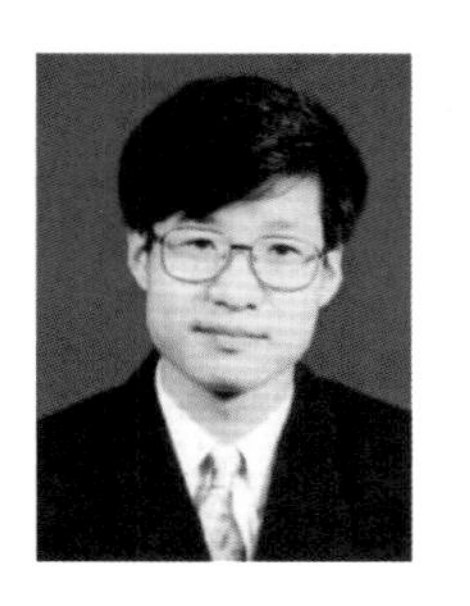

张登峰　山西医科大学第二医院骨科主任医师，从事骨科临床工作 30 余年。中华医学会手外科学分会华北地区手外科委员会常务委员，山西省医学会手外科专业委员会副主任委员，山西省医师协会手外科医师分会副会长，中国康复医学会修复重建外科专业委员会周围神经外科学组委员，中国医师协会显微外科医师分会显微足踝外科委员会委员。

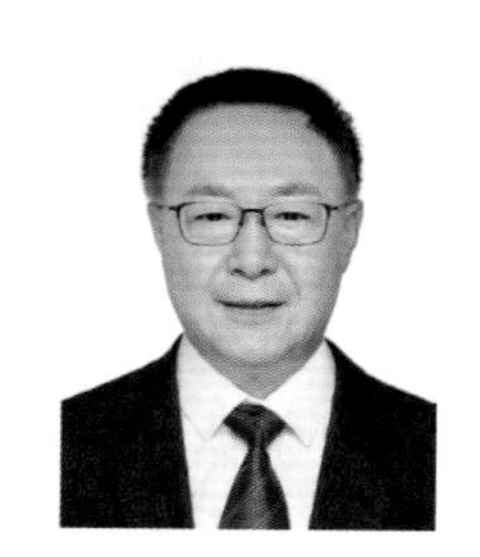

梁炳生 山西医科大学第二医院骨科显微手外科名誉主任，中共党员，二级教授，主任医师，博士研究生导师。享受国务院特殊津贴专家，中共中央组织部直接联系专家，国家有突出贡献中青年专家，全国中青年医学科技之星，全国白求恩式好医生；山西省劳动模范，山西省优秀专家，山西省科技功臣，山西省名医，山西省医学学科带头人导师；获“山西省青年科学家奖”“青年医学家”称号。曾于中国井冈山干部学院、国务院北戴河专家疗养团、山西省委党校政治理论学习班学习结业。山西省医师协会手外科医师分会会长，中国医师协会手外科医师分会常委，中华医学会华北地区手外科分会副主任委员，山西省医师协会骨科分会副会长。

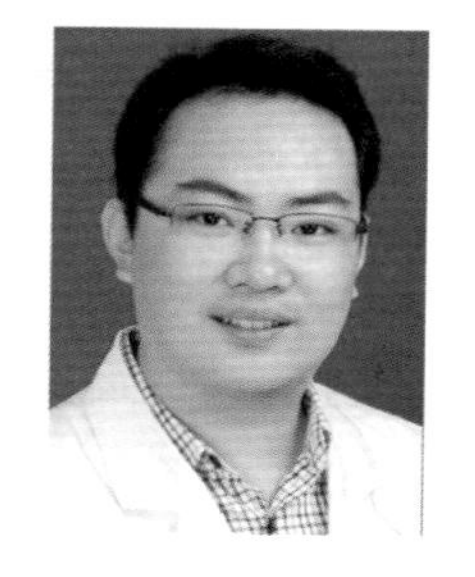

郭振业 山西医科大学第二医院骨科主治医师。毕业于山西医科大学临床医学专业，在读博士研究生，中共党员。山西省医师协会显微外科医师分会委员。曾经参加AO基础班及大师班培训学习，从事骨科工作9年，临床上对骨科常见病、多发病的诊断有丰富的临床经验，对骨科显微手外科，四肢、脊柱骨折、髋膝骨关节炎及肩关节疾病的诊疗有独到的见解，尤为擅长以微创技术治疗骨折。曾经在国家级核心期刊发表论文十数篇，主编论著3部，获发明专利数个。

序

医疗技术的突飞猛进和交叉融合给健康带来了福音，大数据和人工智能的开发利用把医疗技术推向一个以往难以企及，但如今却可能成为现实的时代。随着这些新理念、新技术的落地，医疗健康日益受到人们的重视。毋庸置疑，所有这些技术都是借助医务人员的智慧与汗水，通过一个个具体的案例完成的。如果能把这些案例加以归类、总结、提炼和升华，那么这些案例将不再仅仅是存在于医院病案室的档案，而是可以借助出版平台进一步传播，让更多的临床医师快速掌握疾病的诊疗思路、提高诊疗水平的阶梯。如此，原本局限于某家医院某个科室的一个案例，完全有可能通过多层次大范围的链接，延伸为可供临床借鉴和参考的范例，最大限度地发挥其示范效应，最终使患者获得最大的受益，即临床治疗的效果。这一实践也正好符合分级诊疗和医疗资源下沉的顶层设计。

随着诊疗技术的发展和对疾病诊疗精准化的要求越来越高，专业的划分也越来越细，因此一本书中难以包罗万象。我们以丛书的形式，将临床多个学科的案例进行分门别类的梳理，以便最大限度地展示相关学科精彩纷呈的工作。阅读这套丛书，读者会从另一个侧面感受到医务人员鲜为人知的故事，如为了开展一项新技术，如何呕心沥血，千里迢迢甚至远涉重洋，学习交流取经；为了治疗一种复杂疾病，如何组织多学科协作公关等。有时风平浪静，有时惊涛骇浪，无论遇到什么情况，作为实施医疗工作的一线人员，总是犹如千里走单骑，又犹如弹奏钢琴曲，可谓剑胆琴心。

这套丛书的一个亮点是按照病历摘要、病例分析和病例点评的编排体系，把每个病例按照临床实践中三级医师负责制的实际工作场景真实地予以再现，从中可以看到专业理论、医疗技术、临床思维有机结合的精彩画面。这样编排的好处是有利于临床医师和有一定文化背景的非专业人士，对某一疾病透过现象看本质，从疾病的主诉入手，利用现有的和可以进一步检查得到的资料，由浅入深，由此及彼，最终获得规律性的素材，据此抽丝剥茧，通过逻辑推断，获得正确的认识和结论，即临床诊断；接下来进行相关的个性化治疗，为广大患者造福。可以毫不夸张地讲，疾病诊断和治疗的过程有时候丝毫不亚于福尔摩斯对复杂案例的侦探和破解。

值此山西医科大学第二医院百年华诞之际，我们策划出版《山西医科大学第二医院病例精解》系列丛书，通过病例这个媒介，记录下我们医院百年来各科室的优秀学术思想和成果。如果把一个个的案例比作鲜花丛中的一朵朵蓓蕾的话，那么该系列丛书必将喷薄出醉人的芳香，将为实现人人健康、全民健康、全程健康的顶层设计做出贡献。

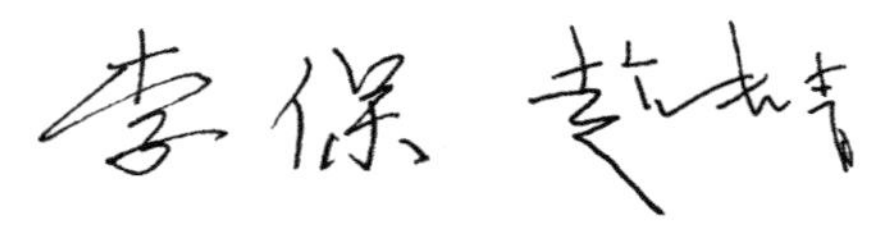

二〇一九年一月十九日

前　言

节岁不居，四季更迭。在这个医学信息高度发达的时代，用日新月异来形容科学的发展一点不为过。浩如烟海的学科中，骨显微外科学虽为沧海一粟，却熠熠生辉，闪烁着独特的光芒，为探求真谛，无数的骨科人前赴后继，倾献一生。

书籍是人类进步的阶梯，从无知到卓识无不沁透着著书人的呕心沥血。不同的时代，有着不同的真知灼见，不同时期的医学，也都有其认知感与独特性，这就需要诸位骨科人在传承的基础上不断改良与创新、探索和总结。基于此，山西医科大学第二医院骨科显微手外科二十多位一线医师与所带研究生，用时一载春秋，查阅几十部最新中外著作，结合大量临床数据，撰写了这本《山西医科大学第二医院骨科显微手外科病例精解》。此书包含7个章节，用通俗简明的语言、图片及病例分析介绍了骨科显微手外科的基础病种与一些相对常见的疑难杂症，从真实的病例中提炼出经典的手术方法与治疗方案，细致地剖析每个疾病，力图在医疗的每一步骤上与国际诊疗步骤相接轨，做到规范化治疗，实在难能可贵。该书适用于各级医师，由于我们经验和水平所限，不足之处在所难免，特别是随着现代医学知识的发展，该书阐述的某些诊疗理念、观点与认识可能在日后会被颠覆与改变，需要修正，某些方法也可能需要改进和提高，欢迎广大同道与读者朋友多提宝贵意见。

该书在编写过程中，得到笔者所在单位领导和骨科同人的极大关照和帮助，他们做了大量不计名利的工作。特此一并感谢！

目 录

第一章　手外伤及断肢（指）再植与再造

第二章　周围神经损伤

第三章 皮瓣修复皮肤软组织缺损

第四章 手部肌腱损伤与畸形矫正

第五章 上肢骨折

第六章 手足先天畸形

第七章 手外科肿瘤

第一章
手外伤及断肢（指）再植与再造

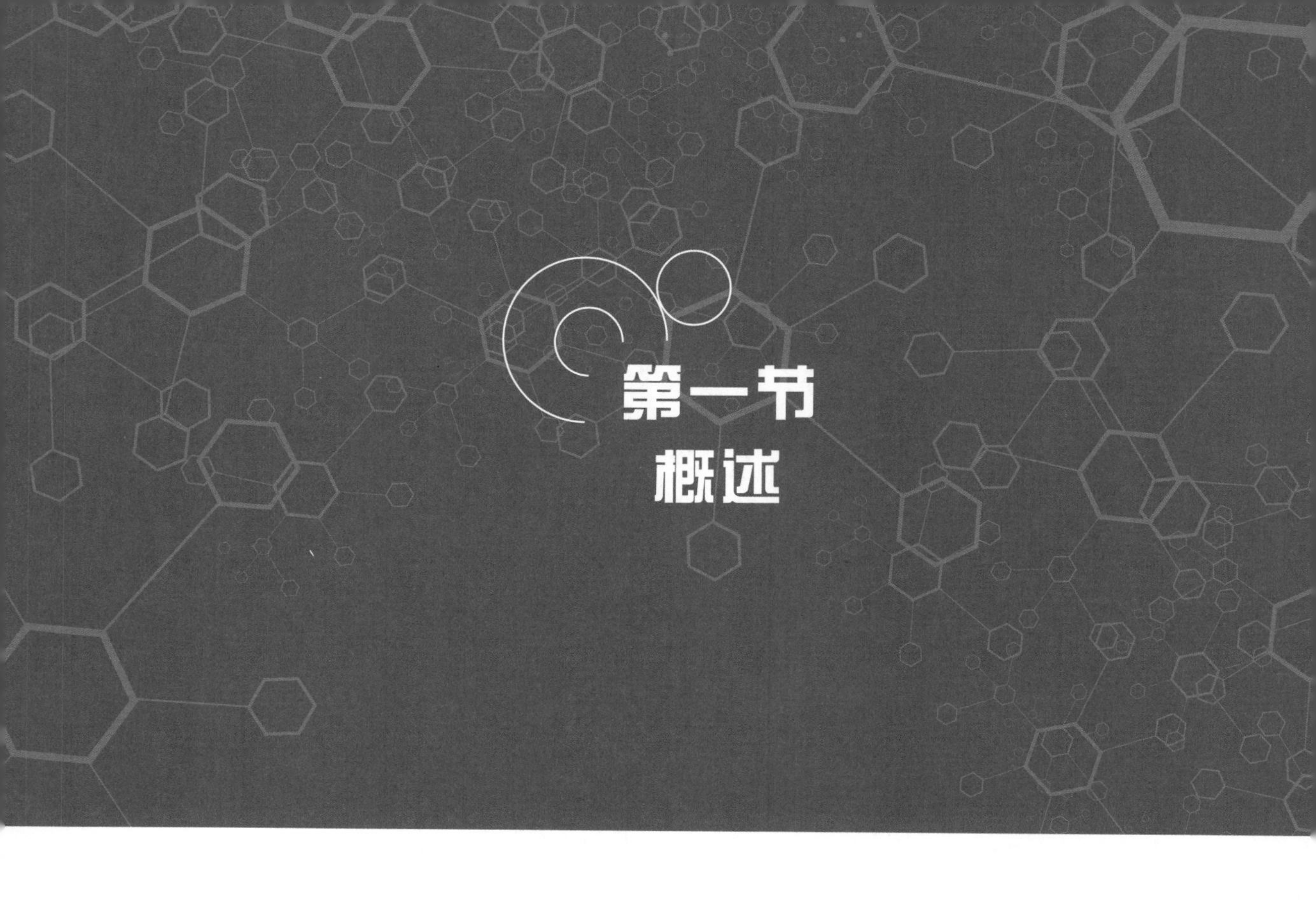

肢体因外伤离断后，设法予以再植使其恢复原有外形及功能，这是自古以来人们所期望的。直到 20 世纪 60 年代，采用吻合血管重建血液循环的技术才使断指再植的理想变为现实。我国断指再植始于断肢再植，此项技术的起步是在新中国建设初期。当时我国工农业快速发展，手外伤患者数量多且伤情重，这对我国的手外科及断指（肢）再植技术提出了更高的要求。王志先、屠开元最早开展了断肢再植的动物实验。陈中伟在 1963 年成功再植 1 例断腕且功能恢复良好，1966 年又成功进行了断指再植，此后断指再植成为世界医学界研究的热点，同时也进入普及发展阶段。其中，王澍寰院士 1958 年在北京积水潭医院创建了我国第 1 个手外科专业，为手外科及断指再植技术在全国的普及与提高奠定了基础；1963 年在国内最早开展直径 1.0 mm 的显微血管外科实验研究，获得了临床断指再植的初步成功，填补了国内此领域的空白。

笔记

20 世纪 70 年代以来，随着显微外科基础理论和显微外科手术

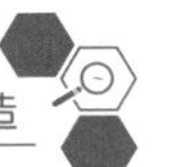

器械研究的深入与发展，断指再植技术也相应地不断进步，再植成功率也不断提高，取得了举世瞩目的成就。迄今为止，我国断指再植存活率达 95% 以上。北京积水潭医院、中国人民解放军海军第九七一医院等在断指再植方面积累了丰富的经验，在一些伤情复杂、再植难度较大的断指再植方面有了创新与突破，促进了我国断指再植技术的发展与提高。从第 1 例断指再植成功到现在，特殊类型的断指再植的成功报道屡见不鲜，如末节断指再植、小儿断指再植、手指撕脱性断指再植、双手多指离断的再植、手指复合组织块离断的再植、末节离断伴远端动脉损伤的再植、指体离断时间较长的再植、多手指多平面离断再植等。

受到国内断指成功再植方面报道的影响，1964 年山西医科大学第二医院骨科刘蔚民主任在山西省成功开展首例断肢再植。为了专业更好地发展，1984 年 3 月 1 日医院设立了骨科显微手外科专业组，刘蔚民主任负责主持工作。专业组主要开展手外伤及周围神经血管损伤治疗、游离皮瓣移植、断肢再植与手再造、淋巴管静脉吻合治疗肢体淋巴水肿等工作，自成立以来，手外科专业从无到有，逐步发展壮大，不断开展手外伤断指再植与手再造研究。1991 年率先开展了“撕脱性断指再植研究”，1993 年国内首创了“应用桡动脉搭桥技术重建拇指血供”。山西医科大学第二医院手外科在显微外科基础理论研究和断指再植技术等许多方面不断进步，再植成功率不断提高，至今已取得了一定的成就，在手外科专业领域的研究也已取得阶段性成果并获得国内、国际同行的认可，极大地推动了我省手外科临床的发展。

60 年来，我国显微外科技术在国际上一直处于领先地位，并在断指再植方面积累了丰富的经验，再植成功率保持在 95% 以上。但仍有部分患者因为手指损伤严重、不符合再植条件，造成手指缺如，尤其是拇指部分或全部的缺如，严重影响手部功能及外观。拇指可

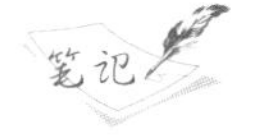

以通过外展、对掌，与其余手指相对，准确而有力地完成握、捏等动作，拇指功能约占手部功能的 40%，第 2 ～第 5 指完全性缺失约会造成一手 60% 的功能丧失。因此再造与修复拇指及其他手指有着特殊的意义。

拇指再造的最早文献记载是 1852 年法国医师 Huguier 进行的虎口加深手术，其通过手术恢复手指一定的夹持功能。160 多年来，这个课题始终是在继承中创新，在创新中发展。Guermonprez 治疗 1 例拇指、示指、中指 3 指损伤的患者，将毁损严重的拇指、示指截除，将残存的中指移植到拇指上并获得成功，后来，他被誉为其他手指拇指化的祖师。1988 年奥地利医师 Nicoladoni 进行了分期利用第二趾带蒂移植再造拇指手术，第 1 次将手和足联系起来，这次手术的成功，为后来趾再造拇指手术提供了启示。20 世纪 60 年代显微技术的崛起使拇指再造进入一个新纪元，Schultz 等及 Buncke 等分别报道了以吻合足背动脉与桡动脉、大隐静脉外侧终末支与头静脉的方式为猴做蹞移植再造拇指的手术，手术的成功为临床相关研究奠定了基础。1966 年上海华山医院杨东岳首创的游离第二趾移植术，是在应用显微外科技术的基础上，把带蒂移植发展成为游离移植。术后功能恢复甚佳，再造拇指有力，捏持良好，并恢复了精细感觉，第二趾不会因供足缺少而产生负重或行走功能损害。因此，该手术迅速得到了推广。Morrison（1980 年）又在此基础上发展成蹞皮肤趾甲瓣游离移植再造拇指术，具有不减少足趾、再造拇指外形好的优点。此后 Foucher（1980 年）、魏福全（1985 年）、程国良（1989 年）根据拇指缺损的形态与大小，设计出各种类型的足趾移植再造拇指手术（称节段性趾再造或修饰性趾移植）。

上海复旦大学附属华山医院 1992 年报道再造 325 例，成功率达 95.7%；中国人民解放军海军第九七一医院 1996 年报道再造 426 例，成功率达 98.6%。

笔记

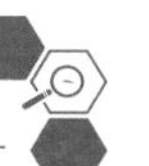

虽然拇指再造术手术方法在不断地创新与改进，但如何提高再植指的成活率（血管变异的识别与处理、血循环危象的防治）、如何增加其功能（骨关节、肌腱、神经的处理与康复训练）及如何降低供区的损失等，仍是需要我们不断研究和探索的内容。

山西医科大学第二医院手外科在显微外科基础理论研究和断指再植技术等许多方面不断取得进步，在拇指再造方面也取得了一定的成就，如同种异体骨肌腱复合自体踇甲瓣再造拇指手术、异体复合组织移植再造手指手术、第二趾移植再造拇指手术、踇甲瓣再造拇指术等。其中，异体复合组织移植技术进行的拇指再造手术是国际生命科学中的前沿课题，也是山西省“九五”公关课题。我院临床上已经用该方法成功地为 10 余例患者进行了手术，取得了阶段性成果，极大地推动了手外科临床的发展。

笔记

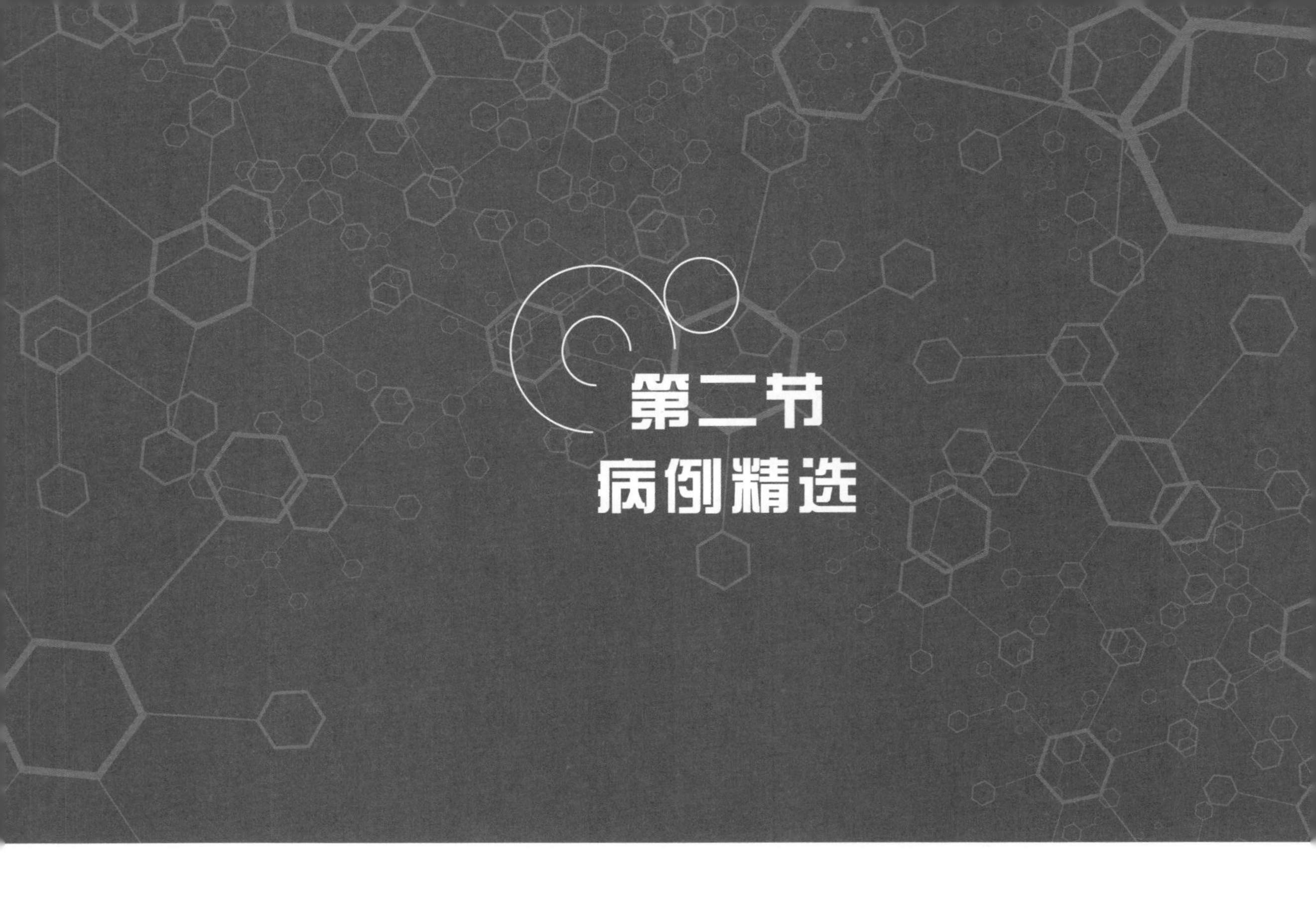

001 上臂离断再植

病历摘要

患者，男性，26岁。

［现病史］ 患者于2018年3月14日上午10时许工作时不慎被高空坠物砸伤，致左上臂疼痛、出血、活动受限。就诊于当地医院进行左上臂伤口包扎处理后，于当日16时30分转入我院。入院后患者面色苍白，表情淡漠，心率120次/分，血压80/55 mmHg。左上臂中下段伤口敷料包扎，大量渗血，离断肢体体温低，颜色苍白。

［急诊诊断］ 左上臂不全离断伤、失血性休克。

［治疗］ 入院后予以输血、补液等纠正休克的同时，积极完善血细胞分析、凝血试验等相关术前准备，于当日19时许开始手术。经过近5个小时的手术，成功地完成了左上臂不全离断伤再植。患

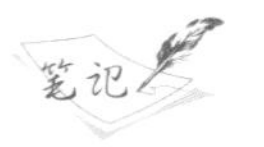

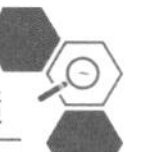

者术后生命体征平稳，安全返回外科 ICU 病房进一步监护治疗。患者相关图片资料见图 1-2-1 ～图 1-2-4。

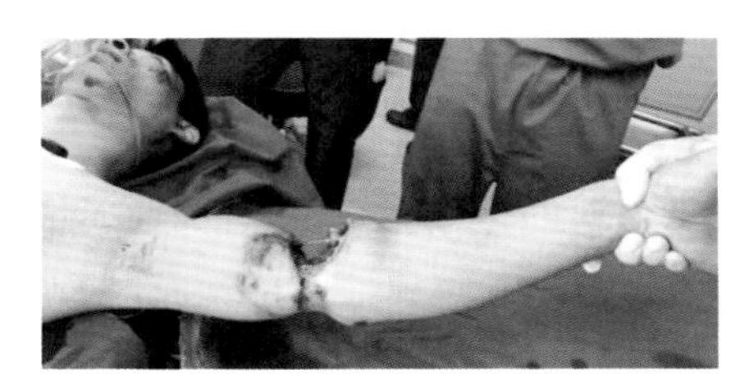
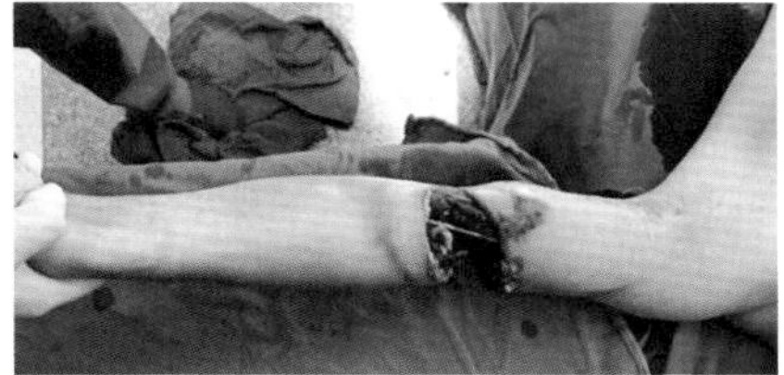

图 1-2-1　伤后患肢

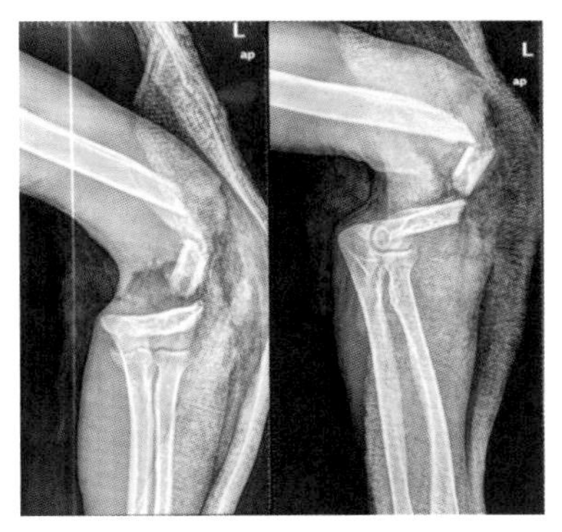

图 1-2-2　伤后 X 线

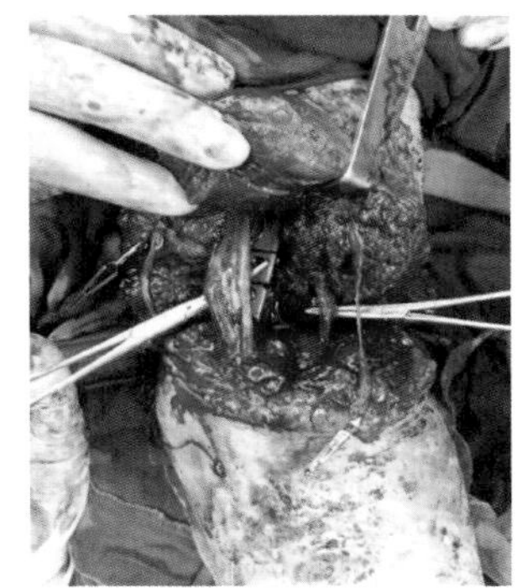

图 1-2-3　术中

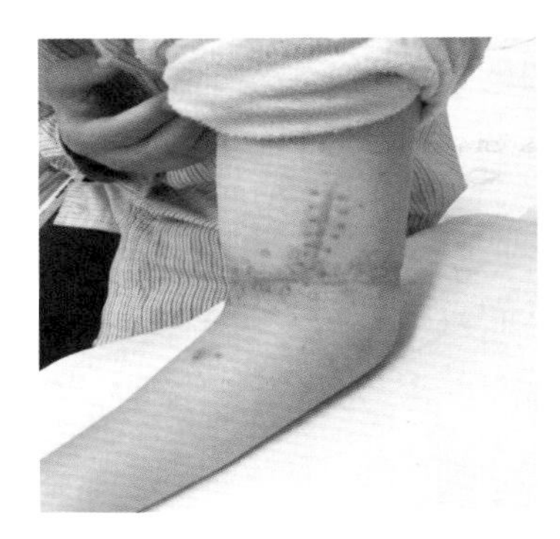
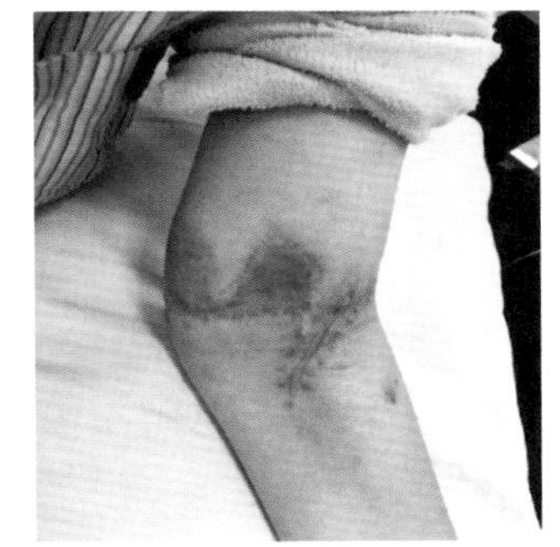

图 1-2-4　伤后 8 周

病例分析

肢体离断的患者通常合并失血性休克，伤后患者肢体伤口得不到有效包扎，再加上转运路途远、交通不便利等因素可能导致患

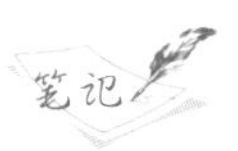

者因失血性休克而死亡。该患者伤后就诊于当地医院行紧急处理，辗转 6 小时转入我院。入院后心电监护：心率 120 次 / 分，血压 80/55 mmHg。在判断患者为失血性休克后，积极予以输血、补液纠正休克治疗。纠正休克是断肢再植成功的基本前提。

肢体离断再灌注时间是断肢再植成功的重要因素之一。通常离断时间不得超过 8 小时，大肢体离断不超过 6 小时。若是室外温度低或者经过低温保存的肢体可适当延长再植时间。该患者入院后即对离体肢体进行再植前处理，如低温保存、营养液灌注等。同时积极予以术前准备，极大程度地缩短了患者术前等待的时间。虽然该患者肢体再灌注时间超过 10 小时，但是术后未出现明显再灌注损伤，最终肢体再植成功。

医师的手术技术是手术成功与否的关键环节。技术娴熟，意味着手术时间会大大缩短，断裂血管吻合质量高，能尽可能地避免术后血管危象的发生，可最大限度提高断肢再植的成功率。该手术由手外科高年资主治医师完成，术中为患者进行了主要血管、神经及肌肉等组织的细致修复，为断肢再植的成功提供了技术支持。

再植组织的顺序也是再植成功的关键，常规再植顺序为彻底清创、骨折固定、缝合肌腱、吻合血管、缝合伤口。术中考虑患者离断缺血时间长，若按常规再植顺序，势必会增加肢体缺血时间，引发缺血再灌注损伤。因此，术中我们首先为其进行离断肢体动静脉血管的吻合，重建断肢血循环，再依次进行骨折固定，缝合肌腱（肉）、神经及伤口，进而为手术成功赢得了时间。

再植成功与否，手术只是第一步，术后管理同样重要。缺血肢体在离体后会因为缺血、缺氧产生一系列有毒物质，再灌注后毒素吸收会导致患者肾脏、肝脏等重要脏器衰竭，这也是导致患者再植后截肢甚至死亡的重要原因之一。在该病例的术后管理中，我们对患者肝、肾功能等进行了监测及保护，避免出现重要脏器的功能损伤。

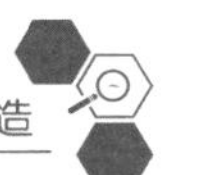

术后吻合血管的管理也不容忽视，术后几周甚至几个月都可能发生血管危象而导致再植失败。这主要包括术后预防感染、抗凝、解痉及肢体保温等治疗，及观察患肢血运情况，如动脉充盈、静脉回流、指端皮温等。

患者再植成功与否和术后护理亦密切相关。在对患者进行专业的医学治疗等的同时，也应对患者进行心理疏导，鼓励患者要有战胜疾病的信心。

再植术后 1 周，指导患者开始进行功能康复锻炼，主要包括预防肘关节以下肌肉萎缩，肘关节及以远各关节的主被动活动，避免关节僵硬等。经过术后的功能康复，患者左上肢肘关节屈伸功能已恢复正常，左手腕及各指感觉活动基本恢复，能满足日常生活需要且能从事轻体力工作。

病例点评

手是重要的劳动器官，受伤的机会较多，因此手外伤，尤其是开放性损伤十分常见。据国内外文献报道，手外伤占急诊创伤病例的 15.0% ～ 28.6%，根据北京积水潭医院统计，在创伤急诊患者中，手外伤占创伤患者总数的 26.8%。统计数据显示，离断伤约占全部创伤数量的 1%，其中上肢近端离断伤占比接近 9%。目前，大部分医院并没有手显微外科医师，多数肢体离断伤都是由非专科医师进行首诊，再分转至手显微外科。损伤早期最初正确的处理方式对于治疗结果起决定性作用。本例患者伤后由当地医院辗转 6 小时于当日下午转入我院急诊科，受伤后到入院有效治疗的时间间隔长，且入院前离断肢体未进行有效保存，这些都将会影响再植手术的成功。

该患者入院后，专科医师首先评估了其生命体征，如血压、脉搏、口唇皮肤黏膜情况等，及时发现其有休克表现，急诊积极予以输血、

笔记

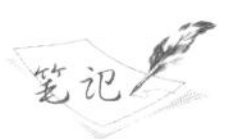

补液纠正休克治疗。在有效评估该患者离断肢体情况，确定具有再植条件后，对离体肢体进行了再植前处理，如低温保存、营养液灌注等。

积极术前准备，尽量缩短术前手术准备时间，该患者术前准备时间为 2 小时，为手术成功争取了时间。

手术医师为手外科高年资主治医师，娴熟的技术及手术方案的准确制定为手术成功提供了技术支持。

术后定时复查心、肺、肝、肾功能情况，谨防肝、肾等重要脏器的功能衰竭。积极予以抗感染、抗凝、解痉等治疗，密切观察患肢血运情况。最终使得再植手术取得成功。

术后积极予以功能康复锻炼，患者左上肢功能恢复理想，能满足日常生活需要且从事轻体力工作。

手外伤与全身创伤相比，导致生命危险的可能性较小，但会对患者的劳动能力造成严重影响，给患者造成很大的心理负担，同时给国家和社会造成很大的经济损失。因此，手受伤后若能得到及时、正确的处理，就能在最大限度内保存和恢复手的功能，造福个人、家庭乃至整个社会。类似的病例在临床工作中屡见不鲜，大多数基层医院及医师无有效应对措施，再加上患者转院距离远、时间长，很多患者就错失了再植机会。因此，提高基层医院医师在断肢（指）疾病方面的认识，普及有效术前处理的措施，才能使患者有机会转入手外科专科医院进行再植手术，从而有效降低患者致残率。

002　腕关节离断再植

病历摘要

患者，男性，30岁。

［现病史］　患者1988年3月因刀砍伤致左腕部完全性离断。就诊于当地医院进行左腕部伤口包扎处理后，辗转4小时就诊于我院急诊科。

［查体］　患者面色苍白，表情淡漠，心率125次/分，血压85/45 mmHg。左腕部完全性离断（图1-2-5），左上肢残端伤口敷料包扎，大量渗血，离断肢体体温低，颜色苍白。

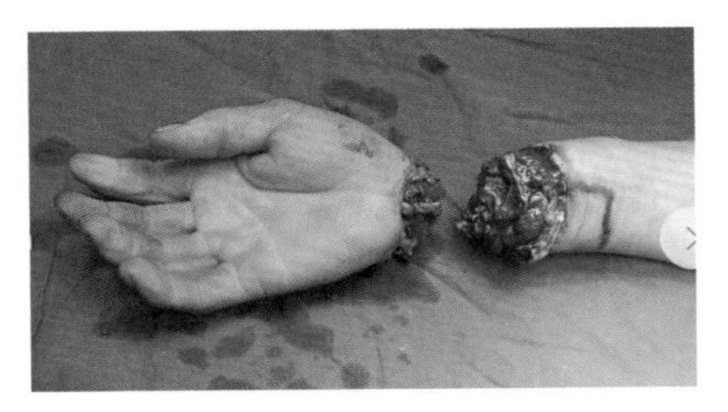

图1-2-5　受伤后外观

［急诊诊断］　左腕部完全性离断伤、失血性休克。

［治疗］　入院后积极予以输血、补液等纠正休克的同时，完善血细胞分析、凝血试验等相关术前准备。术前准备完善后，患者被送入手术室。经过将近8个小时的手术，成功完成了左腕完全性离断伤再植。患者术后生命体征平稳，安全返回病房进行进一步治疗。患者相关图片资料见图1-2-6～图1-2-9。

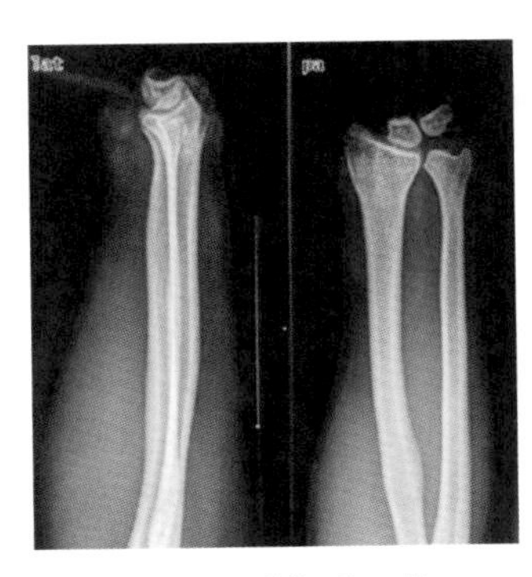

图1-2-6　受伤后X线

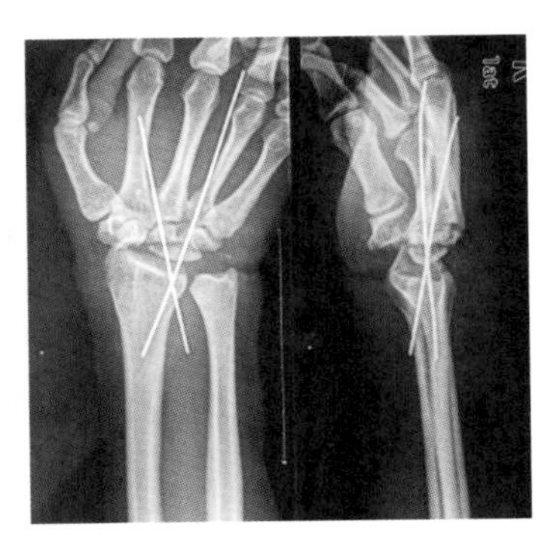

图1-2-7　术后X线片

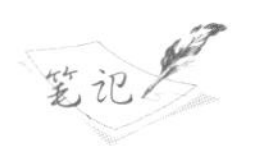

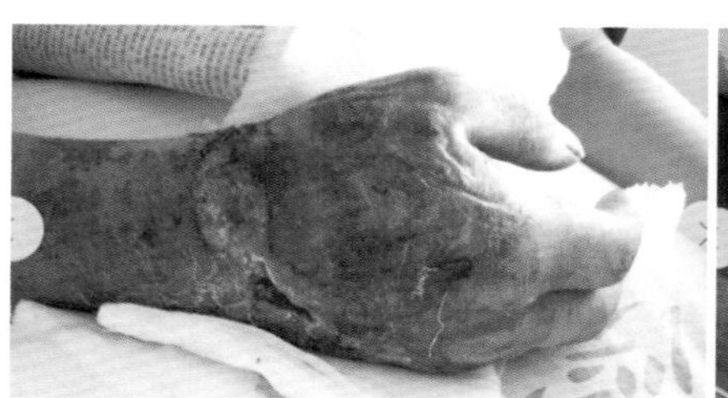
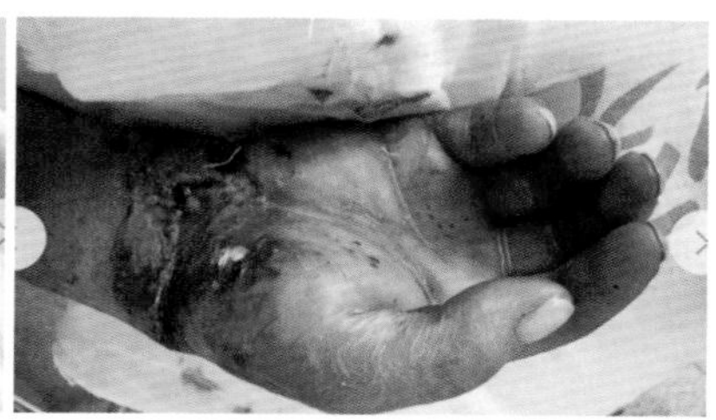

图 1-2-8　术后伤口愈合照片

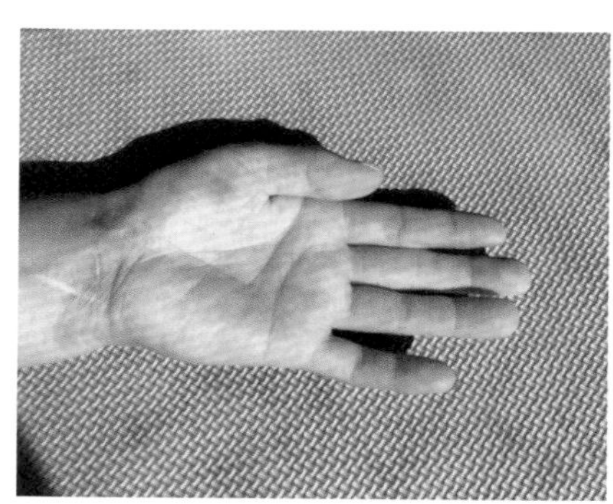
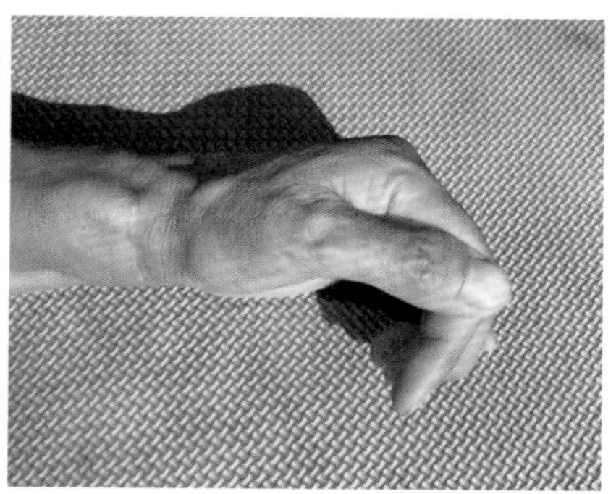

图 1-2-9　术后 20 年外观

病例分析

患者主因刀砍伤致左腕部完全性离断就诊于当地医院，予以左上肢残端包扎处理后转入我院。入院后予以输血、补液纠正休克治疗的同时，对离体肢体进行低温保存、营养液灌注等处理，并且积极予以术前准备。完善术前准备及纠正休克后患者被送入手术室，进行了断腕再植手术的治疗。术中手术医师对患者离断肢体远近端进行了仔细清创，切除坏死组织，并对主要组织进行了标记。依次固定骨折，修复血管、肌腱（肉）及神经，最后缝合皮肤，包扎伤口，石膏固定。该手术由手外科高年资主治医师完成，对患者依次进行了主要血管、神经及肌肉等组织的细致修复，为断肢再植的成功提供了技术支持。再植术后，医护人员对该患者肝、肾功能等进行了及时监测及保护，对再植肢体进行了积极的预防感染、抗凝、解痉

笔记

及肢体保温等治疗，密切观察患肢血运情况，如动脉充盈、静脉回流、指端皮温等。经过治疗，该患者腕部离断再植手术最终取得成功。患者腕部成功再植与手外科医师精湛的手术技术及护理团队的精心护理密不可分。术后对患者进行心理疏导，鼓励患者要有战胜疾病的信心。经过后期功能康复，患者断腕基本能满足日常生活需求。

病例点评

随着断腕再植手术技术的成熟，手术要求不仅是肢体的成活，而且要使患肢保留或部分保留生活和生产的功能，这才是断腕再植手术成功的意义所在。本例患者断腕再植成活后，左腕及手部功能恢复也非常满意，能满足日常生活需要且从事轻体力工作。

离体手缺血时间长短是决定再植手功能恢复的关键，所以必须争分夺秒地进行再植。虽然一般认为肢体缺血 8 小时建立血循环可获得良好的效果，但也有断肢缺血 36 小时再植成功的病例报道，甚至更长的也有（腕部肌肉组织较肢体近端少）。接诊患者后严格按照断肢再植手术的预案，有分工地完成术前化验、检查等准备工作和抗休克的治疗，手术分两组进行，尽快恢复断手的血供，减少手内肌的变性坏死。

手术开始后，首先是清创。彻底而有效的清创是减少感染、提高肢体成活的重要环节。由于患者在生产劳动中受伤，所以手的污染较重，清创尤为重要，术中反复用生理盐水、过氧化氢、碘伏水等冲洗，在保留好的组织前提下尽量彻底修剪创面，清创过程中将主要血管、神经进行标记，便于稍后再植手术的进行。

重要组织的修复：为了减小再植断端血管、神经等的吻合张力，在进行离断腕关节再植手术前，首先行近排腕骨的切除，再用克氏针异位内固定方法进行腕关节的固定，我们用最短的时间（大约 5 分钟）完成这一步。

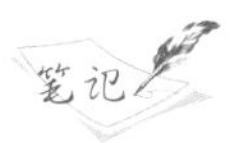

精密、细致、可靠的血管吻合是再植手术成功的保证。血管吻合一定要在无张力条件下进行，若张力大，则要行血管移植。因为张力大吻合后会使管腔变细、流量减少，对腔壁的冲刷力和扩张力降低，还会引起管壁的撕裂，导致出血和血小板的沉积，易形成血栓；张力大还会引起血管痉挛。本例患者进行了近排腕骨的切除，创缘相对整齐，血管吻合口张力小。吻合前我们对血管的断端进行再清创，尤其是对管壁血栓进行清理，对内膜粗糙破裂、节段粗细不均的血管给予剪除。骨折固定以后依次对尺动脉、桡动脉及伴行静脉进行了吻合。此外，还吻合了头静脉及 2 支腕背静脉。动静比为 2 ∶ 5。

神经修复是功能恢复的基础，新鲜断面中神经处于正常解剖位置易于辨认，不存在后期瘢痕增生、神经短缩、轴索外翻等晚期问题，所以我们在Ⅰ期就吻合了正中神经、尺神经、桡神经浅支等，这有利于术后手部功能的恢复。

术后密切观察再植手的血运情况，术后均应用“三抗”（抗感染、抗痉挛、抗凝）治疗，补足血容量，对再植手进行保温，病房绝对禁烟，患者绝对卧床 2 周。术后患者未出现血管危象。

重视术后康复治疗，经主管医师指导进行康复锻炼，术后早期抬高患者患肢，以利于消除水肿。嘱患者术后第 2 天就开始收缩肌肉，利用“肌肉泵”作用，促进静脉、淋巴的回流，促进组织的愈合，减少组织的粘连。嘱患者术后 1 周即行手指的主动屈伸训练，2 周后进行被动屈伸手指锻炼。术后中期以关节活动度练习、肌力练习为主。术后 8 周后拔除固定的克氏针，逐步加大腕关节、掌指关节、指间关节锻炼的力度和范围，强调日常生活能力的训练，使患者既得到锻炼又能恢复生活自理能力。康复疗效的巩固也很关键，出院嘱患者定期来院复查，继续指导其进行必要的功能锻炼。最终该患者左腕关节及左手恢复了较为理想的功能。

笔记

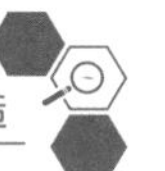

003　多指离断再植

病历摘要

患者，男性，45 岁。

［现病史］ 患者被刀砍伤致左手多指离断，经当地医院治疗后，被家属送往我院急诊科。

［入院诊断］ 左手示指、中指、环指离断。

［查体］ 左手示指、中指、环指离断，近端大量渗血，离断手指体温低，颜色苍白（图 1-2-10）。

［治疗］ 急诊完善相关化验及检查后进入手术室开始手术。经过将近 7 小时的手术，成功地完成了左手示指、中指、环指完全性离断再植。术后患者生命体征平稳，安全返回病房，继续予以抗凝、抗痉挛、抗感染治疗。患者术后照片见图 1-2-11。

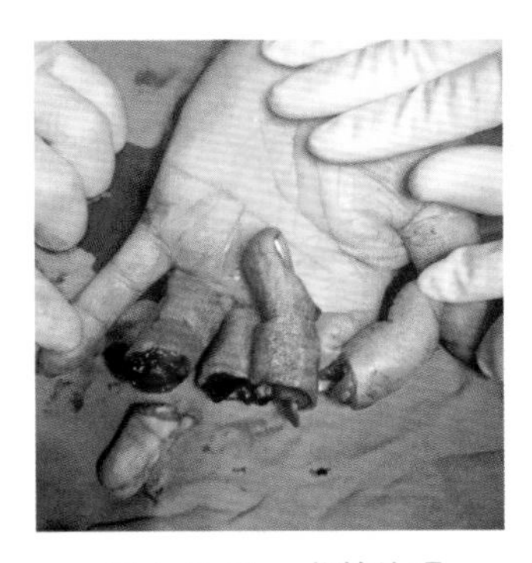

图 1-2-10　术前外观

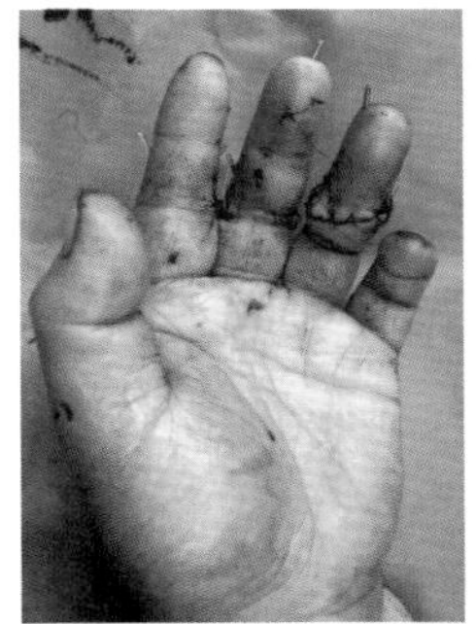

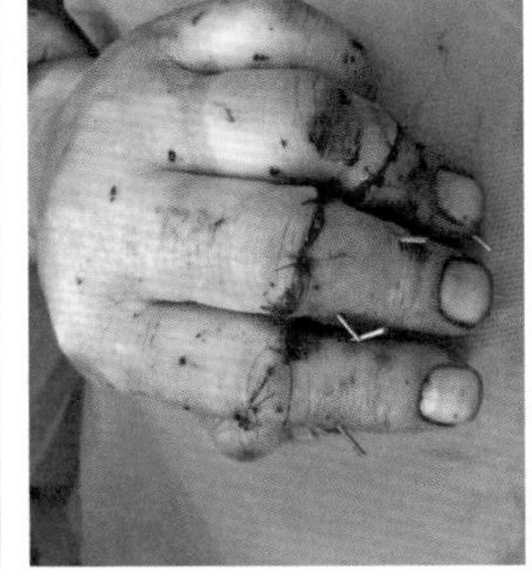

图 1-2-11　再植术成功后外观

病例分析

多指离断是指 2 根以上的手指离断伤，主要分为刀具锐器切割损伤、机械损伤、重力挤压损伤。本例患者为刀具切割伤。多指离断再植手术时间长，手术难度大，需要医师娴熟的显微外科手术技

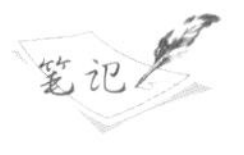

术和高质量的血管吻合、合理的手术设计与组织工作及术后指导患者进行系统的功能锻炼，才能较好地恢复离断手指的外形、感觉及活动功能。

本例患者创伤较重，左手多指同时离断，出血量比较多，经过长时间转运就诊入院，其心理焦虑、恐惧。手术设计要考虑患者每根离断手指的功能、重要性、损伤程度、缺血时间及患者的年龄和全身症状等，这些因素都在不同程度上加大了手术的难度，影响再植的成活率。

患者入院后，首先是评估生命体征，挽救生命，保护重要脏器功能。保证有效的组织灌注是实施小血管吻合术后血循环通畅的重要先决条件之一。术中严密动态监测生命体征，化验血常规、血气、电解质，准确记录出入量等，发现问题及时纠正，以确保手术安全。

合理安排人员，统筹兼顾。选择经验丰富的医师，合理安排，分组进行。在本病例中，患者单手3指离断，我们准备了2组技术精湛的医师进行手术，每组2人，分别对远端、近端进行清创，找出断端重要的动脉、静脉、神经、肌腱，并进行标记。由于断指再植时间较长，耗费精力较多，为保证再植效率和成活率，由2组医师交替完成断指再植工作。

术后密切观察、精心护理是断指再植成活的重要条件。术后嘱患者绝对卧床休息2周。术后医护人员对患者进行了心理护理，解除患者的精神负担，增强患者信心。术后若发现血管危象，应果断地进行手术探查，重新吻合，必要时行血管移植修复。本例患者术后予以抗感染、抗痉挛、抗凝治疗，未发现血管危象。

术后注重再植手指功能锻炼。手指离断再植一要成活，二要功能，三要外形；重在功能，再植成活一个外形好而无功能的手指不能算再植成功。加强手指功能锻炼，最大限度地恢复手指功能才是最终目的。本例患者术后6周来医院复查，拔出克氏针，并在医师的指导下，积极主动地对再植手指进行主被动功能锻炼，最大限度地促进手指功能的恢复。

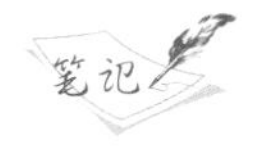

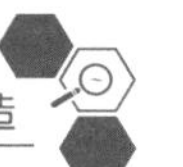

病例点评

（1）多指离断患者通常创伤大，要保证其能耐受手术、无明显全身禁忌证。多指离断再植术多采用分组同步法进行修复，按流程作业式操作，将多个断指同类的操作尽量一次完成，如同时清创、用电钻固定指骨时将所有的断指一次固定完毕，可避免反复变换器械和操作以节省时间。同一掌（背）面的操作也一次完成，避免翻转患手及大幅度调整手术显微镜，以减少各种物理刺激。这样可对手术进程优化组合，缩短断指缺血及手术操作时间。

（2）离断远端指体清创在术前准备时即可实施。先分组进行彻底清创，由浅入深，切去少许皮缘及皮下污染挫伤组织，显露指动脉、指神经、指静脉及伸指、屈指肌腱并做好标记。了解断指的损伤情况，决定再植方案。

（3）成人多采用臂丛麻醉，儿童用基础加臂丛麻醉。手术在充气止血带下进行，近端清创后，在显微镜子下寻找神经、指动脉、指静脉，并做好标记。

（4）术中根据损伤情况适当缩短指骨 0.5 ～ 1.0 cm，应注意保持各指相对长度，尽可能保留关节，用克氏针贯穿或异位固定指骨，关节融合时需异位固定指骨至功能位，首先修复各指伸指肌腱，吻合所有指背侧静脉，缝合背侧皮肤。再缝合各指屈指肌腱，吻合掌侧指固有动脉、指神经，缝合掌侧皮肤。术中仔细操作，整个手术过程要始终坚持无创操作原则，做到稳、准、轻、巧，力争一次成功，否则一针缝合有误，就可导致整个手术失败。

（5）热盐水复温，放松止血带，检查手指通血情况。

（6）石膏托外固定，术后常规抗感染、抗血栓、抗痉挛治疗。术后予以精心护理，及时发现和处理血管危象。

（7）术后指导患者进行功能康复训练。

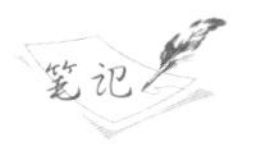

004 撕脱性断肢再植

病历摘要

患者，男性，45 岁。

［现病史］ 患者 2018 年 8 月 30 日在工作中被机器绞伤致左腕部完全性离断。就诊于当地医院进行左腕部伤口包扎处理后，经过 5 个小时就诊于我院。

［查体］ 左腕部完全性离断，近侧肢体残端大量渗血，离断肢体体温低，颜色苍白。

［急诊诊断］ 左腕部完全性离断伤（撕脱性）、失血性休克。

［治疗］ 急诊予以输血、补液等抗休克治疗，并完善相关化验，术前准备完善后于上午 10 时许进入手术室开始手术。经过近 7 小时的手术，成功地完成了左腕部完全性撕脱性断肢再植。术后患者生命体征平稳，安全返回病房，继续予以抗凝、解痉、预防感染治疗。患者术前、术后照片见图 1-2-12 及图 1-2-13。

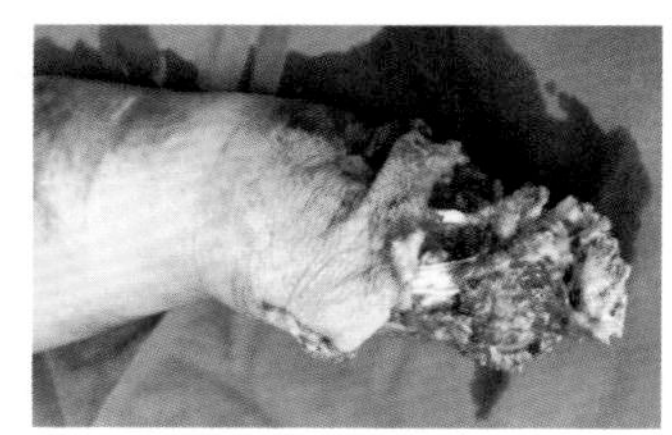

A：近端

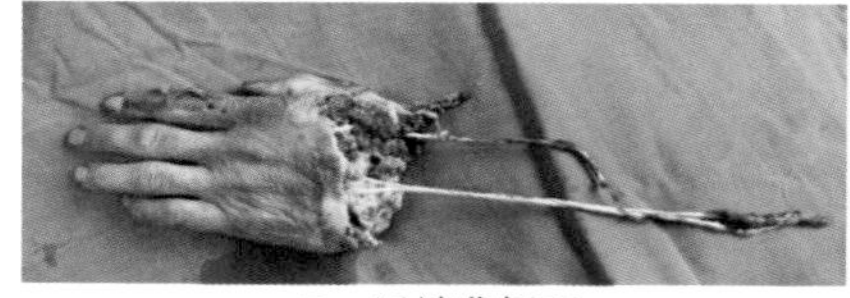

B：远端背侧面

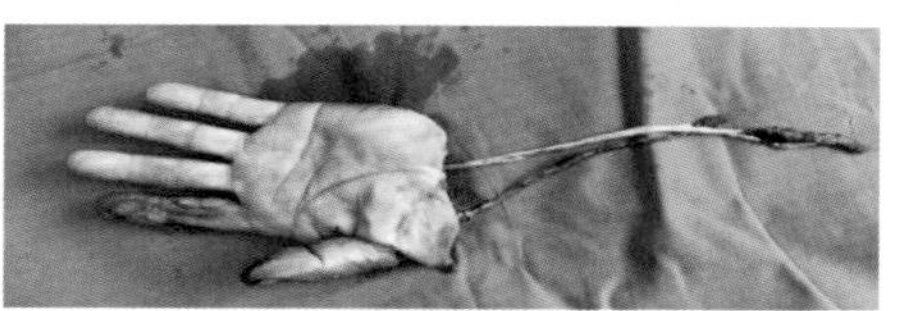

C：远端掌侧面

图 1-2-12 术前外观

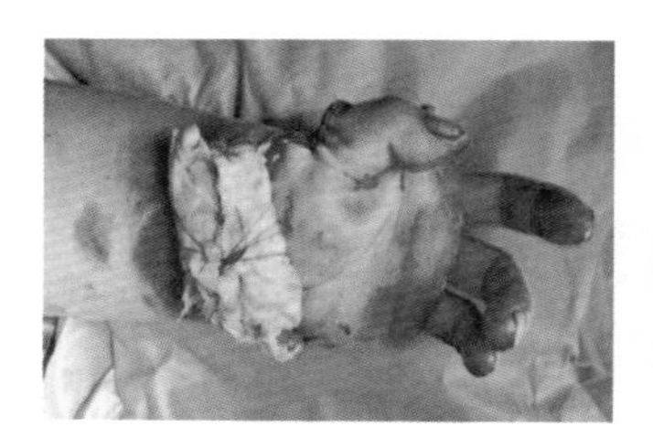

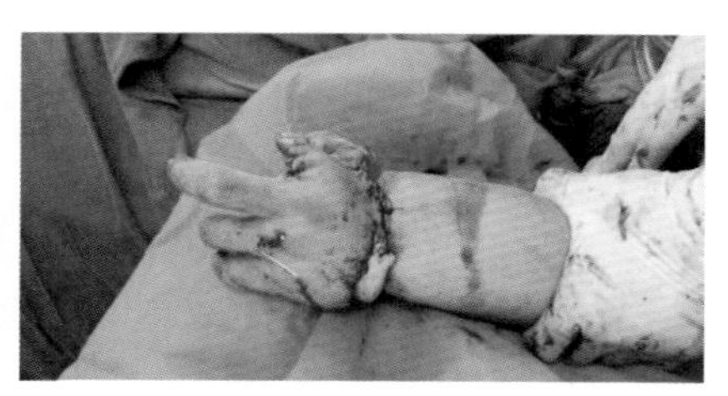

图 1-2-13 再植成功后

病例分析

患者入院前 5 小时因机器绞伤致左腕部完全性撕脱性离断就诊于我院。入院后积极予以输血、补液、抗休克治疗，同时对离体肢体进行低温保存、营养液灌注等。完善化验、检查等术前准备及纠正休克后患者被送入手术室，开始长达 7 小时的断腕再植。术中，首先由 2 组医师分别对离断肢体的远端、近端进行了仔细清创，去除已经坏死的、没有活性的组织，对主要肌腱（肉）、神经、血管进行了标记。因患者伤情重，腕骨严重骨折脱位且部分丢失，再加上掌骨基底及尺桡骨远端骨折缺损严重，术中将这些无法复位固定的骨质去除，将掌骨近端与尺桡骨远端用克氏针融合固定。随后即重建断肢循环，为了减轻肢体长时间缺血后的再灌注损伤，我们采用先修复 1 条主要静脉，接着修复动脉的方法，使再植肢体尽早恢复一定量的血供，然后修复另外需要修复的静脉；再依次缝合修复屈、伸肌腱（肉）及神经，最后放置负压引流、缝合皮肤、包扎、石膏固定。再植术后，对该患者心、肺功能及肝、肾功能等进行了实时监测及保护，进行了预防感染、抗凝、解痉及肢体保温等治疗，密切观察患肢血运情况，如动脉充盈、静脉回流、指端皮温等。除此之外，还对患者进行心理疏导，鼓励患者要有战胜疾病的信心。离断肢体最终得以有效成活，并获得良好功能。

病例点评

该患者因机器绞伤致左腕部完全性撕脱性离断，此类离断伤为肢体离断伤中较为复杂的，创缘不整齐，软组织损伤严重，且各组织损伤平面不一，再植成功率极低。尤其是对断指再植成活及术后功能恢复起决定作用的血管、神经被撕拉损伤，清创时肉眼很难发现损伤的具体范围，有时看似正常的血管、神经，实际上血管内膜

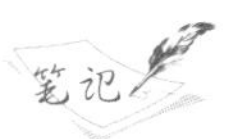

和神经纤维已经受到损伤。因此，为使再植肢体顺利成活并能在日后获得较满意的功能恢复，必须对断肢断端尤其是近断端扩大清创范围，彻底切除已损伤的血管、神经后，再与远断端相对健康的血管、神经吻接。

入院后发现患者血压低，脉搏快，结合患者口唇、皮肤、黏膜苍白等，判断该患者有失血性休克，予以输血、补液、纠正休克治疗，这为成功再植提供了基础条件。

入院后对离断肢体情况进行了详细评估，有再植条件，遂对离体肢体进行再植前处理，如低温保存、营养液灌注等。

积极术前准备，尽量缩短术前手术准备时间，为手术成功争取了时间。此外，向患者及家属详细交代手术方式、术中及术后可能出现的风险和意外、术后效果等，通过综合评估患者年龄、身体状况、经济条件、主观诉求等因素，遂对患者进行了断肢再植。

本次手术医师为手外科多名高年资主治医师，娴熟的技术及详尽的手术方案的制定为手术成功提供了技术支持。上肢的功能主要是握、持、旋转、精细感觉等，因此再植时一定要充分评估断肢的损伤程度、再植术后能否达到预想的效果。为了最大程度恢复患肢功能，本例手术术者对离断肢体是否能够进行再植、再植术中对骨折固定、神经缝合修复、血管吻合修复及肌腱缝合修复或转位修复等组织修复决策进行了仔细慎重的评估。

术后密切监测心、肺、肝、肾功能情况，谨防肝、肾等重要脏器功能衰竭。积极予以抗感染、抗凝、解痉等治疗，密切观察患肢血运情况。经过手术医师、麻醉医师及护理人员的共同努力，患者离断肢体最终得以有效成活，并获得良好功能。

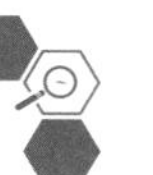

005 撕脱性断指再植

病历摘要

患者，男性，24 岁。

[现病史] 患者于 2015 年 10 月 15 日工作中不慎被机器绞伤致右拇指完全性离断。就诊于当地医院进行右拇指伤口包扎处理后，辗转 3 小时就诊于我院。

[查体] 右拇指掌指关节处完全性离断，拇长伸肌腱及拇长屈肌腱自肌腹部撕出，拇指残端大量渗血，离断拇指体温低，颜色苍白（图 1-2-14）。

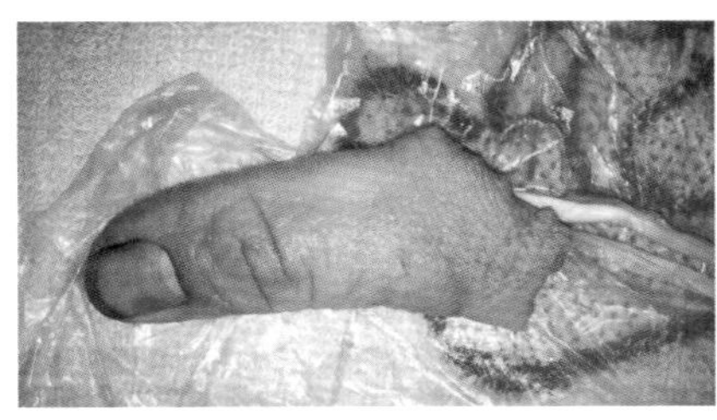

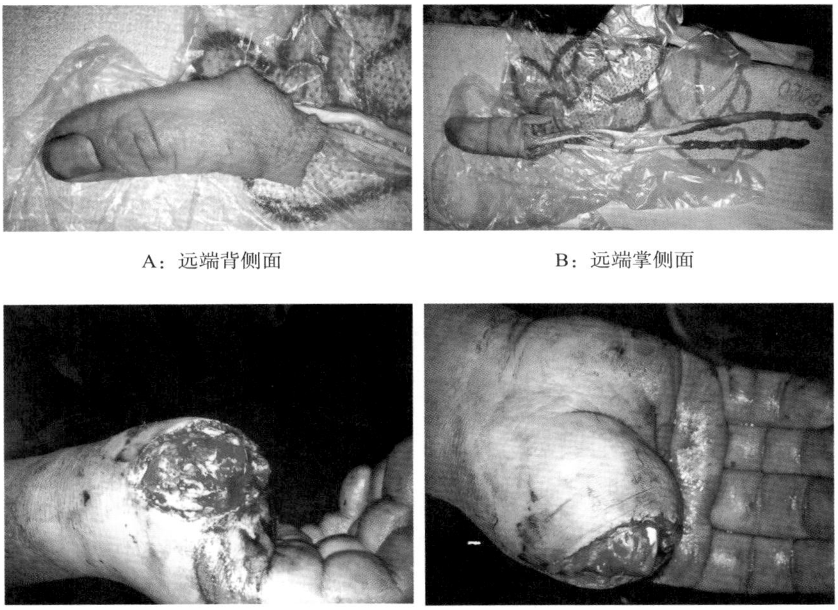

A：远端背侧面

B：远端掌侧面

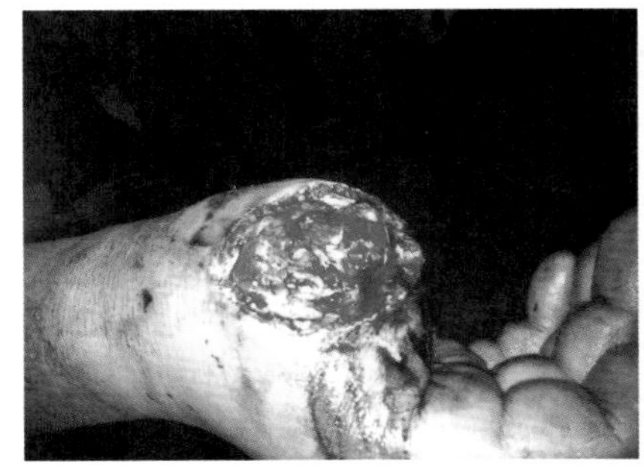

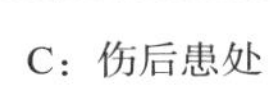

C：伤后患处

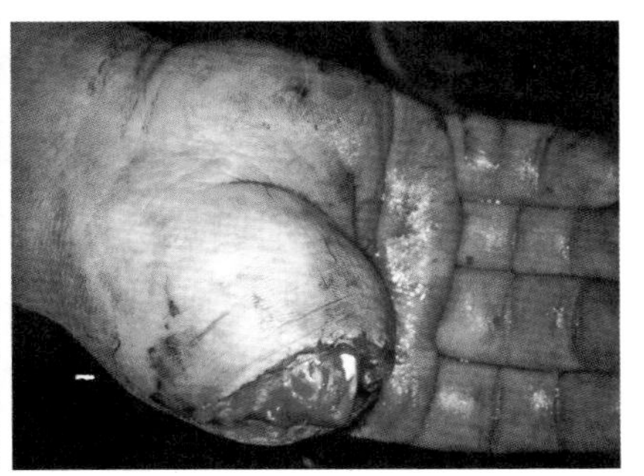

D：伤后手掌

图 1-2-14 伤后外观

[急诊诊断] 右拇指完全性离断伤（撕脱性）。

[治疗] 急诊完善相关化验及检查后于 22 时许进入手术室开始

手术。经过 3 个多小时手术，成功完成了右拇指完全性撕脱性断指再植。术后患者生命体征平稳，安全返回病房，继续予以抗凝、解痉、预防感染治疗。经过 2 周住院治疗后，顺利出院（图 1-2-15）。

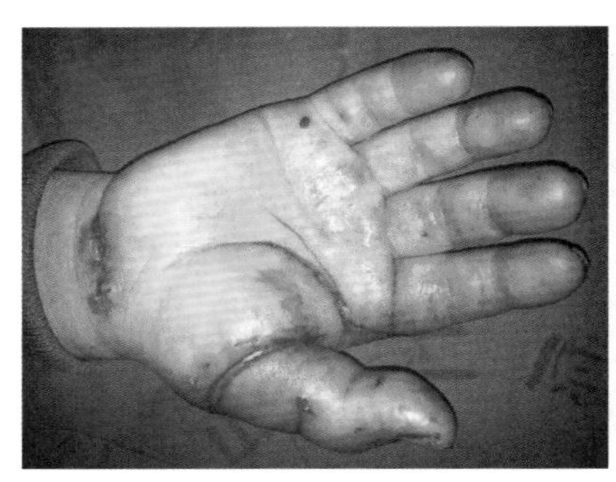
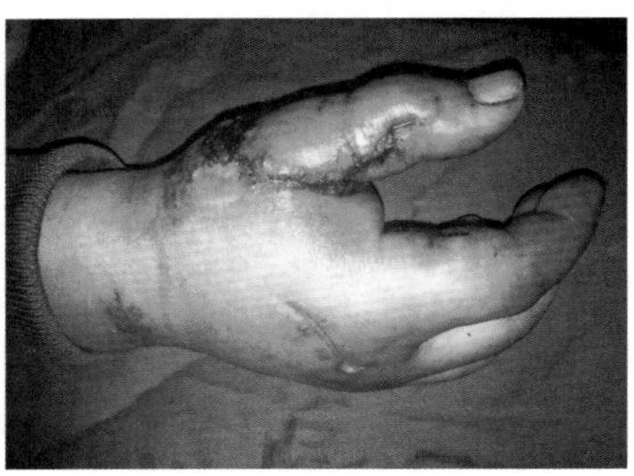

图 1-2-15　再植成功后外观

病例分析

患者于入院前约 3 小时被机器绞伤致右拇指完全性撕脱性离断。转入我院后，积极予以补液对症治疗，同时对离体拇指进行低温保存。完善相关化验及检查等术前准备后患者被送入手术室。术中首先对离断肢体的远端、近端进行了仔细清创，去除了已经坏死的没有活性的组织，对主要肌腱（肉）、神经、血管进行了标记，术中综合评估，患指具有再植条件。对右手第一掌指关节用克氏针固定。将患者右示指指浅屈肌腱在掌指关节处分离切断，在腕管处抽出，经拇长屈肌腱腱鞘与拇长屈肌腱远侧断端缝合，恢复患者屈拇功能。右手示指固有伸肌腱在掌指关节处分离切断，经皮下隧道转位至拇指背侧，与拇长伸肌腱缝合，恢复患者伸拇功能。探查发现患者拇指尺侧指动脉具有吻合条件，遂将拇指尺侧指动脉吻合，恢复拇指血供，将拇指指背静脉网与右腕背桡侧静脉网（头静脉属支，共 2 支）吻合，重建拇指回流。同时将拇指双侧指神经吻合修复。最后缝合皮肤，包扎，石膏固定。再植术后，对该患者心、肺功能及肝、肾功能等

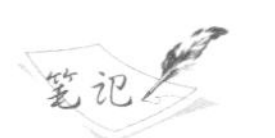

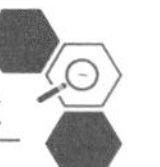

进行了实时监测及保护，还进行了常规的预防感染、抗凝、解痉及肢体保温等治疗。密切观察患肢血运情况，如动脉充盈、静脉回流，指端皮温等。除此之外，还对患者进行了心理疏导，鼓励患者要有战胜疾病的信心。出院后，嘱患者定期门诊复查，指导其进行有效的功能康复治疗，最终患者右手拇指恢复了理想的功能。

病例点评

拇指在手部功能中占有重要的作用，尤其在手部抓、握、捏、夹功能方面，拇指是必不可少的。拇指通过其偏离手平面的运动来完成特有的手部环转及对掌功能，占手部功能的 50% 以上，由此可见拇指的功能对于人类完成日常生活有重要意义。拇指的缺失对手功能的影响较大，给患者生活带来极大的不便，再植后的拇指无论从外观上还是功能上均优于其他方法再造的拇指。

该患者因机器绞伤致右拇指完全性撕脱性离断，拇长伸肌腱及拇长屈肌腱自肌腹部撕出，此类离断伤为肢体离断伤中较为复杂的，创缘不整齐，软组织伤情较重，各组织损伤平面不一，再植成功率极低且术后功能恢复差。术中仔细清创对再植能否成功具有重要意义。首先是肉眼对离断指体远端指体的清创，清除远端、近端明显污染坏死组织。再于显微镜下清除离断远端挫伤严重的血管神经束，确保血管内、外膜结构的完整及神经正常纤维束，再进行再植。这样才会提高再植手术的成功率。

骨折的处理是拇指再植中软组织修复的基础，对于掌指关节处的离断，我们采用了克氏针异位固定，简单有效的内固定是进行早期功能锻炼的先决条件，可最大限度恢复拇指的功能。

撕脱性离断，一般肌腱损伤比较严重，本例患者亦是如此。肌腱常从前臂肌腹部撕脱，术中我们采用示指指浅屈肌腱转位予以修

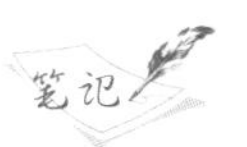

复；拇长伸肌腱采用示指固有伸肌腱予以修复。文献也有报道：环指浅屈肌腱也可修复拇长屈肌腱或用桡侧腕长伸肌腱转位予以修复拇长伸肌腱。对于肌腱的修复均可于再植拇指完全成活后进行。肌腱修复时还需调整屈伸肌腱的张力，使拇指处于休息位。

此类损伤血管容易痉挛，需将血管内膜修剪至完全正常，喷血正常后进行吻合。该例患者拇指离断部位创缘尚整齐，遂进行了尺侧动脉吻合。若创缘不整齐，伴有缺损，可切取前臂静脉桥接，但桥接指动脉时必须倒置。

对神经的处理在手部再植中尤其重要，尤其是拇指再植术。我们对离断拇指的神经进行了良好的对接缝合，均得到了满意的生长。若神经缺损明显，可以采用前臂皮神经予以移植修复。

此外，通过积极术前准备、娴熟的技术及详尽的手术方案，及术后预防感染、抗凝、解痉等治疗，最终使患指有效成活，并获得良好功能。

006　手指末节离断再植 2 例

病历摘要

病例 1

患者，女性，20 岁。

［现病史］ 患者于 2018 年 10 月 8 日工作时被铁门挤伤致左手中指末节完全性离断。就诊于当地医院进行左手中指伤口包扎处理后，辗转 3 个小时就诊于我院。

［查体］ 左手中指末节完全性离断，离断手指末节体温低、颜色苍白（图 1-2-16）。

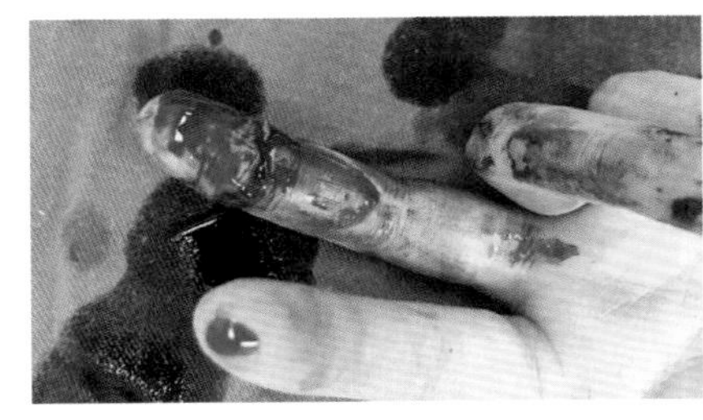
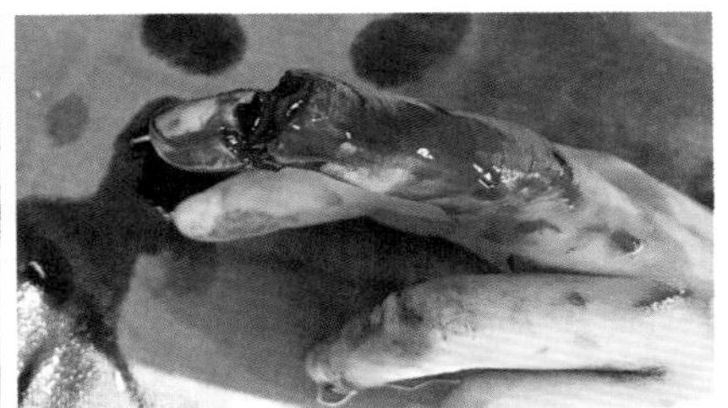

图 1-2-16　伤后外观

［急诊诊断］ 左手中指末节完全性离断。

［治疗］ 急诊予以完善相关化验及检查后，于当日 21 时许进入手术室开始手术。经过将近 2 小时的手术，成功完成了左手中指末节完全性离断再植（图 1-2-17）。术后患者生命体征平稳，安全返回病房，继续予以抗凝、解痉、预防感染治疗。

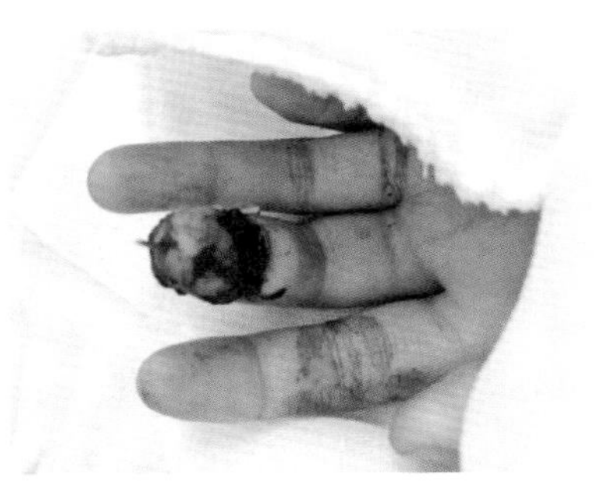

图 1-2-17　再植成功后外观

病例 2

患者，男性，22 岁。

[现病史] 患者被刀砍伤致左手示指末节完全性离断，就诊于我院。

[查体] 左手示指末节完全性离断，离断手指末节温度低、颜色苍白（图 1-2-18）。

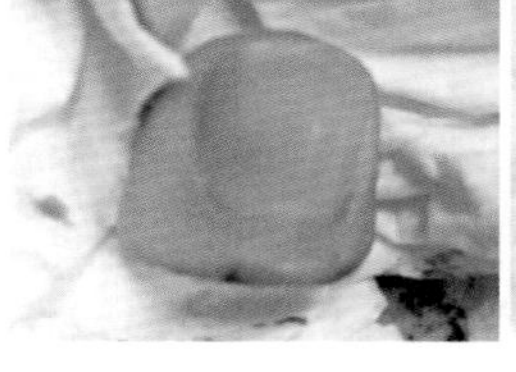
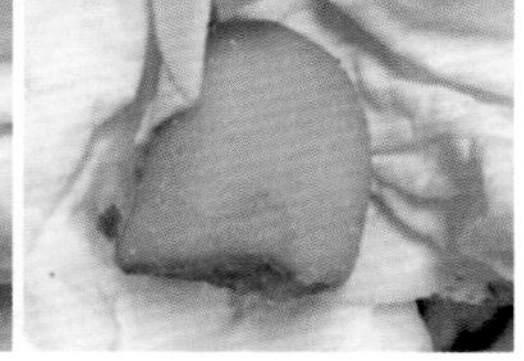

图 1-2-18 伤后示指末节

[急诊诊断] 左手示指末节完全性离断。

[治疗] 急诊予以完善相关化验及检查后于当日 17 时许进入手术室开始手术。经过将近 2 小时的手术，成功完成了左手示指末节完全性离断再植（图 1-2-19）。术后患者生命体征平稳，安全返回病房，继续予以抗凝、解痉、预防感染治疗。

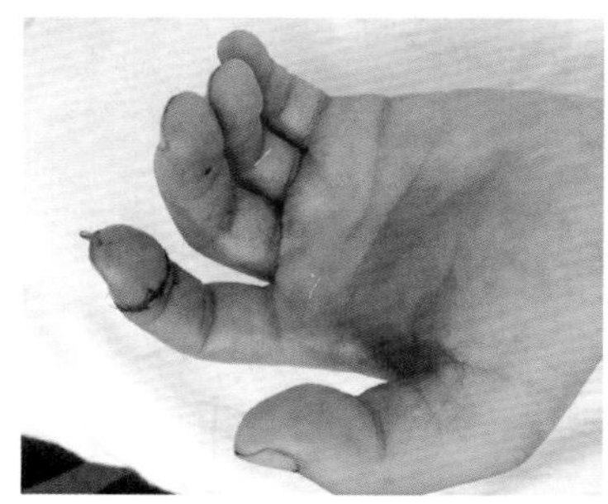
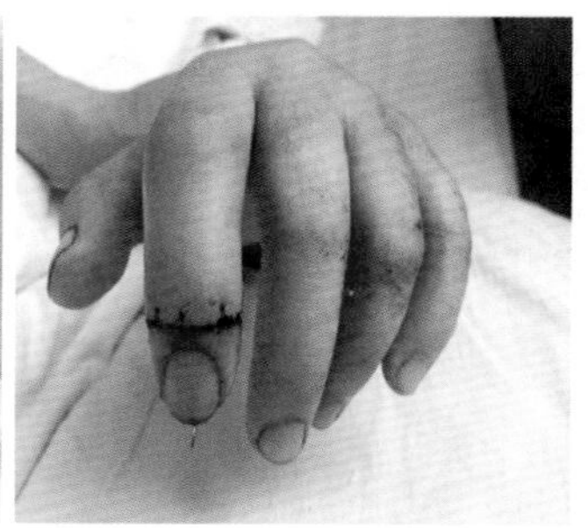

图 1-2-19 再植成功后外观

病例分析

2 例患者入院后均在完成化验及检查等术前准备后被送入手术室，开始了长达 2 小时的手指完全性离断再植。

2 个病例均在麻醉后先对离断肢体的远端、近端进行了仔细清创。病例 2 可按照断指再植的常规顺序予以修复，但病例 1 在去除了已

笔记

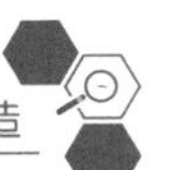

经坏死的没有活性的组织后，发现患指离断情况较术前严重，仅有 1 条桡侧指固有神经相连。

对 2 例患者均将骨折处予以 1.0 mm 克氏针固定。病例 1 依次吻合远端、近端动静脉，术中发现患者末节动静脉管径细，动脉血管管径仅有约 0.2 mm，血管吻合十分困难。经过仔细处理，予以 12-0 普利林线进行了动脉血管吻合，离断指端顺利恢复供血。静脉血管吻合更加困难，经过仔细分离，靠近指腹部分离出一条约 0.1 mm 静脉血管，予以吻合后，可见管腔少量血液流过，表示离断指端已建立了回流循环。最后缝合皮肤，包扎，石膏固定。

病例 2 缝合示指伸屈肌腱，修复示指固有神经，最后吻合远端、近端动静脉，术中亦发现动静脉血管管径仅有约 0.2 mm，血管吻合十分困难。采取同病例 1 相同的处理，予以 12-0 普利林线进行动脉血管吻合，离断指端顺利恢复供血。缝合皮肤，包扎，石膏固定。

2 例患者术后予以预防感染、抗凝、解痉及肢体保温等治疗，密切观察患肢血运情况，如动脉充盈、静脉回流、指端皮温等。术后第 2 天，病例 2 患者再植手指出现颜色苍白、皮温低等表现，考虑患者吻合血管出现痉挛，积极予以烤灯照射、解痉、扩容等治疗后血管恢复正常供血。

除此之外，还对 2 例患者进行心理疏导，鼓励其要有战胜疾病的信心。最终，2 例断指均再植成功。

病例点评

手指末节完全离断伤发生率约为 20%。患者手指末节因切割、挤压等导致指末节完全离断或离断断面与组织仅有少量相连，在进行清创处理时，需要完全清除断面与残端的组织。以往采取残端修整术等方式治疗，术后容易出现指甲缺损、指端遗留瘢痕等，甚至

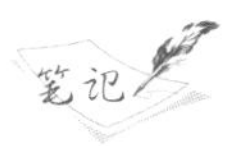

可能出现后遗症，如遗留指端触痛等。各种皮瓣修复术治疗能够避免产生后遗症，但患者往往残端血运较差，因此断指成活率较低。近年来，断指再植技术发展迅速，断指再植成功率也有所提高严格掌握再植适应证，可确保手术成功也有利于功能的康复。从整体上看，患者术后断指功能恢复情况较好。

病例 1 患者因挤压伤致左手中指末节完全性离断，此类离断伤为手指离断伤中较为复杂的，离断组织因挤压严重损伤，再植成功率极低。但是本例患者为年轻女性患者，对手指外观及功能的要求较高，强烈要求行再植手术，手术医师压力较大。末节再植同其他再植一样，其关键是动静脉血循环的建立。先为本例患者吻合 1 根掌侧动脉，松开止血带后观察血供通畅后，再吻合静脉建立回流。因患者为年轻女性，患指纤细，血管管腔直径较细，约 0.2 mm。经过仔细处理，予以 12-0 普利林线进行了动脉血管吻合，离断指端顺利恢复供血。对于微小血管吻合需稳、准、轻、巧，缝合 3 ～ 4 针即可。同时需要术者具有娴熟技术和耐心。

对青年和儿童患者，锐器整齐的切割伤是再植首选适应证。病例 2 患者因刀砍伤致左手示指末节中断完全性离断，创缘整齐，具有再植条件。采用末指再植清创及显微镜下彻底清创，尽量保留足够长度，同时找出供吻合的血管神经，使伤口成为类新鲜外科切口样创面。此类离断伤因血管口径较细，再植成功率极低。末节指血管纤细，管径仅在 0.2 ～ 0.3 mm，高质量吻合并非易事。我们采用两定点间断缝合，第 1 针先缝后壁，第 2 针缝合前壁，180° 两定点对称，后于针间加针。血管只旋转 90° 。末节指血管、神经分离时应在其周围组织中分离剪切，要稳、准、轻、巧进行缝合操作，避免牵连周边组织。严禁用镊子直接持夹血管内壁或用机械、液压法扩张血管，血管痉挛时通过血管外膜下注射 3% 罂粟碱解除，效果良好。由于指末节静脉壁菲薄，管腔闭合时将血管断端浸泡于肝素液

笔记

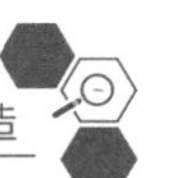

中可使其管腔自然张开。通过此法进行吻合能避免血管内膜受损，提高吻合通畅率。

术后积极予以抗感染、抗凝、解痉等治疗，密切观察患肢血运情况。术后第 2 天，患者再植手指吻合血管出现动脉危象，积极予以烤灯照射、解痉、扩容等治疗后血管恢复正常供血。通常末节再植术后出现血管危象要正确判断、及时处理，痉挛或栓塞不易区别，而拔甲后的甲床可以作为观察判断的窗口，一旦出现血管危象及时给予更换敷料，检查局部伤口，拆除皮肤张力大的缝线，清除干涸血痂或血肿、水泡等，补充血容量，肌内注射罂粟碱 30 mg，若为动脉痉挛均能解除，静脉栓塞则采用定时拔甲刮床放血治疗，末节再植指均能成活。

末节再植与其他断指再植不同之处在于通常不需要固定骨折，即使固定也相对简单，且不必缝合修复肌腱。

在末节离断手指的临床治疗工作中，对于有适应证的末节断指患者，除患者坚决放弃再植外，均应积极进行再植手术以恢复手指功能。而对于无再植条件的患者，为保留手指的原有长度及外观也应尽量给予原位缝合或皮瓣修复，不要轻易进行残端修整。

最终经过手术医师及护理人员的共同努力，2 例患者离断手指得以有效成活，并获得良好功能。

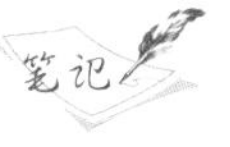

007 多肢体离断异位再植

病历摘要

患者，男性，20 岁。

［现病史］ 患者 1993 年沿铁路行走时不慎被高速行驶的火车碾压致右上臂、右大腿及左小腿完全性离断。在当地医院进行包扎处理，于伤后 2 小时转入我院。入院后患者心率 144 次 / 分，血压 22/0 mmHg。右上臂、右大腿及左小腿离断，残端包扎，大量渗血，离断肢体体温低、颜色苍白。

［急诊诊断］ 失血性休克、右上臂完全性离断、右大腿完全性离断及左小腿完全性离断。

［治疗］ 积极予以输血、补液、抗休克治疗。急诊输注 1600 mL 血制品，4000 mL 晶体液，1200 mL 胶体液，输注完毕后，患者生命体征趋于平稳，心率 80 次 / 分钟，血压 114/52 mmHg，尿量为 50 mL/h。

纠正休克后，行急诊手术。术前、术中评估发现患者为右上臂、右大腿及左小腿完全性离断，断端毁损严重，无原位再植条件，且患者为多个大肢体同时离断，为保证生命安全及最大程度保留肢体功能，遂制定并实施了右下肢异位再植术，右上臂残端清创缝合术及右髋部残端清创缝合术的手术方案。术中对患者病情进行再次判断并对手术方案做出调整。麻醉后，对患者伤情进行了进一步评估发现患者左踝关节以远碾压毁损，无再植条件。右上臂中段离断，残端软组织碾伤严重且远端已碾碎毁损，无再植条件。右侧髋部离断，右膝关节 10 cm 以上至股骨头碾压性毁损，无法再植，但膝关节以远肢体尚完整。首先对患者右髋部及右上臂进行了有效的残端清创、缝合，避免失血进一步加重，危及生命。然后将离断的右侧肢体自小腿中段取下，异位再植到左侧的小腿上。

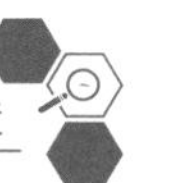

异位再植术前，首先将左小腿残端仔细清创，将主要肌腱（肉）、神经、血管进行了标记，再将右下肢小腿在中下段取下，在此过程中注意保护及标记远端的主要肌腱（肉）、神经、血管。再植开始后首先将胫骨修剪为阶梯状，有利于固定和愈合，螺钉克氏针固定骨折断端。在修复左小腿血管床、肌肉后，依次吻合胫后静脉、动脉及胫前静脉、动脉，剩余肌肉（腱）及神经。最后放置负压引流，缝合皮肤，包扎，石膏固定。

术后定时复查心、肺、肝、肾功能情况，谨防肝、肾等重要脏器功能衰竭。积极予以抗感染、抗凝、解痉等治疗，密切观察患肢血运情况。

手术历时 17 小时，术中输注 1600 mL 血制品，3000 mL 晶体液，术后患者生命体征平稳，安全返回病房治疗。予以抗感染、抗凝、解痉等治疗，未出现肝、肾等重要脏器功能损伤，未发生血管危象，伤口均为一期愈合。患者相关图片资料见图 1-2-20 ～图 1-2-22。

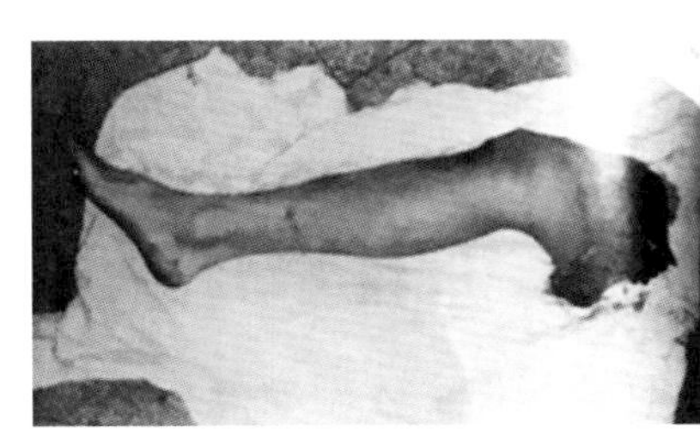
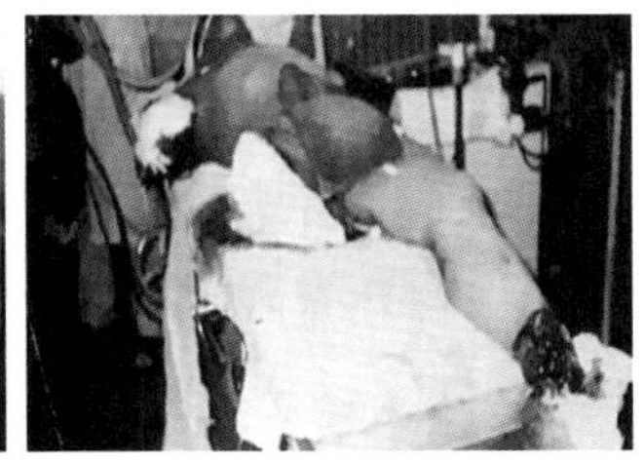

图 1-2-20　伤后外观

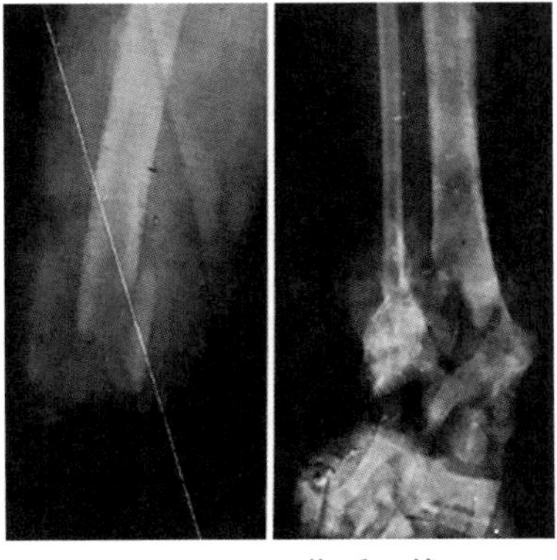

图 1-2-21　伤后 X 线

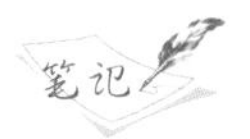

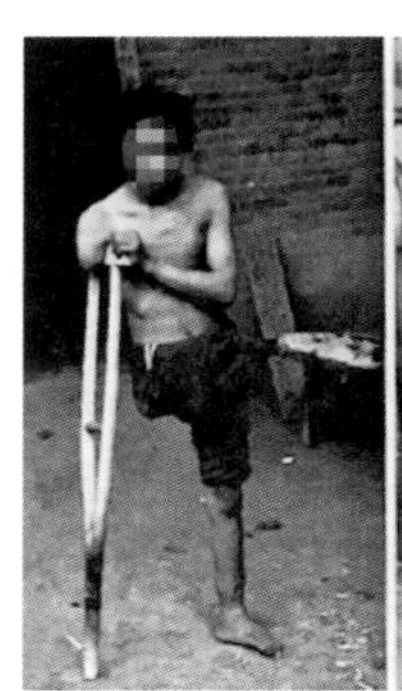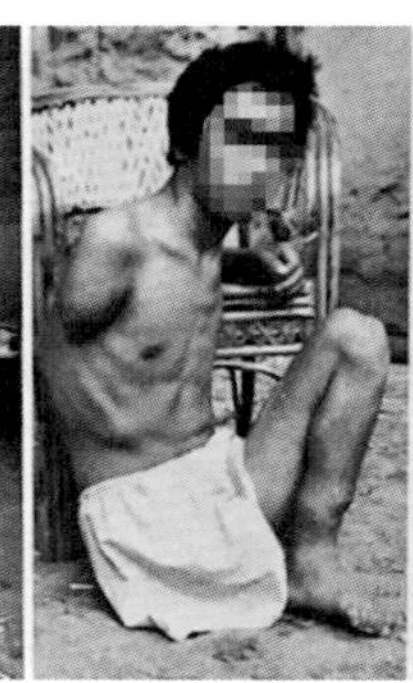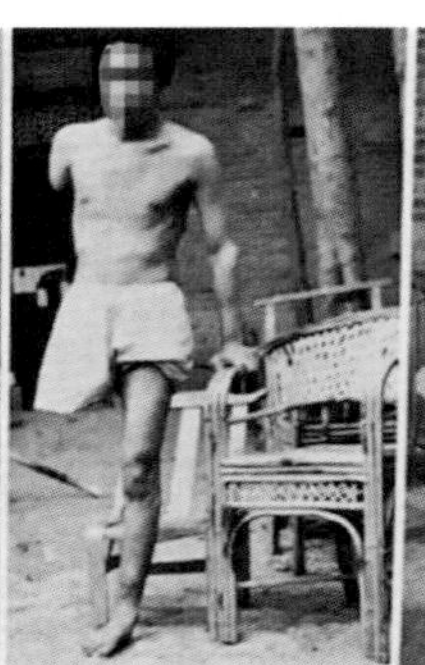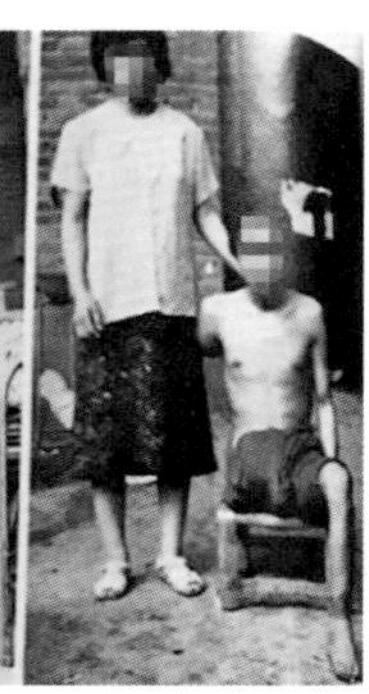

图 1-2-22　再植术后患者恢复情况

病例分析

肢体离断的患者通常合并失血性休克，有些患者受伤后肢体伤口得不到有效包扎，再加上转运路途远、交通不便利等因素可能因休克导致死亡。该患者为多个大肢体离断伤，伤后失血量多，随时可能死亡。伤后被家人送往当地医院，予以伤口包扎处理后转入我院。入院后监测生命体征示心率 144 次 / 分钟，血压 22/0 mmHg，予以输血、补液、抗休克治疗，为患者挽救生命，也为手术创造了条件。

肢体离断再灌注时间，亦是断肢再植成功与否的条件之一。通常大肢体离断最好不要超过 6 小时。若是室外温度低或经过低温保存的肢体可适当延长再植时间。该患者从受伤到入院仅为 2 小时，在纠正休克的同时，对离断肢体进行了低温保存，为断肢再植创造了基本的条件。

医师的经验和手术技术是手术成功与否的关键。手术医师经验丰富就可以在最短时间对患者伤情做出有效的判断，制定出最佳的治疗方案。本例患者为三肢体完全性离断，实属少见。此类患者往往病情重，须及时治疗，否则就会错过最佳治疗时机，致残、致死率极高。在积极纠正休克的同时，结合患者伤情，几位手术医师制定了详尽的手术方案。手术技术娴熟，意味着手术时间会大大缩短，

笔记

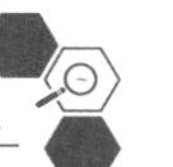

断裂血管吻合质量高，有助于避免术后血管危象的发生，这极大程度地提高了断肢再植的成功率。该患者手术为骨科显微手外科高年资医师完成，为患者进行了主要血管、神经及肌肉等组织的仔细修复，为断肢再植的成功提供了技术支持。

再植的成功与否，术后管理也同样重要。缺血肢体在离体后会因为缺血、缺氧产生一系列有毒物质，再灌注后毒素吸收会导致患者心脏、肝、肾等重要脏器衰竭，这也是导致患者再植后截肢，甚至死亡的重要原因之一。术后对该患者心、肺功能及肝、肾功能等进行了监测及保护，未出现重要脏器功能损伤。术后血管的管理也不容忽视，术后几周甚至几个月都可能发生血管危象而导致再植失败。术后血管管理主要包括预防感染、抗凝、解痉及肢体保温等治疗，密切观察患肢血运情况，如动脉充盈、静脉回流、指端皮温等。

患者成功再植与手外科专业护理团队密切相关。在对患者进行临床治疗的同时，需要对患者进行心理疏导，鼓励患者要有战胜疾病的信心。

病例点评

该患者因外伤致多肢体离断，入院后首先评估了患者生命体征，如血压、脉搏、口唇皮肤黏膜等，发现该患者有休克表现，急诊积极予以输血、补液、抗休克治疗。

术前初步评估发现患者右上臂、右大腿及左小腿完全性离断，断端毁损严重，无原位再植条件，且患者为多个大肢体同时离断，为保证生命安全及最大程度保留肢体功能，制定了右下肢异位再植术、右上臂残端清创缝合术及右髋部残端清创缝合术的手术方案。入院后即对离断肢体进行再植前处理，如低温保存，为肢体再植提供可能。

积极完善术前准备，要争分夺秒，尽量缩短术前手术准备时间，该患者术前准备时间为 3 小时，为手术成功争取了时间。

肢体离断的病例在临床上屡见不鲜，大多数临床医师都应熟练掌握有效应对措施。在一线工作中，若遇到类似病例，我们首先应对患者伤情及生命体征进行快速真实的评估，对伤口进行有效的包扎止血，开通静脉通道，进行输血补液，保证生命安全。此外，还应对患者离断肢体进行有效的保护处理，如低温保存、保护液灌注，避免缺血再灌注损伤。若无再植技术及条件，应迅速转运至上级医院。

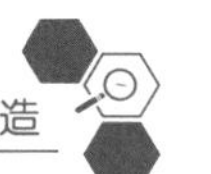

008　第二足趾游离移植再造拇指术

病历摘要

患者，男性，23 岁，大学生。

[现病史]　患者主因左手拇指缺如 8 年余入院。

[查体]　左手拇指自第一掌指关节处以远缺如。

[入院诊断]　左手拇指缺损（Ⅲ度）。

[治疗]　入院后对患者的手指及足趾等进行了评估，考虑患者为年轻男性，手术既要恢复患者再造拇指外观及功能的要求，也不能对供区造成过多的损伤，经过科室讨论决定对患者实施第二趾移植再造拇指手术。

全身麻醉后分组手术。一组解剖游离第二趾，在其根部到足背做一“Y”形切口，从近端至踝关节处。翻起皮瓣，游离足背部与第二趾相关的静脉、大隐静脉和足背静脉弓。从踝关节前方游离足背动脉，逐步分离至第一跖骨间隙，将第一跖骨背侧动脉到第二趾的动脉分支游离，切断结扎足背动脉到足底的分支。分离第二趾的趾长、短伸肌腱，趾长伸肌腱在近踝关节处切断，趾短伸肌腱于跖趾关节处切断。在第二趾根部的跖面做“V”形切口，游离跖底固有神经和相应的跖底总神经，按需要的长度切断。结扎切断第二趾的趾底动脉。按再造拇指长度和拇指残端保留长度的要求于跖趾关节处切断第二跖骨。此时第二趾除尚保留动、静脉外，已几乎全部游离。

另一组做手部解剖，在拇指残端从背侧至掌侧做纵形切口，显露残端的掌骨并修整新鲜骨面做嵌插形骨端，以备接骨，显露拇指残端掌侧固有神经的末端神经。手部第 2 个切口，平行于大鱼际纹的近侧做一切口，显露拇长屈肌腱的残留部分，标记固定。第 3 个切口在手背桡侧，从第二掌骨近端斜向近侧和桡侧，绕过鼻烟壶至

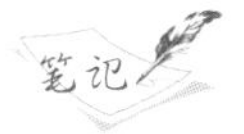

腕部的桡掌侧，显露头静脉、手背静脉、桡动脉和拇长伸肌肌腱。并在第 3 个切口与第 1 个切口之间打一皮下隧道。

移植足趾再造拇指，在手部解剖准备完成后，即可将与第二趾连接的动、静脉在靠近踝关节处切断。足背创面直接缝合。将再造拇指调整至合适长度后，用克氏针内固定。将足趾的动、静脉与伸肌腱从手背部的皮下隧道引至腕部切口，缝合伸肌腱。足趾的足背动脉与桡动脉做端吻合、大隐静脉与头静脉吻合。足趾的趾长屈肌腱通过皮下隧道至大鱼际切口，与拇长屈肌腱缝合。足趾的跖底神经与拇指掌侧固有神经缝合。最终，经过手术将患者第二趾移植到手部，再造拇指手术获得成功，并恢复了基本的功能。患者相关图片资料见图 1-2-23 ～图 1-2-27。

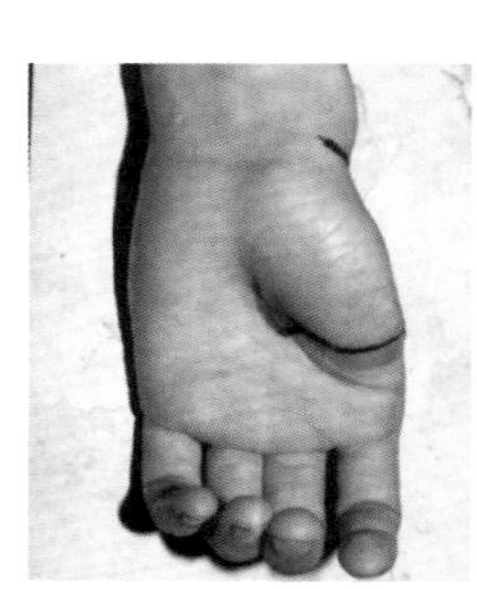

图 1-2-23　术前设计手术切口

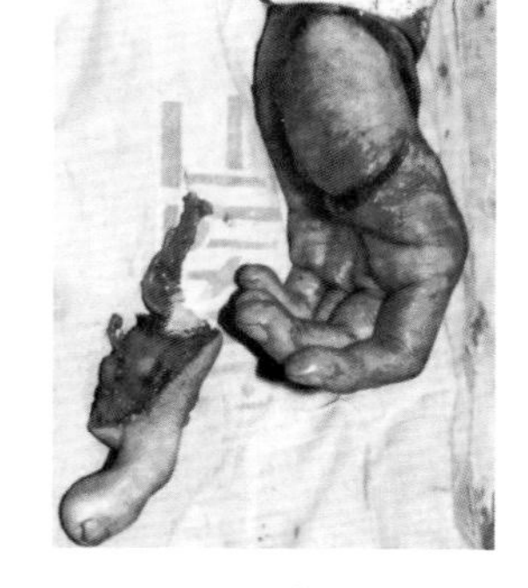

图 1-2-24　术中游离第二趾

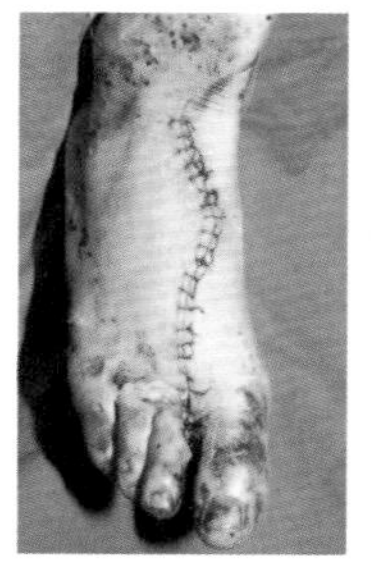

图 1-2-25　第二趾取下后供区直接缝合

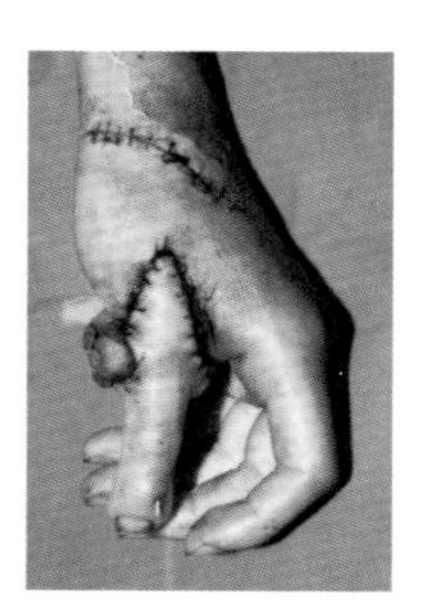

图 1-2-26　再造术后 1 周手外观

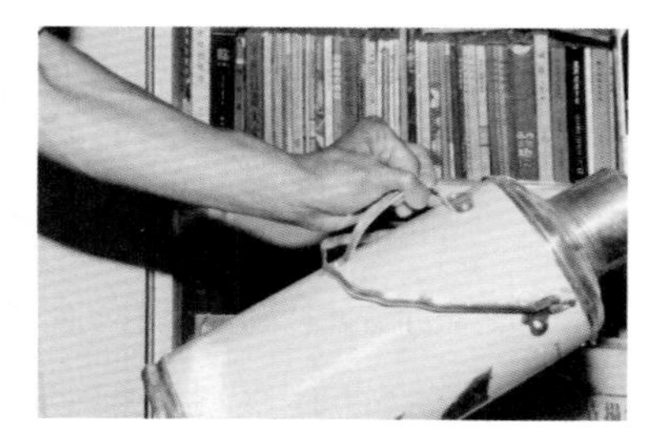

图 1-2-27　再造术后复查

病例分析

拇指在手部功能中占有重要的作用，尤其在手部抓、握、捏、夹功能方面，拇指是必不可少的。尤其在青少年患者中，此类损伤对患者心理及手部功能会造成极大的伤害。而拇指再造经过 100 多年的发展，取得了举世瞩目的成绩。

在 1898 年 6 月 Nieoladoni 为 1 例 5 岁男孩做第二趾带蒂移植再造拇指，术后 16 天断蒂，指尖部发生部分坏死。从此，开启了第二趾再造拇指的手术历程。1900 年他又为 1 例 25 岁男患者做同样手术获得成功，但血运、感觉和功能都较差，再造拇指有明显萎缩。此后有一些学者做此类手术，但因技术条件有限，未缝接血管和神经，行带蒂移植，需要长期将手与足固定于一个强迫体位，使患者遭受较大痛苦。随着显微外科技术的发展，1966 年我国复旦大学附属华山医院杨东岳等行第二趾游离移植再造拇指手术成功。虽然 O'Biren 等认为采用踇移植较好，但杨东岳、陈中伟等均认为以第二趾移植较理想，踇若缺失对行走和站立都会有一定影响；而第二趾缺失对足部的功能没有什么影响，若不仔细观察，不易发现缺少一趾。此外，踇缺失后的足部外形难看，且用踇再造的拇指过于粗大、外形难看。

再造拇指过去有许多种方法，最常采用的是植骨加皮管移植的再造拇指的方法，但局部臃肿，外形难看，血运差。特别在冬天，再造拇指的残端容易发生冻伤而致溃烂，创面难以愈合，不能活动，无感觉。其他如拇指残端提升法、拇指皮瓣旋转法等，在增加拇指的长度方面有限。为了解决手指功能，较好的方法就是采用同一手部的手指转位术再造拇指。虽然技术要求高，但再造拇指功能比较好，因血管、神经、肌腱都扰乱不多，血运、感觉和运动都较理想，但手部手指的数目不能增多，故需要牺牲一个完好的手指或手指的残端。如手部其他手指因外伤残留一部分，而又没有较多的功能者，可以优先考虑采用手指残端转位法再造拇指。

采用游离第二足趾再造拇指是目前比较满意的方法之一，不仅能解决再造拇指的血运、外形、感觉和运动等方面的问题，而且还能解决增加手部手指数目的问题。但手术技术要求较高，有一定的失败概率，但随着显微外科的发展，小血管吻合的通畅率不断提高，这些问题不难解决。

病例点评

对于拇指缺损，按照王澍寰的拇指缺损四度分类法进行分类，可将拇指缺损分四度。Ⅰ度：自近节指骨远端缺损。Ⅱ度：自掌指关节缺损。Ⅲ度：经掌骨水平缺损。Ⅳ度：整个拇指包括大多角骨缺损。本例患者为左手拇指自第一掌骨头以远缺如，诊断为左手拇指缺损（Ⅲ度）。

采用踇再造对行走和站立都会有一定影响。而手指移位术，因手部手指的数目不能增多，故需要牺牲一个完好的手指。骨延长法，存在延长时间长，且延长长度有限的问题。采用游离第二趾再造拇指方法，不仅能解决再造拇指的血运、外形、感觉和运动等方面的问题，而且还能解决增加手部手指数目的问题。

游离第二趾再造拇指方法，手术技术要求较高，有一定的失败概率，但显微外科技术日趋成熟，小血管吻合技术也已熟悉掌握，这些问题不难解决。

术中相关科室之间的配合也非常重要，术中主刀医师对手术器械的要求高，需多次更换。对患者血压的调节也非常重要，需要麻醉医师及时调整患者术中血压，以避免微小血管痉挛等。最终经过 7 个多小时的努力，手术取得成功。

术后予以抗感染、抗凝、解痉改善循环等治疗，密切观察患肢血运情况，对患者进行心理疏导，鼓励患者要有战胜疾病的信心。最终在我科医师及护士的精心治疗和护理下，患者顺利出院。

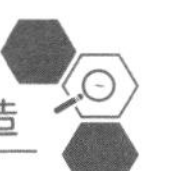

患者为年轻男性，对手部外观及功能要求较高。取第二趾进行移植不仅可以最大限度地恢复手部外观及功能，而且还可以减小手术对足部功能的影响。使患者获得功能和美观上最大限度地满意。

参考文献

1. 顾玉东，王澍寰，侍德 . 现代手外科手术学 . 上海：复旦大学出版社，2018.
2. 王澍寰 . 手外科学 . 3 版 . 北京：人民卫生出版社，2011.
3. 杨东岳，顾玉东，吴敏明，等 . 第二趾游离移植再造拇指 40 例报告 . 中华外科杂志，1977，15（1）：13-18.
4. O'BRIEN B M，SNYDER C C. Microvascular Reconstructive Surgery. London：Churehill Livingstone，1977.
5. 冼我权，洪光祥，朱通伯，等 . 游离第二趾移植再造拇指（附二例报告）. 武汉医学院学报，1979（1）：11-14.
6. BURKE F D，DIAS J J，LUNN P G，et al. Providing care for hand disorders：trauma and elective. The derby hand unit experience（1989-1990）. J Hand Surg Br，1991，16（1）：13-18.
7. 诸寅 . 手外伤急诊的初步处理 . 中国医刊，2008，43（1）：8.
8. 彭峰，陈琳，赵根明，等 . 手外伤所致经济损失的流行病学调查 . 上海医学，2000，23（7）：404-407.
9. VLASTOU C，EARLE A S. Avulsion injuries of the thumb. Hand Surg，1986，11（1）：51-56.

（梁炳生　韩利军　郭振业）

笔记

第二章
周围神经损伤

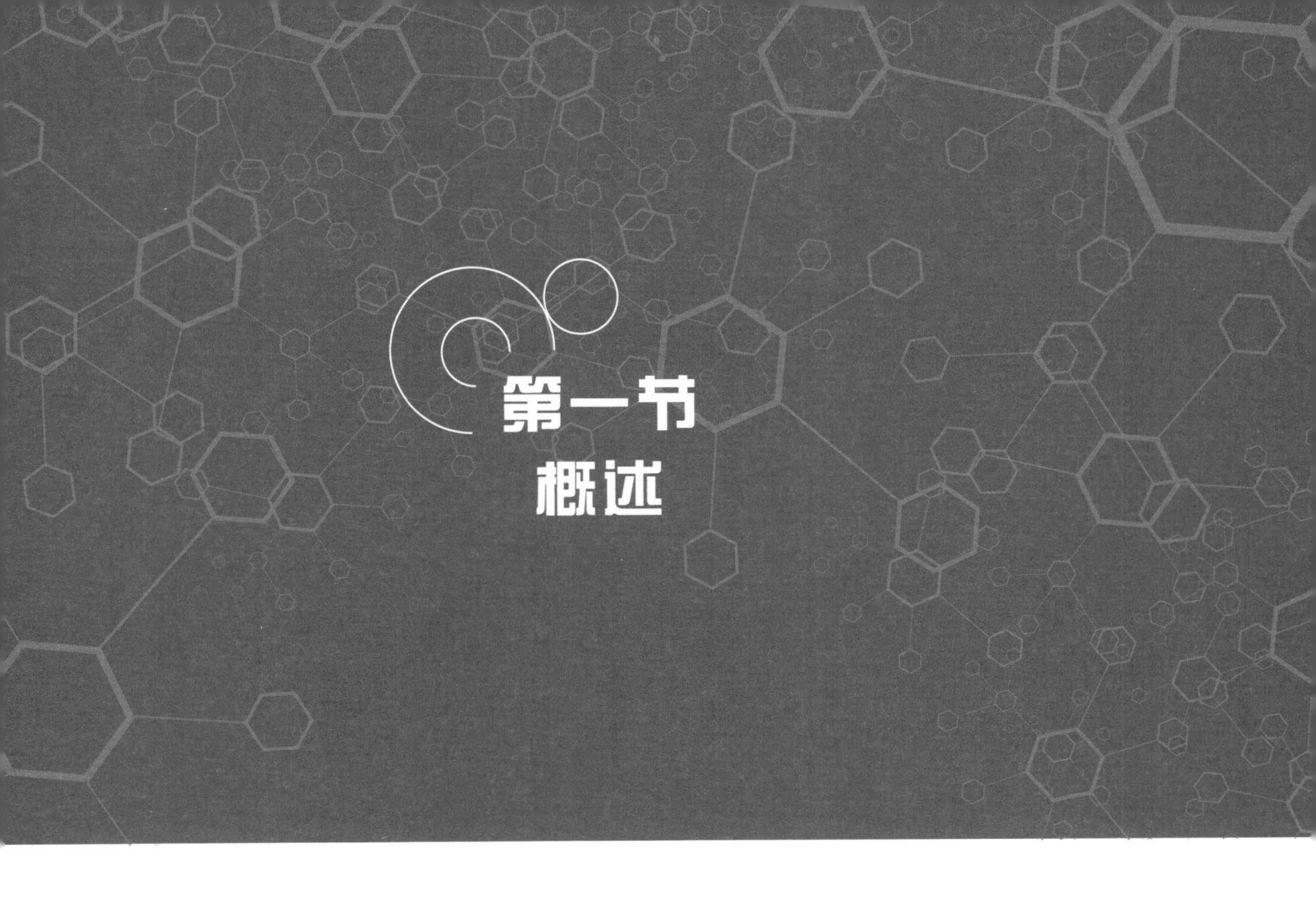

周围神经损伤是指周围神经干或其分支受到外界直接或间接力量作用而发生的损伤，表现为运动障碍、感觉障碍和自主神经功能障碍。常见的周围神经损伤有臂丛神经损伤、尺神经损伤、桡神经损伤、正中神经损伤、股神经损伤、坐骨神经损伤、胫神经损伤、腓总神经损伤等。

（一）周围神经的结构

神经组织主要由神经细胞和神经胶质细胞组成。神经细胞彼此相互沟通联系组成极其庞大复杂的神经网络系统，其功能是接受刺激，整合接收到的信息和将激动传导到肌纤维、腺体等效应器发挥作用。神经胶质细胞的数量是神经细胞的 10 ～ 50 倍，其功能是支持、营养、绝缘、保护、修复神经细胞等。

1. 神经元

神经元包括细胞体和突起两部分，细胞体又由细胞膜、细胞质、

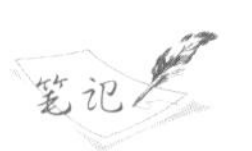

细胞核组成，突起可分为树突和轴突（图 2-1-1）。

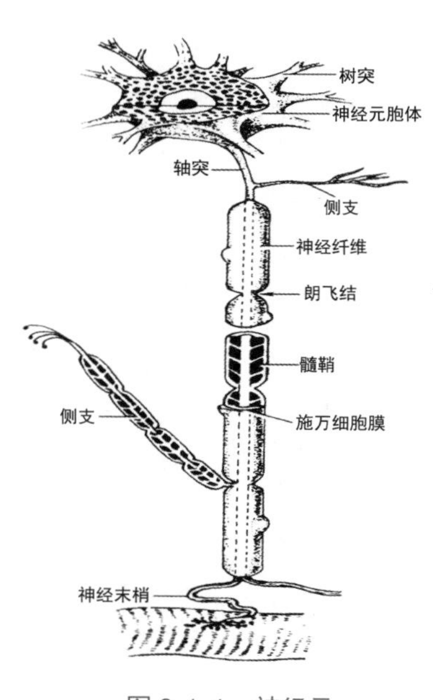

图 2-1-1　神经元

神经细胞的细胞体最主要的特点是富含尼氏体、神经元纤维和脂褐素。尼氏体又称嗜染质，由许多平行排列的粗面内质网及其间的游离核糖体组成，可合成蛋白质，除细胞内所需的蛋白质外，还合成神经递质有关的酶、肽类神经递质。神经元纤维由神经丝和微管集束而成，是构成神经元的细胞骨架，具有支持和物质转运的作用。脂褐素多为异物、脂滴或退变的细胞器被溶酶体消化后的残留物，随年龄增长而增多。

突起自胞体伸出，参与神经胞体物质与冲动的传递。树突一般自胞体发出后即反复分支，逐渐变细，如树枝状，因而名为树突。树突内的结构与神经元的细胞质基本相同。树突表面有许多小的棘状突起，称为棘突，是神经元间形成突触的主要部位。

轴突细而长，分支少，表面光滑，直径均一，1 个神经元的轴突数量大大少于树突，一般只有 1 个。轴突与树突不同的是没有尼氏体，以此可以区分树突和轴突。轴突可以传递神经冲动和进行物质运输。轴突将神经冲动由细胞体向终末传导。物质运输可按轴突运输方向分类，分为顺向轴突运输和逆向轴突运输，还可按速度分类，分为快速轴突运输和慢速轴突运输。

2. 神经胶质细胞

神经胶质细胞又称神经胶质或胶质细胞，也存在突起，但无神经冲动传导功能主要分为以下两种。

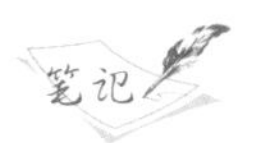

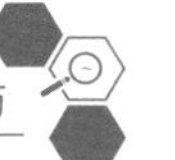

（1）施万细胞，又称神经膜细胞，包绕在神经纤维周围，组成周围神经的髓鞘和神经膜，能产生神经营养因子为神经再生提供可能。

（2）卫星细胞，是包绕在神经节内神经元胞体周围的一层细胞，具有营养和保护神经节细胞的功能。

3. 神经纤维

神经纤维包括神经元的长轴突和包绕在其外的神经胶质细胞。周围神经纤维为有髓神经纤维，髓鞘由多个施万细胞如卫生纸卷样一个接一个卷在轴突外形成藕节样的节间体，相邻施万细胞不完全连接而形成的阶段性缩窄称为郎飞节。神经膜由最外一层施万细胞膜和其最外层的基膜组成。

4. 神经

神经纤维是传递电信号的基本组成部分，包绕神经纤维周围的结缔组织称为神经内膜。若干神经纤维集合而成神经束，包绕神经束周围的结缔组织称为神经束膜。若干神经束集合而成神经，包绕神经周围的结缔组织称为神经外膜，其内包含血管、淋巴管等结构。

（二）周围神经的病理

1. 急性损伤病变

急性缺血、缺氧可引起神经元坏死，出现核固缩、胞体缩小变形、胞质尼氏小体消失，继而核溶解、核消失，有时可见死亡细胞的痕迹、轮廓，称为鬼影细胞（ghost cell）。

2. 亚急性或慢性损伤病变

病程较长、进展缓慢的变性疾病多发生单纯性神经元萎缩，神经元慢性进行性变性和死亡，表现为神经元胞体和胞核固缩、消失，不发生炎症反应，局部胶质细胞增生可提示该处曾有神经元存在。

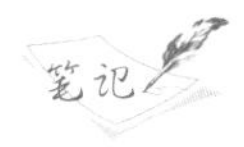

3. 中央尼氏小体溶解和轴索反应

中央尼氏小体溶解表现为尼氏小体消失，只存在胞膜下少量残留，这是由粗面内质网脱颗粒导致的，此时游离核糖体使神经元蛋白质合成代谢增强，因此早期病变可逆；如果病变长期存在，可导致神经元死亡。

神经断裂伤后，中央尼氏小体溶解的同时，胞体肿大，称为轴索反应。损伤距离胞体越近，其反应越明显，甚至可致细胞死亡。

通过上面的讲解，便可以理解 Wallerian 变性。Wallerian 变性是指发生在周围神经单纯断裂伤后，表现为远端和部分近端的数个 Ranvier 节神经纤维的髓鞘及轴突崩解并被吸收，两端的神经鞘细胞增生形成带状的合体细胞连接断端，近端轴突以每天 1 mm 的速度向远端延伸，鞘细胞产生的髓磷脂将轴索包围形成髓鞘的过程，此过程常需数月以上才可完成（图 2-1-2）。若断端相距太远，大于 2.5 cm，再生轴突难以到达远端，则会与增生的结缔组织混杂、卷曲成团，形成神经纤维瘤，可发生顽固性疼痛。

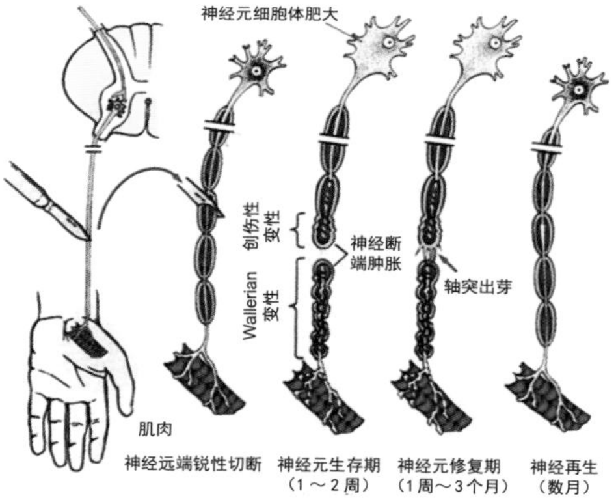

图 2-1-2　神经损伤

（三）神经损伤的原因

周围神经损伤可由代谢性疾病、胶原病、恶性肿瘤、内源或外源性毒素及热、化学或机械性创伤引起。大多可以分为两大类，一是解剖因素，二是机械损伤因素。

1. 解剖因素

周围神经在解剖学通道中，有一段或一点受某些坚韧的、狭窄的组织结构压迫或肢体在活动过程中，神经不断遭受摩擦而致的神

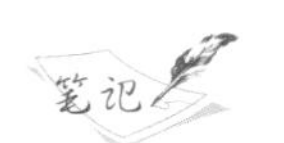

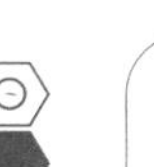

经损伤，如斜角肌间隙狭窄压迫臂丛神经、正中神经在腕管受压、肿瘤压迫等。

2. 机械损伤因素

指由外力直接或间接导致的神经损伤，主要有神经摩擦伤、切割伤、挤压伤、医源性神经损伤、电击伤、放射性伤、火器伤及缺血性神经损伤等。

（四）周围神经损伤分类及修复

周围神经损伤分类及修复见图 2-1-3。

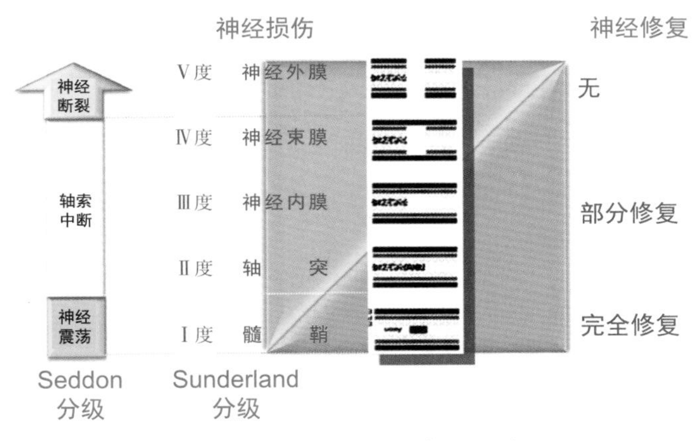

图 2-1-3 周围神经损伤分类

1.Seddon（1943 年）分类法

①神经震荡；②轴索中断；③神经断裂。

2.Sunderland（1951 年）五度分类法

Ⅰ度：仅神经传导功能丧失，神经轴索仍保持完整或部分脱髓鞘。

Ⅱ度：轴索中断，发生 Wallerian 变性，但神经内膜管仍完整，神经功能恢复比较完全。

Ⅲ度：神经束内神经纤维中断，但束膜仍完整，一般发生 Wallerian 变性，出血不多，瘢痕形成较少，神经功能恢复较好。

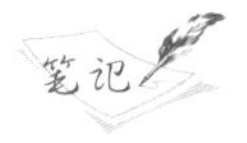

Ⅳ度：部分神经束中断，神经外膜仍完整，外膜内出血可形成小血肿，日后可形成束间瘢痕，虽发生 Wallerian 变性，但因束间瘢痕阻碍轴突由近端向远端延伸，无法长入远端施万细胞带，故损伤的神经束功能难以恢复，只有未损伤的神经束可以恢复部分功能。

Ⅴ度：神经完全离断，断端出血、水肿，日后形成瘢痕，神经功能无法修复。

3. 周围神经损伤的修复

为方便解释、易于理解，可将周围神经损伤大致分类为传导障碍（功能性麻痹）、少数轴突变性、多数轴突变性、神经完全离断。传导障碍，也就是 Seddon 分类的神经震荡或 Sunderland 分度的Ⅰ度，修复方式为局部髓鞘的再生，修复时间为 2 ～ 12 周；少数轴突变性，也就是 Seddon 分类的轴索中断或 Sunderland 分度的Ⅱ～Ⅲ度，修复方式为周围正常神经轴突的再分布，修复时间为 2 ～ 6 个月；多数轴突变性，也就是 Seddon 分类的轴索中断或 Sunderland 分度的Ⅲ～Ⅳ度，修复方式为轴突再生，修复时间为 2 ～ 18 个月；神经完全离断，也就是 Seddon 分类的神经断裂或 Sunderland 分度的Ⅴ度，必须以手术缝合来帮助修复，否则无法再生，修复时间为 2 ～ 18 个月（表 2-1-1）。

表 2-1-1　各种周围神经损伤的分级和修复

损伤类型	修复方式	修复时间
传导障碍（功能性麻痹）	局部髓鞘的再生	2 ～ 12 周
少数轴突变性	周围正常神经轴突的再分布	2 ～ 6 个月
多数轴突变性	轴突再生	2 ～ 18 个月
神经完全离断	手术缝合，否则无法再生	2 ～ 18 个月

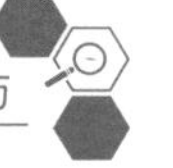

（五）周围神经损伤的临床表现及诊断

1. 运动功能障碍

运动功能障碍可表现为瘫痪，主动运动功能消失，肌肉萎缩而致出现畸形。诊断通过望诊、肢体周径测试、肌力和关节活动范围等进行。

2. 感觉功能障碍

感觉功能障碍可表现为局部麻木、刺痛，感觉过敏、感觉减退。疼痛可分为灼痛、刺激性神经痛或幻觉痛。诊断包括触觉、痛觉、温度觉、压觉、两点辨别觉、皮肤定位觉、皮肤图形辨别觉、实体觉、运动觉、位置觉、叩击试验（Tinnel 征）等。

3. 神经营养性改变

神经营养性改变也就是自主神经功能障碍，于皮肤可表现为无汗，光泽消失、粗糙，皮肤破损；于血管可表现为血管的收缩及舒张能力减弱；于骨骼可表现为骨质疏松，最常见于周围神经的高位完全性损伤。

4. Tinnel 征

按压或叩击神经干，出现针刺样疼痛，并有麻痛感或放射痛。

5. 电生理检查

（1）强度—时间曲线检查。通过时值测定和曲线描记判断肌肉为完全失神经支配、部分失神经支配及正常神经支配。

（2）肌电图检查。通过针极肌电图检查，可判断神经受损的程度是神经失用或轴突断离或神经断离。评估标准：①轻度失神经支配。肌电图可见自发电活动，运动单位电位波幅、时限基本正常，募集相为混合至干扰相，神经传导速度正常，波幅可下降。②中度失神经支配。肌电图出现较多自发电活动，募集相为单纯至混合相，

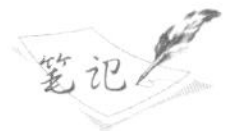

神经传导速度下降不超过 20%，波幅下降不超过 50%。③重度失神经支配。肌电图出现大量自发电活动，仅见单个运动单位电位，运动单位电位波幅可增高，时限可增宽。④完全失神经支配。肌电图出现大量自发电活动，无运动单位电位出现，电刺激神经干相应肌肉测不到复合肌肉动作电位。

（3）神经传导速度的测定。利用肌电图测定神经在单位时间内传导神经冲动的距离，可判断神经损伤部位、神经再生及恢复的情况。

（4）体感诱发电位检查。刺激从周围神经上行到脊髓、脑干和大脑皮层感觉区时在头皮记录的电位，具有灵敏度高、可对病变进行定量估计、对传导通路进行定位测定、重复性好等优点。

（5）直流感应电检查法。通常在神经受损后 15 ～ 20 天可获得阳性结果。观察指标有兴奋阈值、收缩形态和积极性反应等。

（六）周围神经损伤的处理

1. 治疗原则

周围神经损伤常需手术治疗，处理原则为良好地缝合神经，尽早恢复神经的连续性。常可分为 3 种情况，即手术修复、促生长和对神经元及靶器官的保护。

（1）闭合性损伤（closed injury）。多为钝挫伤、牵拉伤，常造成神经震荡或轴索中断，大多数可自行恢复。每月做一次肌电图，若两次无进展、超过 3 个月仍未恢复应手术探查。

（2）开放性损伤（open injury）。①一期修复：伤后 6 ～ 8 小时行神经修复。若能一期修复，则其解剖清楚，断端整齐，因张力较小易于对合；若不能一期修复，可将神经断端与相邻软组织暂时固定，以避免神经退缩，以利于二期神经修复。②延迟一期修复：因全身情况较差、伤口污染或缺损严重，不能进行一期神经修复者，可 2 ～ 4 周后行延迟神经修复。③二期修复：伤后 1 ～ 3 个月行神经修

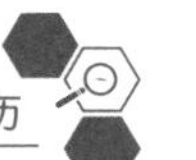

复。常因创伤复杂，合并肌腱、骨骼或皮肤的损伤而须先行修复，或早期清创时未发现神经损伤，此时出现神经瘤样改变，术中容易识别，切除后常需神经移植。④功能重建：对于不可逆的晚期神经损伤，神经远端萎缩明显，靶器官萎缩纤维化，故神经修复效果较差，可考虑行肌腱移位等重建手术。

一般认为，神经修复的最佳时间为神经损伤后 3 个月内，3 个月到 2 年仍有恢复机会，2 年以上运动和感觉终末器官已有明显萎缩，修复效果较差。

2. 神经修复术

神经修复有 6 点要求：①术前必须对感觉和运动情况进行评估；②必须应用显微外科技术；③在无张力状态下进行修复；④如果神经断端存在张力，应做减张处理或神经移植；⑤早期在保护下被动活动患肢，尽量减少粘连；⑥合理的康复训练。

（1）神经松解术（neurolysis）。在手术显微镜下将神经周围瘢痕松解，解除神经的直接受压，改善神经血液循环，能促进神经功能恢复。①神经外松解术，即对神经外膜及其外周围组织的松解；②神经内松解术，即对神经束间瘢痕的松解。

（2）神经缝合术（neurorrhaphuhy）。在轴索中断或神经断裂时，克服缺损时断端靠拢的技术。神经缝合术包括以下几种。①神经外膜缝合法：将神经外膜进行对位缝合的方法，适用于周围神经近端混合神经束的损伤。此种方法简单，对神经损伤小、抗张力强，能减少束膜缝合而导致的功能错位，但较易形成吻合口间神经的扭曲、重叠、交错等现象。②神经束膜缝合法：将神经束膜进行对位缝合的方法，适用于周围神经远端的损伤。因此部位感觉和运动神经束多已分开，神经束膜缝合可准确对位，功能恢复较好。③神经束膜外膜缝合法：将神经束膜与外膜一同缝合的方法，适用于周围神经远端的损伤。

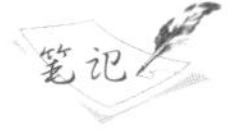

（3）神经移植术（nerve grafting）。神经损伤断端距离超过 2 ～ 4 cm 或该神经直径的 4 倍以上，难以通过断端游离、关节屈曲或神经改道移位等方法修复时，常需行神经移植术。神经移植术包括神经干移植术和束间神经电缆式移植术。若神经缺损断端距离过长或移植神经基床血液循环较差，可行吻合血管的神经移植术。

（4）神经移位术（transposition）。若神经近端毁损严重，可将另一束远端损毁的神经或部分不重要的正常神经离断，将其近端移位到损伤神经远端，使受损神经所支配的肌肉功能恢复。如臂丛神经根部撕脱，可利用副神经、膈神经、颈丛神经运动支、肋间神经，甚至健侧第七颈神经根。

（5）神经植入术（implantation of nerve）。若神经远端支配靶器官及所支配肌肉接头处毁损，可将运动神经近端分成若干束植入失神经支配的肌肉，形成新的运动终板，一定程度上恢复部分运动功能；将感觉神经近端分成若干束植入支配区皮肤真皮下，一定程度上恢复部分感觉功能。

3. 神经缺损的处理

（1）神经断端的游离。由于神经纤维及血管在神经干内呈波浪状迂回行走，同时神经膜有大量的胶原纤维和弹性纤维，所以神经有一定的延长性。但这种延长有一定的极限。在极限内，神经的延长度与牵引力呈线性关系（Haoke 定律）。

一般神经延长的弹性极限为长度的 6%。Lundbord（1973 年）用兔观察，在神经牵引时，神经束膜的静脉回流减慢，一部分交通支中断，延长 8% 时静脉回流受阻达 50%，但动脉通畅；延长 15% 时神经内血流中断，并造成神经纤维化。所以神经两端游离可延长 6% 左右，同时要保护神经膜上及周围的血管。

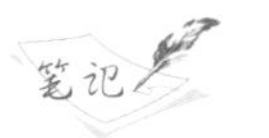

（2）改变姿势。如屈曲关节，一般上臂可克服 6 cm、肘部

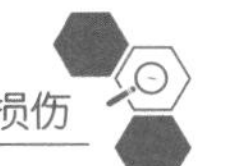

10 cm、前臂 5 ～ 6 cm、腕部 3 ～ 4 cm。但肘、膝关节不能大于 90°，腕关节不能大于 40°。

（3）神经移植。①自体神经移植。②带血管的神经移植。③异体神经移植。

（4）神经再生室。如动脉、静脉、肌肉、硅胶等。

（5）神经端侧缝合。在 1906 年 Balance 将面神经远端缝合到副神经或舌下神经。1993 年巴西 Viterbo 重新使用该方法。这是近年来在周围神经损伤治疗方面的重要进展。

（6）神经改道。

（7）缩短骨骼。

（8）组织扩张。

4. 神经束功能的鉴别和定位

神经束功能的鉴别和定位方法有很多，如醋酸浸渍分离法、乙酰胆碱酯酶组化法、碳酸酐组化法、乙酰胆碱转移酶放射生化法、连续组织切片法、免疫组化法、电生理检查法、自然分束法（解剖或形态定位）等。

5. 神经缺损桥接材料

神经缺损桥接材料有以下 6 种。①自体神经：分为不带血供的神经移植和带血供的神经移植。②异体神经：以神经束为桥接材料排异反应较小。③异种神经：目前仅见于动物实验。④自体非神经组织：可以为动脉、静脉、羊膜、筋膜、骨骼肌、骨骼肌膜等材料。⑤人工合成材料：目前有硅胶管、胶原、聚丙烯、聚丙烯腈等。⑥组织工程化人工神经：最新研究成果有生物可降解材料的研究、施万细胞的三维培养、人工材料的表面处理（促进施万细胞黏附）。

以上研究进展都有赖于对周围神经微环境的探索，周围神经微环境泛指神经纤维与神经束膜间范围的生物成分和动态调控，其包

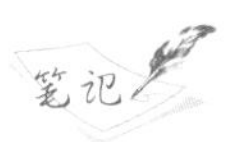

含成分多，功能复杂，与施万细胞功能密切相关。多为肽类、蛋白质类物质，如层黏蛋白、纤维连接蛋白、酸性和碱性成纤维生长因子、胶质细胞生长因子、血小板源生长因子、施万细胞瘤源生长因子、干细胞生长因子、胰岛素样生长因子等。

神经损伤的恢复与轴突的生长密切相关，能够促进轴突生长的物质有神经生长因子、酸性和碱性成纤维生长因子、血管内皮生子因子、骨源生长因子、Laminin、Fibronectin、Prosapsin、Thrombin、Nexin-1、透明质酸、甲状腺激素（T3）、胶原等。此类研究应用难度大，重点在于药物控制释放技术的突破。

周围神经损伤修复的重大难题在于失神经支配后运动终板退变及肌萎缩，目前处理方法有电刺激、针灸、药物、神经匀浆、神经元种植、肌卫星细胞移植等。

这些方法虽然有一定疗效，但尚不理想，药物治疗方面尚处于实验阶段。

（七）周围神经损伤的康复

1. 短期目标

早期康复目标主要是及早消除炎症、水肿，促进神经再生，防止肢体发生挛缩畸形。恢复期康复目标是促进神经再生，恢复神经的正常功能，矫正畸形。

2. 长期目标

使患者最大限度地恢复原有的功能，恢复正常的日常生活和社会活动，重返工作岗位或从事力所能及的工作，提高患者的生活质量。

参考文献

1. 胥少汀，葛丰宝，徐印坎 . 实用骨科学 . 4 版 . 北京：人民军医出版社，2012.
2. 顾玉东，王澍寰，侍德 . 手外科手术学 . 上海：上海医科大学出版社，1999.

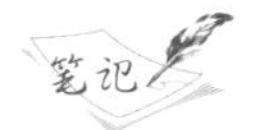

3. 卡内尔，贝蒂．坎贝尔骨科手术学．王岩，译．北京：人民军医出版社，2009.

4. 史福东，刘东，李长江．神经生长因子在周围神经损伤中的应用．现代中西医结合杂志，2008，17（27）：4281- 4282.

5. 沈彬，裴福兴．碱性成纤维细胞生长因子缓释微球促周围神经再生作用的研究进展．中华创伤杂志，2005，21（3）：233-236.

6. 张卿，左萍萍．神经节苷脂 GM1 神经保护机制的研究进展．中国药理学通报，2004，20（12）：1329-1333.

7. 王栓科，党跃修．细胞外 ATP 对坐骨神经损伤后脊髓前角运动神经元保护作用的实验研究．中华显微外科杂志，2006，29（1）：42-44.

8. 张振伟，廖坚文，陈泽华，等．FK506 局部缓释膜片促进周围神经再生的临床应用研究．中华手外科杂志，2004，9（3）：134-136.

9. 杨万同，廖维靖，刘伶俐，等．中药当归对大鼠坐骨神经损伤后髓鞘再生的实验研究．湖北医科大学学报，1998，19（4）：343-345.

笔记

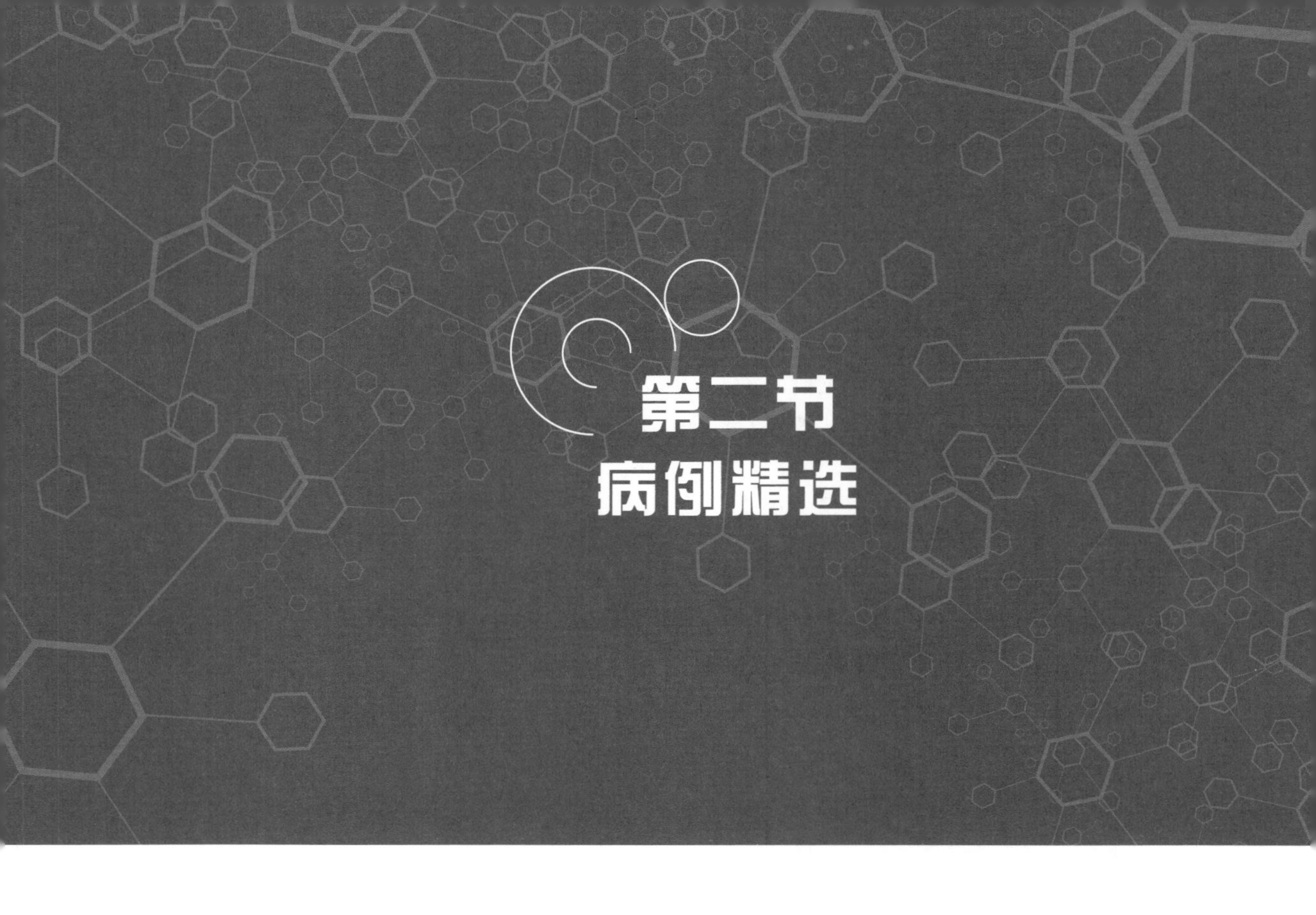

009　臂丛神经损伤

病历摘要

患者，年轻男性。

[主诉]　左锁骨骨折术后左上臂麻木伴活动受限2月余。

[现病史]　患者于2018年4月26日在工作时不慎被钢梁砸中左肩，致左肩部、左上肢疼痛伴活动受限，就诊于当地医院，诊断为左锁骨骨折、左臂丛神经损伤，行手术治疗。术后2个月左上肢活动明显受限，伴皮肤感觉麻木，为求进一步诊治就诊于我院门诊，以“左臂丛神经损伤，左锁骨骨折”收住院。患者自发病以来，精神、食欲可，睡眠佳，大小便正常。

[查体]　左锁骨骨折术后瘢痕形成，长约15 cm，皮色略发红。

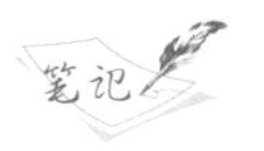

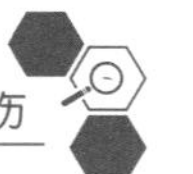

左上肢松弛位于躯干侧方，肩关节内收、内旋，肘关节处于伸直位，前臂旋前。胸大肌锁骨头、背阔肌未见明显异常，肌力可，肩关节耸肩功能可，外展、外旋均受限，三角肌略萎缩，肌力 0 级，屈肘功能丧失，肱二头肌肌力 0 级，伸肘功能受限，肱三头肌肌力 3+ 级，左前臂伸指、伸腕及屈曲功能可，感觉缺失范围限于肩外侧与前臂桡侧，皮肤感觉麻木。尺桡动脉搏动可触及，末梢血运好，余未见异常。

[辅助检查] ①左锁骨前后位 X 线示左锁骨骨折术后改变。②左臂丛神经 MRI 检查示左侧臂丛第 6 ～第 8 颈神经根性水肿增粗。③各项化验检查显示肝肾功能、凝血系列、血尿便常规等均未见异常。④心电图、心脏彩超检查结果均正常。⑤肘部影像学检查确定左尺骨鹰嘴骨折脱位的诊断。⑥心理状态和心理调节能力正常。

[治疗] 全身麻醉。取俯卧位，于胸锁乳突肌后缘和锁骨上缘 1 cm 处做“L”形手术切口约 10 cm，逐层切开显露左臂丛神经，可见左臂丛上干处质硬，长度约 3 cm。神经周围可见纤维组织束带，显微镜下松解神经周围纤维组织，用电刺激仪刺激神经，冲洗伤口，放置引流，逐层关闭伤口，辅料包扎。

病例分析

臂丛神经损伤是周围神经损伤中最为严重的一种类型，曾一度因为臂丛神经自身解剖结构复杂、预后较差而被认为是“不治之症”。随着骨科显微手外科的发展，对受压神经所做的松解及丛内与丛外神经的移植使得臂丛神经损伤患者的愈后得到极大改善。

臂丛神经分上干、下干，上（中）干型损伤在临床最为常见，约占臂丛神经损伤的 60%；下（中）干型在临床较为少见，占 5% ～ 10%；全臂丛型占 20% ～ 30%。上述三型均为锁骨上臂丛损

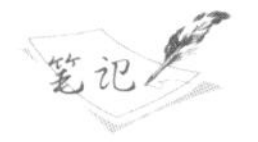

伤。锁骨下臂丛损伤统称为束支型，临床较少见，占 5% ～ 10%。臂丛神经损伤分型的初步诊断多依据患者的运动、感觉功能的丧失及神经电生理检查来进行，详见表 2-2-1。臂丛神经损伤参照 Seddon 和 Sunderland 关于周围神经损伤的神经病理分类原则建议可分为五类：①臂丛神经震荡伤或称臂丛休克；②臂丛神经传导功能失调；③臂丛神经受压脱髓鞘损伤；④臂丛神经断裂伤；⑤臂丛神经根性撕脱伤。外伤（多为撞击伤、牵拉伤）导致的臂丛神经损伤大多会出现神经元休克现象，神经的病理生理改变大约持续 3 周，神经的功能大多会在 3 个月左右恢复正常。因此，在臂丛神经损伤早期多运用激素、营养神经类药物等保守治疗。经保守治疗后症状仍未得到缓解的患者应行手术探查臂丛神经。

表 2-2-1　臂丛神经损伤类型

损伤类型	运动	感觉	肌电
上（中）干型	肩、肘功能受损，胸大肌、锁骨头功能受损	肩及臂外侧（1 ～ 3 指）感觉障碍	肩胛上神经、腋神经、肌皮神经及正中神经部分损伤表现
下（中）干型	腕、手功能受损，胸大肌、胸肋头功能受损	手及前臂尺侧（1 ～ 3 指）感觉障碍	正中神经及尺神经受损表现
全臂丛型	肩、肘、腕、手功能均受损	除上臂内侧外的所有上肢感觉障碍	上肢肌均呈失神经支配表现
束支型	肩、腕功能损伤（后束），肘、腕功能损伤（外侧束），手、腕功能损伤（内侧束、胸大肌、胸肋头）	单或双根神经支配区感觉障碍	单根或双根神经损伤表现

对于早期的臂丛神经损伤，诊断为臂丛神经根性撕脱伤为手术探查指征，但电生理检查在伤后 2 ～ 3 周内尚难以明确诊断，对于同时存在 Horner 征、耸肩困难、膈肌抬高等征象时应高度怀疑臂丛神经根性撕脱。早期明确诊断并进行相关处理对神经持续性损坏及改

笔记

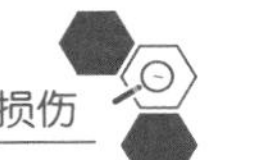

善预后具有重要意义。初诊患者多采取臂丛神经 MRI 和双上肢肌电图作为主要的辅助检查，相关研究表明神经肌电图在臂丛神经损伤类型中的诊断结果与手术探查结果具有高度一致性，同时 MRI 在臂丛神经损伤定性诊断中的准确性为 70.12%，神经肌电图为 83.54%，MRI 准确性明显低于肌电图，肌电图检查有助于发现疾病潜在病因，并可对患者臂丛神经损伤的部位、类型和程度进行明确。

复旦大学附属华山医院顾玉东院士认为治疗臂丛神经损伤的手术方式应根据术前临床诊断时的肌电图检查及辅助检查（MRI、CT、超声）结果综合性来决定：①根性撕脱伤应选择神经移位术（包括副神经、肋间神经、膈神经、同侧或健侧颈神经根、肌皮神经、正中神经、尺神经等）；②神经根断伤应做缝接修复术；③神经缺损大于直径 4 倍的做神经移植术；④神经连续性存在、神经瘤小于直径 2 倍，术中瘤段混合神经干动作电位存在，以神经粘连松解为主；⑤病程大于 1 年，肌肉萎缩明显者做功能重建术。神经转位技术治疗臂丛神经损伤已趋于成熟，患者的预后得到巨大改善；近年研究显示：通过神经转位可促进大脑半球功能重组，为脑外伤、脑瘫、脑梗死患者的治疗提供新的方案。

锁骨骨折可发生由暴力震荡、尖锐骨折端直接损伤及术后血肿瘢痕形成压迫导致的臂丛神经损伤，有文献报道锁骨骨折术后 5 个月因骨痂压迫导致臂丛神经损伤，因此进行急诊处理及手术固定时应予以重视。对于已出现臂丛神经损伤的患者应在处理骨折后定期行上肢肌电图检查，对于症状及电生理检查征象未缓解的患者，应择期行臂丛神经探查，并进行相关处理。最新研究表明，锁骨骨折合并臂丛神经损伤的患者于早期进行显微外科处理可促进臂丛神经功能恢复，改善预后。

笔记

病例点评

结合患者病史、查体及辅助检查，该病例诊断为臂丛神经损伤、锁骨骨折术后。术中可见左臂丛上干处质硬，长度约 3 cm，显微镜下松解神经周围组织，并用电刺激仪刺激神经，术后口服营养神经药物。术后 1 年余，患肢功能基本恢复（图 2-2-1）。

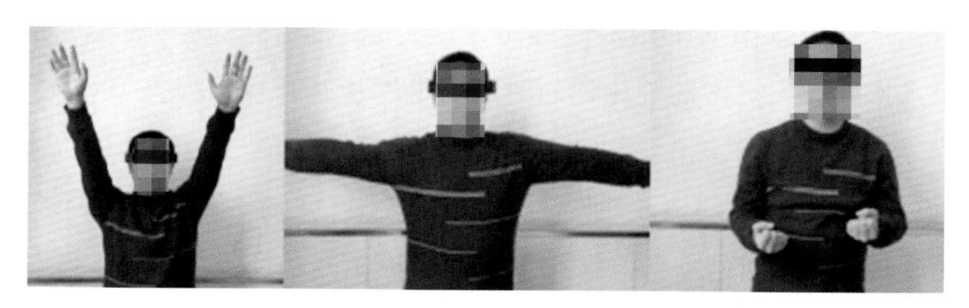

图 2-2-1　患者术后 1 年外观

臂丛神经损伤程度与受伤机制密切相关，高能量损伤更易造成神经的断裂，甚至撕脱。臂丛神经根性撕脱伤的治疗是周围神经外科领域面临的一大挑战，以顾玉东院士为代表的国内各地专业团队为此进行了不懈努力，取得了丰硕成果，我院手外科也进行了积极的临床探索，收治了大量患者，在国内较早开展了健侧第 7 颈神经移位等手术，并对臂丛神经损伤后失神经肌萎缩这一难题进行了深入研究，先后获得 4 项国家自然科学基金的资助，2 次获山西省科技进步奖。

参考文献

1. 顾玉东 . 臂丛神经损伤的分型与手术方案 . 中华卫生应急电子杂志，2016，2（2）：74-76.
2. 陈琳，彭峰，蔡佩琴，等 . 臂丛神经损伤早期修复的临床研究 . 中华手外科杂志，2007，23（5）：279-282.

3. 苏林林．术前神经肌电图检测在臂丛神经损伤患者中的应用价值分析．中国疗养医学，2019，28（3）：282-284.
4. 陈枫．臂丛神经损伤患者的神经电生理诊断价值分析．癫痫与神经电生理学杂志，2019，28（2）：87-90.
5. 顾玉东．臂丛神经损伤修复六条原则．中华手外科杂志，2015，31（5）：321.
6. 徐文东，顾玉东．健侧颈 7 移位术 30 年．中华手外科杂志，2016，32（4）：247-249.
7. 肖锋，劳杰．肋间神经移位治疗臂丛神经损伤的研究进展．中华手外科杂志，2019，35（1）：78-80.
8. 孙家合．锁骨骨折术后晚期出现臂丛神经损伤 1 例．中国医药导报，2006，3（30）：157.

笔记

010 骨间背侧神经损伤

病历摘要

患者，男性，49 岁。

[现病史] 患者因 15 个月前工作时不慎被铁棍击伤右前臂，贯穿前臂导致活动受限伴活动性出血，于我院急诊行“右前臂贯穿伤清创，右桡骨骨折复位内固定，桡神经深支、掌长肌腱吻合术”。患者术后骨折愈合良好，右手背伸恢复欠佳，再次就诊于我院。

[查体] 右腕背伸受限 30°，右拇及示指背伸受限明显，肌力 3 级。

[辅助检查] 右上肢肌电图检查示右桡神经轻度损害。右桡神经彩超示右骨间背侧神经在旋后肌管入口以近一处狭窄卡压。

[诊断] 右骨间背侧神经损伤，右桡骨骨折内固定术后。

[治疗] 于臂丛麻醉下沿原切口切开暴露骨间背侧神经，见骨间背侧神经在进入 Frohse 弓（旋后肌弓）前有纤维束带压迫，切断纤维束带及 Frohse 弓，充分松解神经，上下探查未见其余卡压点，缝合关闭切口。

病例分析

桡神经通过肱骨外上髁前方在肱桡关节水平发出桡神经浅支和桡神经深支（图 2-2-2）：浅支主要为感觉纤维；深支即为骨间背侧神经。骨间背侧神经主要为运动纤维，穿旋后肌进入前臂背侧，支配前臂背侧伸肌群，少数感觉纤维支配腕掌关节、掌骨间关节及第 2 ～第 4 掌指关节的深、本体感觉。

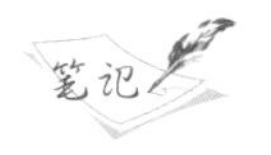

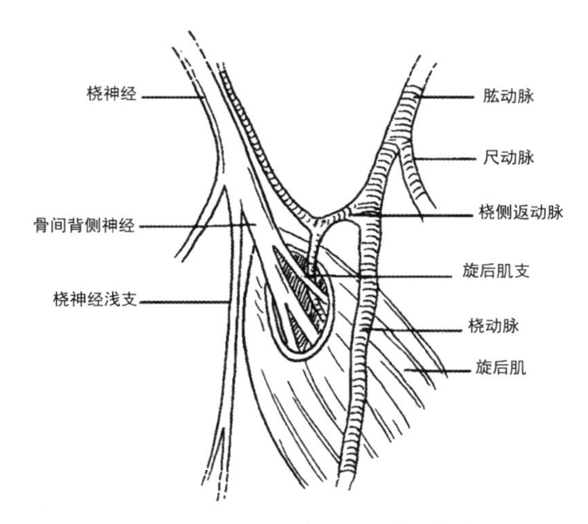

图 2-2-2　骨间背侧神经解剖

骨间背侧神经在 Frohse 弓附近受到卡压，产生前臂近端疼痛，其后出现手指无力、肌肉瘫痪，称为骨间背侧神经卡压综合征，其病因可包括 Frohse 腱弓、桡侧返动脉、异常纤维束带，桡骨头骨折或脱位、炎性疾病或肿块压迫等。一旦确诊经短期保守治疗无效或已出现无力和肌肉瘫痪者均应手术松解，对有桡骨小头脱位者应同时做复位。

由于骨间背侧神经卡压综合征影响的主要为运动神经，有时肌力的减弱比疼痛更明显。临床上应注意与高位神经卡压、拇长伸肌腱炎及一些全身性病变如糖尿病、动脉结节性周围炎等疾病相鉴别。骨间背神经损伤与桡神经损伤都会出现伸腕、伸指的障碍，区别在于后者伴有皮肤感觉的改变，而且前者的功能障碍可以是部分性的（取决于具体卡压位置的远近），后者则通常是伸腕和各指的伸直功能都受限，体格检查时如发现在前臂骨间背神经走行区域有胀痛不适感，有助于鉴别诊断，也为手术探查提供了定位信息。鉴于骨间背神经的分支纤细，易损伤且难修复，严重卡压和病史较长等因素可导致术后效果的不确定性，应向患者讲明可能需要再次手术进行功能重建，或将功能重建列入手术预案。临床诊断明确后，应尽

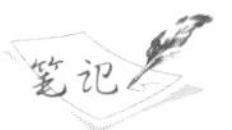

早手术治疗。手术时应对拇长展肌、拇短伸肌处腱性肌纤维结构的卡压给予重视，并应考虑到多部位卡压同时存在的可能性，应沿神经走行充分探查，力求完全解除卡压，彻底松解神经。

通常于肘前外侧沟显露桡神经并保护牵开，继续向下方分离，在肱桡肌及旋前圆肌间分离进入，显露骨间背侧神经进入 Frohse 弓处，切开 Frohse 弓及旋后肌探查并松解骨间背侧神经（根据神经的情况行神经内、外松解或神经切除吻合术）。

病例点评

该患者有明确外伤、手术史，术前彩超检查对明确诊断有重要意义。周围神经病变的诊断主要依据临床表现和电生理检测，但高频超声有助于定位和明确病变的形态及与周围组织结构之间的解剖关系，并可进行实时、动态的观察，一次性完成神经全长的检测，帮助术者确定切口位置、探查范围及不同程度狭窄的处理方式，做到有针对性地与患者沟通，制定个体化的治疗方案，在尽量减少手术创伤的同时避免出现遗漏。对于无明显诱因的周围神经损伤患者，这点尤其重要。

参考文献

1. MCCARTHY C K，BREEN T F. Arborization of the distal posterior interosseous nerve. J Hand Surg Am，1995，20（2）：218-220.

011 桡神经沙漏样狭窄

病历摘要

患者，男性，31 岁。

[主诉] 劳累后出现左腕及左手活动受限 5 月余。

[现病史] 患者 5 个月前劳动时突然出现左上肢憋痛伴左腕、左手伸直障碍，曾于外院就诊，予以理疗、营养神经药物对症治疗，效果不佳，为求进一步诊治，以“左前臂桡神经损伤”入院。

[查体] 左前臂旋前畸形，左手垂拇、垂指畸形，伸腕时桡偏，桡侧腕长、短伸肌肌力 3 级，拇长伸肌肌力 0 级，指总伸肌肌力 0 级。

[辅助检查] 左上肢肌电图（2012 年 7 月 30 日，本院）示左桡神经重度不全损害。

[治疗] 入院后完善术前准备，臂丛麻醉下行“左前臂桡神经探查、病变段切除吻合术”。术中见桡神经深支沙漏样狭窄，周围无外在卡压（图 2-2-3）。术后病理学回报：送检神经组织水肿、黏液样变性（图 2-2-4）。

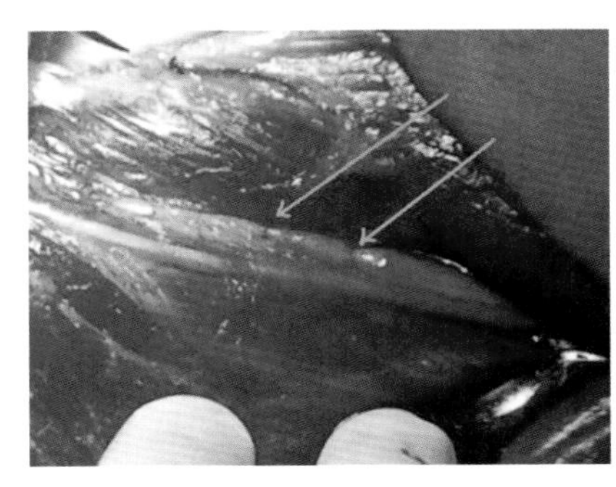

图 2-2-3 术中所见

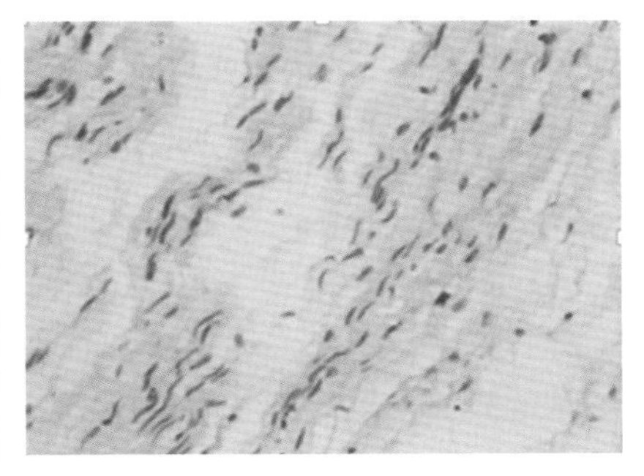

图 2-2-4 石蜡切片病理检查（HE，400×）

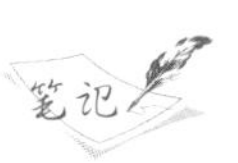

病例分析

沙漏样狭窄是一种少见的病变，国外最早由 Abe 等（1966 年）进行了报道，国内最早由孔令震（1985 年）等报道并命名。沙漏样狭窄大多累及前臂骨间后神经、桡神经等肘关节附近的神经，往往在手术过程中才得到最终诊断。目前主要病因学说有以下几种。①病毒感染学说：1999 年陈德松认为局限的神经炎可导致本病发生。②炎症反应叠加关节重复学说：2001 年潘勇卫等认为，可能是神经本身局灶性血管炎导致血管狭窄、坏死，导致神经纤维化、局部粘连，由于瘢痕牵拉力量不平衡，或纤维化与周围微小粘连，在前臂反复旋转的作用力下，导致神经狭窄和扭转。③关节重复运动学说：2002 年赵学文认为肘关节反复屈伸活动可能是致病因素。④无菌炎症反应说：2003 年 Fujio 认为全身功能失调引起变态反应性神经病可能是本病的原因。⑤神经束自身旋转移位加神经水肿学说：2005 年顾玉东认为周围神经螺旋状的排列特点容易导致扭转畸形。⑥局部压迫学说：2007 年郭雅娣认为桡神经深支及主干与桡返动脉的解剖关系密切，可对桡神经产生细微的外在压迫。⑦ Dejone 认为本病可能是压迫易感性遗传性神经病，主要为 17P11.2 上一个 1.5 mb 片段的 PMP22 基因缺失所致，顾玉东支持上述观点。治疗方式包括保守及手术治疗，不同治疗方法的适应证尚不明确。

病理学检查：病变神经水肿、变性。

病例点评

（1）狭窄神经周围无明显卡压结构是本病的共性。

（2）本病与慢性神经卡压综合征较难鉴别。常见神经卡压发生于先天解剖结构处或后天形成的致压物（如囊肿、瘢痕）处，而沙漏样狭窄一般找不到外在卡压结构。

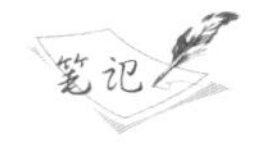

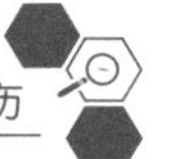

（3）神经沙漏样狭窄应与上位运动神经元瘫痪鉴别。上位运动神经元病变患者常会出现肌张力增高、腱反射亢进、Babinski 反射阳性等临床表现。

（4）高频超声及 MRI 具有一定鉴别意义。

（5）我科的观点：突然、反复的腕、肘关节屈伸、旋转活动可能导致神经局部炎症、水肿，转归过程中部分纤维束带导致局部狭窄，加之神经束本身的旋前结构，导致旋转形态更加明显。所以，特定解剖部位的反复劳损可能是本病的发病原因之一。

（6）症状轻者，可给予神经营养药物、理疗、注重患肢休息等保守治疗；无恢复迹象者，可视情况行单纯神经松解法、切除病变神经后端端缝接 / 移植法等手术治疗。

参考文献

1. ABE T，HOSHIKO M，SHINOHARA N，et al. Isolated paralysis of the deep branch of the radial nerve which was suspected entrapment neuropathy.Rinsho Seikei Geke，1966，1：617-621.
2. 孔令震，吴妙华，陈志俊 . 前臂骨间背侧神经麻痹 13 例报告 . 中华外科杂志，1985，23（6）：327-329.
3. 陈德松 . 周围神经卡压性疾病 . 上海：上海医科大学出版社，1999：127-129.
4. 潘勇卫，王澍寰，韦加宁 . 非创伤性桡神经麻痹伴神经多段束带样病变 . 中华外科杂志，2001，39（4）：285-287.
5. 赵学文，张欣，钱万永 . 桡神经自发性断裂一例 . 中华显微外科杂志，2002，25（4）：266.
6. UMEHARA F，YOSHINO S，ARIMURA Y，et al. Posterior interosseous nerve syndrome with hourglass-like fascicular constriction of the nerve. Journal of the Neurological Sciences，2003，215（1）：111-113.
7. 顾玉东 . 非创伤性神经束扭转的机制探讨 . 中华手外科杂志，2005，21（4）：193-194.
8. 郭雅娣，路来金，张志新 . 桡神经深支自发性断裂的研究进展 . 实用手外科杂志，

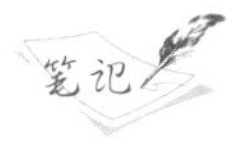

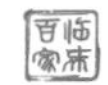

2007，21（2）：100-102.

9. 顾玉东．沙漏样腊肠样非创伤性神经扭转病变的新认识——压迫易感性遗传性神经病．中华手外科杂志，2010，26（3）：129.

10. PAN Y W，WANG S，TIAN G，et al. Typical brachial neuritis（Parsonage-Turner syndrome）with hourglass-like constrictions in the affected nerves. J Hand Surg Am，2011，36（7）：1197-1203.

11. 吴可晚，陈为民，陈德松，等．超声检查在桡神经自发性多段缩窄病变中的应用．中华手外科杂志，2010，26（5）：261-263.

12. 许娅莉，白江博，于亚东，等. 上肢神经沙漏样狭窄的临床诊治. 中华外科杂志，2018，34（3）：202-205.

13. 田光磊，王澍寰，王凌宇．原发性上肢周围神经沙漏样狭窄．实用手外科杂志，2009，23（1）：24-25.

14. NAKABAYASHI A，SUNAGAWA T，OCHI M. Radial nerve palsy with hourglass-like constrictions in a child. J Hand Surg Eur Vol，2012，37（5）：473-474.

15. 王东亮，张友乐，王剑，等. 原发性桡神经沙漏样狭窄 1 例．实用手外科杂志，2017，31（2）：272.

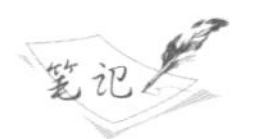

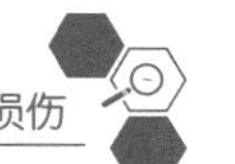

012　桡神经断裂

病历摘要

患者，男性，23 岁。

[主诉]　割伤致右肘关节疼痛伴活动性出血。

[现病史]　患者 1 小时前不慎被玻璃割伤右肘部，当时自觉右肘部疼痛、出血伴活动受限，受伤当时意识清楚，无头晕、头痛、胸憋、气紧等症状，就诊于我院急诊，以“右肘部锐器伤伴神经血管肌腱损伤”收住我院。

[查体]　右肘关节疼痛活动受限，肘关节前侧可见一长约 15 cm 弧形不规则伤口，污染重，深达骨头，可见肌腱外露，右手垂指畸形，伸拇、伸指功能障碍，腕关节背伸力量减弱，手背桡侧半及前臂感觉障碍，末梢血运可。

[治疗]　完善术前相关检查，急诊在臂丛麻醉下行右肘关节外侧神经肌肉探查修复术。清创后向创口远端、近端适当延长，依次分离皮肤、皮下、深筋膜，可见桡神经深、浅支均断裂，缝合前在手术显微镜下对神经断端进行清创，观察见神经断端呈珍珠样颗粒状突起，解剖正常，彻底切除挫伤组织，至显露正常神经束，采用束膜缝合法吻合时，在 15 倍手术显微镜下进行，选用 11-0 无损伤缝线，每束神经缝合 2 针。缝合断裂肌腱，术后给予石膏固定。患者术后情况见图 2-2-5。

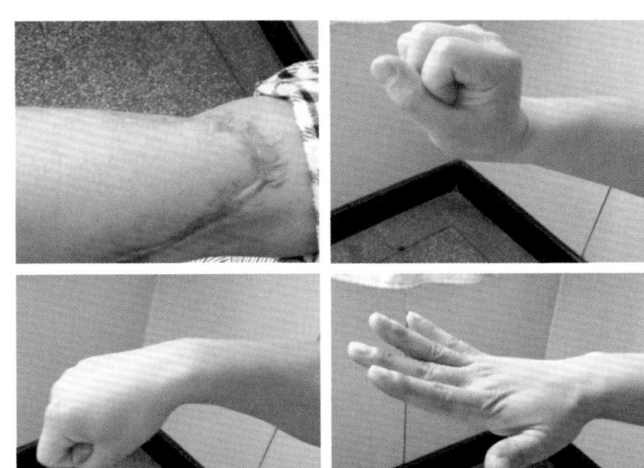

图 2-2-5　术后

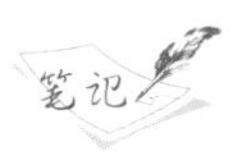

病例分析

桡神经发自臂丛后束，在腋腔内位于腋动脉的后方，继而与肱深动脉伴行入桡神经沟，沿此沟行向外下，至肱骨外上髁的上方，穿外侧肌间隔行于肱桡肌与肱肌之间，分为浅、深两终支。桡神经损伤可发生于上肢的各种创伤性、压迫性和医源性损伤。它最常见的表现是合并肱骨干骨折，研究发现这种骨折合并神经血管损伤发生率高达 22%。由于桡神经特殊的解剖位置，人在受到锐器攻击时，其保护性动作往往致自己上臂中段桡神经离断。因其局部位置较深，术中由于神经断端回缩容易漏诊，若术前注意专科查体则不容易遗漏该诊断，完全离断伤后垂腕垂指畸形的典型症状、体征提示桡神经损伤，需手术探查吻合修复。关于闭合性肱骨骨折合并桡神经损伤的手术时机仍存在争议。这些损伤通常包括神经失用或轴突震颤，有很高的自然恢复率，据报道在 60.00% ～ 92.11%。然而，一些学者提倡早期手术探查，他们认为与延迟神经修复相比，早期手术修复在技术上更容易修复，疗效更好。据报道可接受的神经再生速率为每天 1 mm，许多人认为 4 ～ 6 个月是适当的期待治疗时间。如果未观察到恢复，可在 2 ～ 3 个月时进行肌电图、超声、Tinnel 征等相关检查，若无恢复迹象，则应尽快行显微外科手术治疗。手术方法包括桡神经内外松解术、桡神经缝合术及桡神经移植术。如果判断桡神经可能断裂，则必须进行早期神经探查。开放性桡神经损伤应尽可能行急诊显微外科修复手术，手术术野清晰，解剖层次分明，神经断面清楚、回缩小，神经周围组织床良好，修复容易、效果好。神经缺损 > 3 cm、局部软组织条件许可时，可一期行神经移植；缺损 > 5 cm 时，可行静脉蒂动脉化游离腓肠神经移植。由于高位桡神经自臂丛发出后会有再交叉、再分支、再分配的过程，极易发生缝合的神经束错配，且缝线增多形成神经内瘢痕，不利于神经再生及功能恢复，

笔记

故创伤后高位桡神经离断伤要尽早在显微镜下进行精确无张力端对端外膜缝合。这既减少了张力过大对神经外膜血管的牵拉作用，且精确对合有利于轴浆通过，减少异物反应，并且简单易行，无须特殊设备及技能，可操作性更强，缝合时间大大缩短，利于功能恢复。而神经干的远端损伤，因其功能束已分开且结缔组织多，可采用束膜缝合修复。桡神经挫伤重或严重撕裂时，应选择二期神经移植术。对于桡神经深支的损伤，如不能直接缝合，可实施一期或二期腓肠神经移植修复。

病例点评

结合患者病史、查体及辅助检查，该病例诊断明确，桡神经采用束膜缝合修复，治疗恰当。前臂外侧皮神经可确定二头肌和肱肌之间的间隔。切不可将其误认为桡神经，应对其加以保护，因其可作为神经移植的供体。神经修复应在无张力下进行，以利于神经再生。

参考文献

1. LJUNGQUIST K L，MARTINEAU P，ALLAN C. Radial nerve injuries. J Hand Surg Am，2015，40（1）：166-172.
2. 岳凤文，孙广峰，金文虎，等 . 综合治疗上臂中段高位桡神经锐器伤 . 重庆医学，2018，47（11）：1515-1517，1521.
3. TUNCEL U，TURAN A，KOSTAKOGLU N. Acute closed radial nerve injury. Asian J Neurosurg，2011，6（2）：106-109.
4. 崔忠宁，刘敏 . 小隐静脉蒂动脉化腓肠神经移植修复上肢神经缺损 . 中华显微外科杂志，2003，26（2）：152-153.
5. 商昌军 . 显微外科修复上臂段桡神经损伤 73 例分析 . 人民军医，2015，58（12）：1440-1441.
6. 李锦永，胡洪良，王换新，等 . 桡神经深支损伤的显微修复及疗效分析 . 中国修复重建外科杂志，2012，26（11）：1344-1347.

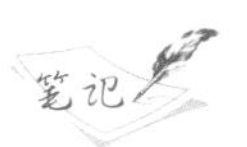

013 坐骨神经损伤

病历摘要

患者，男性，58 岁。

[现病史]　患者 3 个月前酒后服用安眠药昏迷约 20 小时，患病后右腿明显肿胀伴患肢功能障碍，20 天后消肿，但患肢功能障碍未缓解。2 个月前患者在其他医院行腓总神经探查松解术，术后症状无改善，遂就诊于我院门诊，行 MRI、超声及肌电图检查均提示右坐骨神经臀肌段功能和形态异常。另外，MRI 提示右坐骨神经股中上段信号异常。

[查体]　右下肢轻度肿胀，右坐骨神经近端压痛（+），叩击痛（+），右下肢直腿抬高试验（+），右股四头肌肌力 4 级，屈膝肌群肌力 2 级，右踝关节屈、伸肌群肌力 0 级，右下肢末梢感觉减退，右足背动脉搏动可及，右下肢末梢血运可。

[辅助检查]　①肌电图示所检胫骨前肌、腓肠肌、胫骨后肌、臀中肌、臀大肌可见明显失神经电位，主动 MUP 未引出；腰椎旁肌、大收肌、股内侧肌未见失神经电位；胫神经传导未检出，胫 H 反射未引出。结论为右坐骨神经重度损害电生理改变（梨状肌处）。②坐骨神经彩超示右侧臀中部坐骨神经肿胀，右侧臀大肌回声减低不均匀。③术前 MRI 见图 2-2-6。

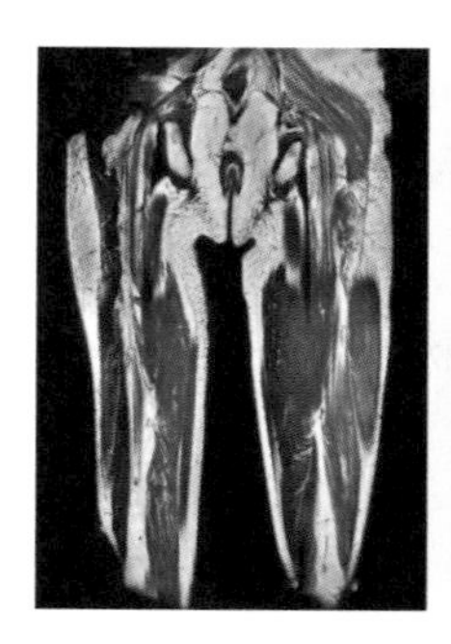 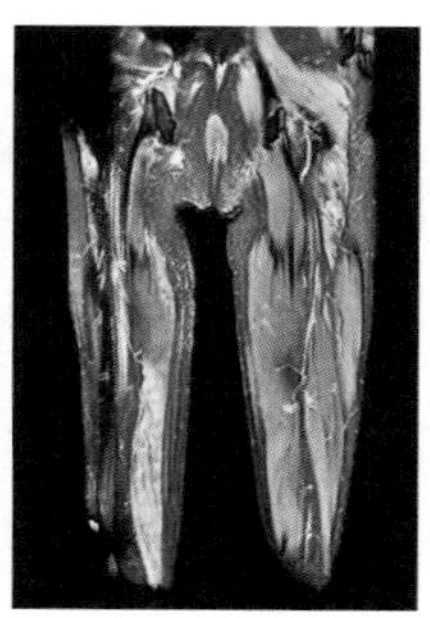 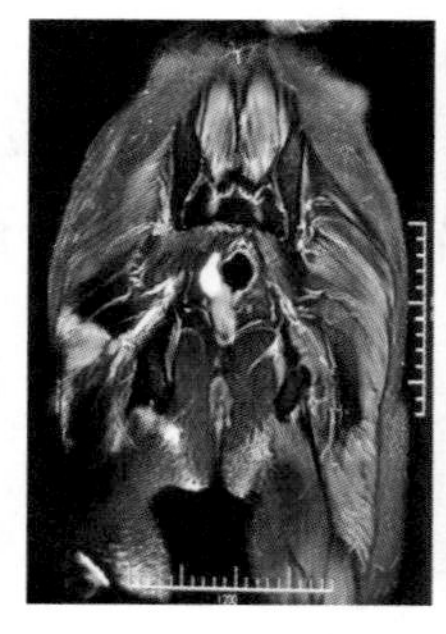 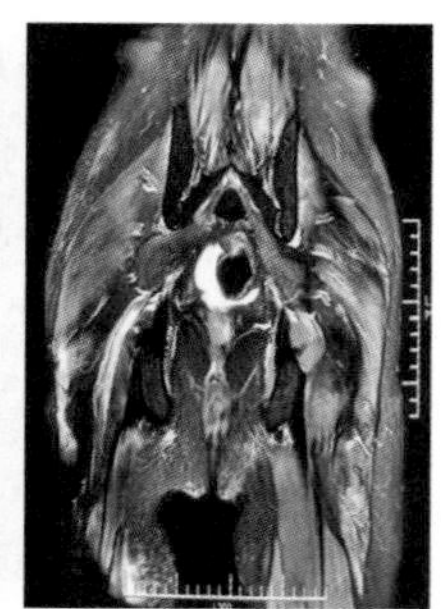

图 2-2-6　术前 MRI

[诊断]　右下肢坐骨神经损伤。

[治疗]　完善术前相关检查后，在全麻下行右坐骨神经探查松解术。全麻醉后，患者取俯卧位，右侧抬高，常规术野消毒铺单。自右侧臀大肌下缘始，沿股二头肌外侧缘向下纵向切开，长约 13 cm，依次切开皮肤、皮下组织及筋膜，于股后侧肌间隙进入显露坐骨神经，向近端探查坐骨神经切迹，见神经主干连续性存在，臀肌覆盖段水肿，于臀肌下缘切开神经外膜见坐骨神经分为内外侧两股，内侧股（胫神经股）于臀肌下缘 5 cm 处，存在节段性神经内空虚感，术中电刺激见跨越空虚段无电信号传递，空虚段近端电刺激可引发半膜肌收缩，腓总神经股质地均匀，电刺激无支配肌收缩反应，术中分别对两股进行 15 分钟电刺激唤醒后冲洗术野，彻底止血，放置防粘连生物膜，留置负压引流管一根，逐层缝合，敷料包扎固定，术毕。术中图片见图 2-2-7 及图 2-2-8。

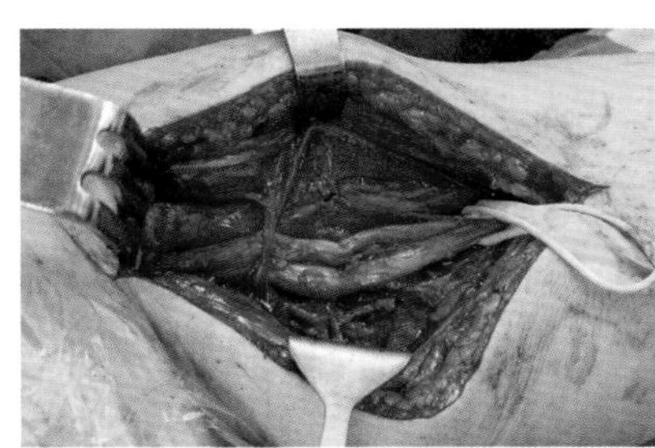

图 2-2-7　术中坐骨神经情况

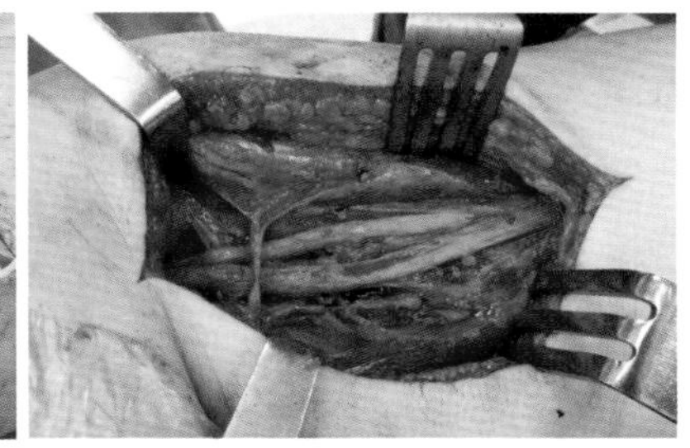

图 2-2-8　坐骨神经松解后

病例分析

坐骨神经损伤是坐骨神经干或分支受到外界创伤而引起的躯体感觉、运动及自主神经功能障碍的一种临床综合征，为周围神经损伤的一种。可引起下肢的感觉、运动功能障碍，若不及时有效正确修复治疗，愈后效果较差。

（1）坐骨神经的解剖。坐骨神经为全身最粗大、最长的神经，由 L4、L5 及 S1、S2、S3 前支构成，经梨状肌下孔出盆腔，在臀大

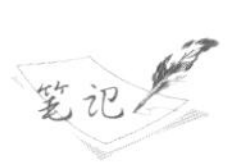

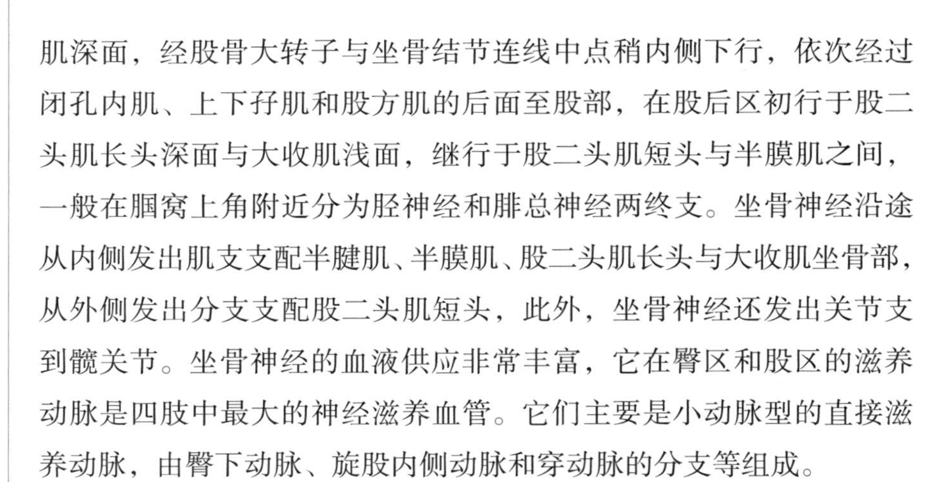

肌深面，经股骨大转子与坐骨结节连线中点稍内侧下行，依次经过闭孔内肌、上下孖肌和股方肌的后面至股部，在股后区初行于股二头肌长头深面与大收肌浅面，继行于股二头肌短头与半膜肌之间，一般在腘窝上角附近分为胫神经和腓总神经两终支。坐骨神经沿途从内侧发出肌支支配半腱肌、半膜肌、股二头肌长头与大收肌坐骨部，从外侧发出分支支配股二头肌短头，此外，坐骨神经还发出关节支到髋关节。坐骨神经的血液供应非常丰富，它在臀区和股区的滋养动脉是四肢中最大的神经滋养血管。它们主要是小动脉型的直接滋养动脉，由臀下动脉、旋股内侧动脉和穿动脉的分支等组成。

（2）坐骨神经损伤常见部位及原因如下。①骶丛压迫性损伤：坐骨神经主要由骶丛形成，而骶丛与骶骨盆面和骶髂关节距离非常近，很多原因都可能导致其受到压迫性损伤；②臀区注射性麻痹：在臀区进行肌内注射时，由于注射部位不当，可能会损伤坐骨神经，注射应该在臀区的外上象限进行；③梨状肌综合征：当梨状肌发生充血、水肿、痉挛、粘连和挛缩时，梨状肌下孔会变狭窄，从而压迫从梨状肌下孔出盆的坐骨神经；④脊髓和马尾的病变：如脊髓灰质炎可累及坐骨神经；⑤股骨头后脱位及骨盆骨折都可能造成坐骨神经的损伤；⑥各部位的贯穿伤、切割伤也可损伤坐骨神经；⑦股骨干骨折时，骨折断端可能损伤坐骨神经；⑧股骨颈骨折做穿钉内固定手术时，钉的位置偏斜可以导致坐骨神经损伤，还有一些髋关节手术也可能会损伤坐骨神经。

（3）坐骨神经损伤后表现。坐骨神经损伤后下肢运动障碍和感觉异常的范围和程度在很大程度上是由损伤平面决定的。如果损伤部位在坐骨神经上段，患者的临床表现往往较为严重，患肢的股后肌群、小腿前群、外侧群、后群和足的肌肉会全部瘫痪，导致小腿屈曲功能障碍，足与足趾运动完全丧失，足弓微弱，足稍下垂。此时由于股四头肌未受影响，膝关节会保持伸直状态，躯干仍可获得支持，所以可以步行，但呈跨阈步态，小腿外侧及足部的感觉会丧失，

笔记

跟腱反射和跖反射消失。如果损伤部位在坐骨神经中、下段，此时腘绳肌肌支没有全部受损，膝关节屈曲功能不会完全丧失。

坐骨神经痛是骨科常见的并发症。从神经根至坐骨神经全程受到压迫刺激皆可引起疼痛。疼痛多局限于腰骶部或臀部，并向股后部、小腿外侧和外踝部放射，在持续性钝痛基础上可有阵发性加剧。体格检查常常会出现直腿抬高试验阳性。

坐骨神经损伤的诊断并不困难，结合患者病史、症状和体格检查，再加上一些辅助检查如肌电图、MRI 及彩超等，往往可以明确诊断。在得出神经损伤诊断的同时，我们要积极寻找损伤的原因，在对神经进行修复的同时也要对病因进行治疗。

（4）坐骨神经损伤的保守治疗。对于损伤较轻、神经未离断的患者可以采取保守治疗。①局部注射药物治疗：如地塞米松可以减轻神经局部炎症反应，减少神经周围组织粘连，还可以用 B 族维生素、神经生长因子等；②物理治疗：如神经电刺激、红外线、超短波等，多种物理治疗方法联合应用比单一方法治疗神经恢复更快；③干细胞治疗、基因治疗：随着各学科的发展，干细胞治疗、基因治疗等新的治疗方法在动物实验中被证实有一定的疗效；④中医治疗：有学者认为中医的一些治疗方法也可以辅助治疗坐骨神经损伤。

（5）坐骨神经手术治疗。①神经松解术：包括神经外松解和神经内松解，神经外松解就是将神经从压迫组织中游离暴露出来，神经外膜是完整的；神经内松解就是切开甚至切除部分神经外膜，显露神经束，必要时可以切除束间瘢痕组织；②神经吻合术：当神经束发生离断，切除损伤部分后两断端间距离较近时可以直接进行神经吻合术，应保证吻合后的神经无张力，且其相邻关节无过度屈伸，神经束缝合完毕后还要对神经外膜进行修复，增加缝合处的强度，并尽可能地恢复神经干与周围组织间的滑移面；③神经移植术：当神经束发生离断，切除损伤部分后两断端间距离较远时需要进行神经移植术，且损伤时间越久，神经断端被瘢痕组织包裹的可能越大，

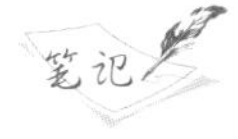

则需要进行神经移植术的可能性越大。进行神经移植术应该注意：a. 移植神经的长度应该比两神经断端间距长 15% ～ 20%，因为损伤神经和移植神经的断端都有可能回缩；b. 准备修复之前应该准备一个合适的软组织床，无瘢痕的滑膜或脂肪组织为最佳选择；c. 神经移植术后要进行细致的保护，上肢神经修复术后需要保护 6 周，下肢为 12 周; d. 应该警惕术后失用性萎缩、固定畸形和神经性疼痛的风险。以上 3 种术式在术中都应该注意彻底止血，防止术后再次粘连。

病例点评

坐骨神经损伤是各种周围神经损伤中发病率较低的一种类型，但预后往往并不理想，应引起足够的重视，尽量早期治疗。本例临床表现较为典型，结合肌电图、彩超诊断明确，行坐骨神经探查松解术是较为合适的。术中注意谨慎操作，避免进一步损伤神经，神经修复之后重建的软组织床应尽可能光滑，注意彻底止血，防止再次粘连和瘢痕形成。术后可以使用一些促进神经恢复的药物，以加快恢复速度。

参考文献

1. 高士濂．实用解剖图谱下肢分册．3 版．上海：上海科学技术出版社，2012：369-370.
2. 王剑，翁明军，周道琴 . 坐骨神经损伤修复机制及治疗效果分析 . 中国实用神经疾病杂志，2013，16（19）：53-54.
3. 柯锦城，程波 . 毛囊干细胞对坐骨神经损伤修复的影响 . 中国组织工程研究，2012，16（32）：5978-5982.
4. 刘学谦，薛黔 . 坐骨神经损伤修复机制及其治疗的研究进展 . 四川解剖学杂志，2012，20（2）：62-65.
5. 田光磊，蒋协远，陈山林．格林手外科手术学．6 版．北京：人民军医出版社，2012：974-979.
6. 张振伟，张咸中 . 坐骨神经损伤的显微外科治疗 . 中国修复重建外科杂志，1993，7（4）：233-234.

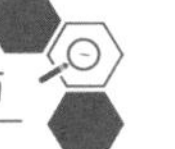

014 尺神经不对称前置术治疗肘管综合征术后复发

病历摘要

患者，女性，57 岁。

［主诉］ 主因左肘管综合征术后 15 天，左手小指麻木疼痛 7 天，加重 4 天入院。

［查体］ 左前臂呈外翻畸形，外翻角度约 30°，左肘关节尺侧可见长约 5 cm 手术切口瘢痕，触之有明显针刺感，左肘尺神经 Tinnel 征（+）；左手呈爪型畸形，掌背侧可见皮肤干燥脱屑，小鱼际肌及第一骨间背侧肌中度萎缩，左手小指及环指尺侧半、左手尺侧、左腕关节尺侧近端 5 cm 皮肤感觉明显减退，触之有针刺样疼痛感。Froment 征（+），夹纸试验（+），左手各指末梢血运可。

［诊断］ 左肘管综合征（cubital tunnel syndrome，CuTS）术后复发。

［治疗］ 行左肘管综合征术后尺神经探查松解、不对称前置术。臂丛神经阻滞麻醉后，患者取平卧位，左上肢驱血后绑扎气囊止血带，沿左肘原手术切口切开，向远端稍延长，长约 12 cm，分别切开皮肤、皮下组织，注意保护臂内侧皮神经，分离显露尺神经及其伴行血管，术中探查见肘部尺神经已前置，神经周围被增生结缔组织环绕，内上髁稍远处增生严重，与尺神经紧密粘连，予以彻底松解，向远端游离尺神经、尺侧腕屈肌两头处，术中见尺神经在尺侧腕屈肌两头入口处呈 60° 角（图 2-2-9），局部卡压变细、色苍白、表面营养血管消失，予以彻底松解。向近端探查，切除部分内侧肌间隔，显微镜下对增粗变硬的尺神经进行显微镜下神经外膜松解，并在神经外膜下注射地塞米松 5 mg。游离肘前筋膜皮下瓣，将近段尺神经前移幅

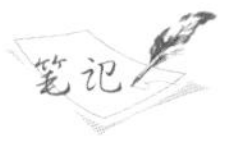

度适度增大，远段尺神经前移幅度略减小，跨过肱骨内上髁即可，尺神经小弧度不对称前置于肘前筋膜瓣下方（图 2-2-10），筋膜瓣从尺神经上方覆盖后，于肱骨内上髁缝合固定，形成一个近端斜向桡掌侧的筋膜下通道，活动肘关节，检查尺神经前置后无过度牵拉和扭曲，确保尺神经通道可容纳一指，以防新的卡压形成。彻底止血，生理盐水反复冲洗切口，神经局部应用可吸收防粘连膜，留置负压引流管一根，清点手术器械及纱布无误后，逐层缝合，无菌包扎，左肘关节屈曲 45° 位石膏托制动。术毕。

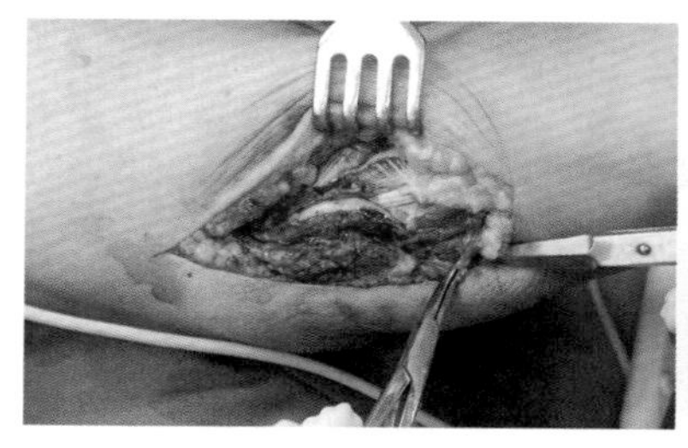

图 2-2-9　术中所见

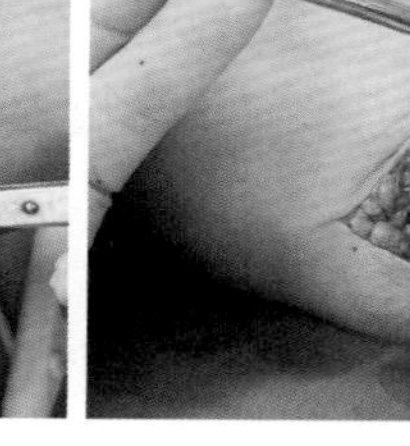

图 2-2-10　不对称前置后的尺神经走行

病例分析

肘管综合征即因肘部及其周围卡压而引起的尺神经进行性损害的临床综合征，是发病率最高的周围神经卡压性疾病。本病手术疗效确切，但仍有部分患者术后效果不佳或远期复发，需行二次手术。我们在临床工作中发现重度肘管综合征行尺神经前置手术时，尺神经的前置方式与神经功能恢复关系密切，合适的前置方法可提高疗效，减少复发及翻修率。

1. 肘部尺神经卡压因素分析

肘管综合征多因肘管部尺神经机械性卡压、牵拉或磨损所致，既往文献多认为肘关节周围易引起尺神经卡压的有 5 个卡压点：Struthers 弓、内上髁附近、内上髁沟 / 鹰嘴沟、尺侧腕屈肌尺骨头与

笔记

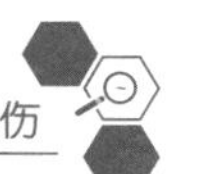

肱骨头之间的管道、尺神经穿尺侧腕屈肌处，有学者报道平均每个患者存在 2.2 个卡压点。近年对占位性病变如神经内、外囊肿引起的肘管综合征的报道逐渐增多，引起了临床医师的重视。此外，骨折块、骨赘、软组织肿块、关节滑膜增生等原因可引起肘管容积减小，进而引起骨纤维鞘管内尺神经卡压。

我们在临床工作中发现最常见的卡压点为内上髁沟 / 鹰嘴沟（纤维性肘管）及尺神经穿尺侧腕屈肌处（肌性肘管），这两个位置因其特殊的解剖结构最易引起卡压。当进行频繁屈肘活动时，肘管内体积减小，压力增高，继发尺神经内压增高，影响尺神经功能，最终诱发“屈肘性”肘管综合征，神经卡压部位在内上髁沟的纤维鞘管，亦即“纤维性肘管”；当腕关节长时间屈曲动作时，尺侧腕屈肌两头频繁收缩或处于持续紧张状态，引起肘管出口处尺神经牵拉、摩擦或持续压迫，最终引起尺神经损伤、变性，导致“屈腕性”肘管综合征，卡压部位在尺神经穿尺侧腕屈肌处，即“肌性肘管”。值得注意的是，无论原位松解或前置术后，尺神经在穿尺侧腕屈肌两头处的动力性卡压仍持续存在，这可能是远期复发的首要原因，需引起临床医师重视。

2. 尺神经不对称前置术的理论依据

尺神经在肘部通过位于肱骨内上髁后方的肘管下行，经尺侧腕屈肌、指浅屈肌、尺侧副韧带止点围成的肘管下口出肘管，经尺侧腕屈肌尺骨头和肱骨头之间，进入前臂深层。肘管的特殊解剖结构决定了此处有纤维性和肌性两个重要的卡压因素，无论尺神经原位松解术还是前置手术，均无法彻底解决肘管出口尺神经穿尺侧腕屈肌两头处的动力性卡压，并且在前置术中，此处易形成尺神经扭曲，如前置弧度过大易引起术后神经磨损或持续压迫等情况，造成疗效欠佳或术后复发。有学者报道尺神经在穿过尺侧腕屈肌两头处的卡

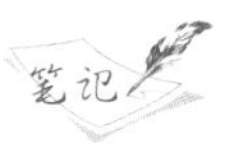

压松解不全或前置角度过大时会在此处形成折曲，这是造成术后症状不缓解的重要原因。故行前置术时，前置的尺神经在此处的处理方式关乎术后疗效及复发率。我们使用的尺神经不对称前置术，即前置的近段尺神经前移幅度适度增大，远段尺神经前移幅度略减小，使尺神经刚跨越肱骨内上髁，不对称位于内上髁前方，如此减小了前置后的尺神经与尺侧腕屈肌的夹角，减少了屈肘时尺神经牵拉、摩擦或压迫，同时又避免了频繁屈腕或腕部长时间固定（如鼠标操作）时尺侧腕屈肌持续收缩对尺神经形成的动力性卡压（图 2-2-11），降低了术后复发率，提高了远期疗效。

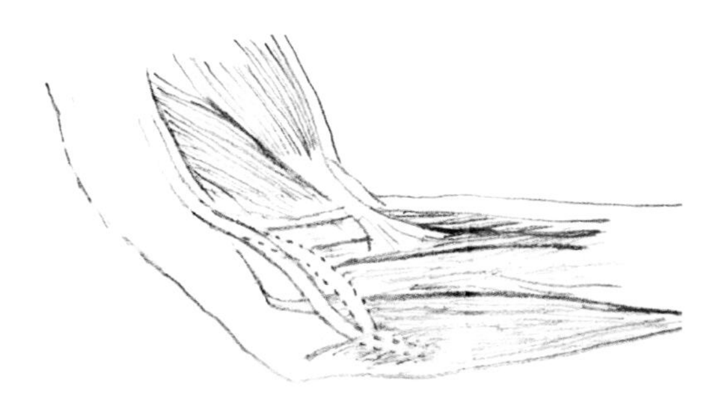

图 2-2-11　尺神经不对称前置

3. 本术式的优点及技术要点

有研究表明只要保证不形成新的卡压点，前置术可充分解决肘管综合征的症状，但近年来关于肘管综合征患者术后复发、翻修的报道增加，表明前置手术仍有待进一步改进。我们在临床中发现尺神经在尺侧腕屈肌两头处的肌性卡压为术后复发的重要因素，针对前置术后尺神经在此处的动力性卡压，我们采用尺神经不对称前置术，有效改善屈腕时尺侧腕屈肌收缩对前置后尺神经的持续压迫。

技术要点：①手术切口保证一定长度，使近段尺神经整体斜形前移，不能形成弓形弧度，并确保前置段尺神经与肌肉夹角较小；②前置后重建皮下斜形神经通道，缝合筋膜瓣于肱骨内上髁，形成

笔记

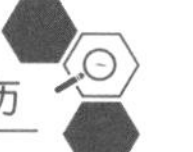

近端斜向桡掌侧的神经通道；③前置后活动肘关节（30° ～ 120° ），检查尺神经有无过度牵拉、卡压及回移；④内侧肌间隔在尺神经前置时通常需要切断，特别是内侧肌间隔肥厚时，以免尺神经跨越其上时形成新的卡压；⑤创面充分止血，建议术中松解止血带彻底止血后再关闭切口，避免积血机化粘连，影响手术效果。

病例点评

我们在临床工作中发现重度肘管综合征或术后复发的病例行尺神经前置手术时，尺神经的前置方式与神经功能恢复关系密切，合适的前置方法可提高疗效、减少复发及翻修率。对于肘管综合征术后复发的病例，我们认为应用尺神经不对称前置术可提高手术效果、减少术后远期复发率，尤其适用于重度肘管综合征，有利于患者术后功能恢复，值得临床推广。另外，对于尺神经的卡压因素，尺神经在肘管出口穿出尺侧屈腕肌两头处的动力性压迫（即肌性卡压）为临床卡压多发部位，其原因不易去除，且部分患者肘部尺神经存在纤维鞘管卡压伴神经穿尺侧腕屈肌两头处的双重卡压，需引起临床医师重视。

参考文献

1. 黄龙，常文凯 . 山西医科大学第二医院肘管综合征的小样本病例研究 . 晋中：山西医科大学，2018.
2. NELLANS K，TANG P. Evaluation and treatment of failed ulnar nerve release at the elbow. Orthop Clin North Am，2012，43（4）：487-494.
3. 贾英伟，梁炳生，乔虎云，等 . 肘管综合征术后复发二次手术 16 例分析 . 山西医科大学学报，2006，37（5）：537-539.
4. 顾玉东. 肘管综合征如何治疗 . 中华手外科杂志，2010，26（2）：66.
5. WIESEL S W. 骨科手术学. 张长青，译 . 上海：上海科学技术出版社，2013：2677.

6. RICH B C，MCKAY M P. The cubital tunnel syndrome：A case report and discussion. J Emerg Med，2002，23（4）：347-350.
7. GABEL G T，AMADIO P C. Reoperation for failed decompression of the ulnar nerve in the region of the elbow. J Bone Joint Surg Am，1990，72A：213 .
8. CHANG W K，LI Y P，ZHANG D F，et al. The cubital tunnel syndrome caused by the intraneural or extraneural ganglion cysts：Case report and review of the literature. J Plast Reconstr Aesthet Surg，2017，70（10）：1404-1408.
9. BARTELS R H，VERBEEK A L M. Risk factors for ulnar nerve compression at the elbow：a case control study. Acta Neurochirurgica，2007，149（7）：669-674.
10. 胡忠林，彭田红，王莉，等. 肘部尺神经及其血供的应用解剖学研究 . 中国临床解剖学杂志，2011，29（5）：498-501.
11. VOGEL R B，NOSSAMAN B C，RAYAN G M. Revision anterior submuscular transposition of the ulnar nerve for failed subcutaneous transposition. Br J Plast Surg，2004，57（4）：311.
12. 阿不来提·阿不拉，依力哈木江·吾斯曼，艾尔肯·热合木吐拉，等 . 肘管综合征尺神经前置术后再手术的原因分析 . 实用骨科杂志，2017，23（8）：746-749.
13. CHEN H W，OU S，LIU G D，et al. Clinical efficacy of simple decompression versus anterior transposition of the ulnar nerve for the treatment of cubital tunnel syndrome：A meta-analysis. Clin Neurol Neurosurg，2014，126（1）：150-155.
14. LEE H，KIM J，JEON I. Cubital tunnel syndrome due to the anconeus epimedialis muscle. J Shoulder Elbow Surg，2013，22（12）：20-22.

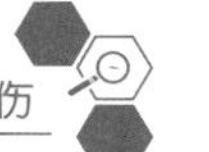

015　正中神经损伤——腕管综合征

病历摘要

患者，女性，62 岁。

［现病史］ 患者双手拇、示、中、环指桡侧半指麻木 2 年余，加重 6 个月余，半年前于我院门诊诊断为双腕管综合征（carpal tunnel syndrome，CTS），建议手术治疗。现为求进一步治疗再次就诊于我院门诊，以“双腕管综合征”收住我科。

［查体］ 左手大鱼际肌轻度萎缩，皮肤色泽尚可（图 2-2-12），右侧尚可，双手拇、示、中、环指桡侧半指及大鱼际皮肤感觉减退；双拇指屈伸活动、对掌、对指功能欠佳。

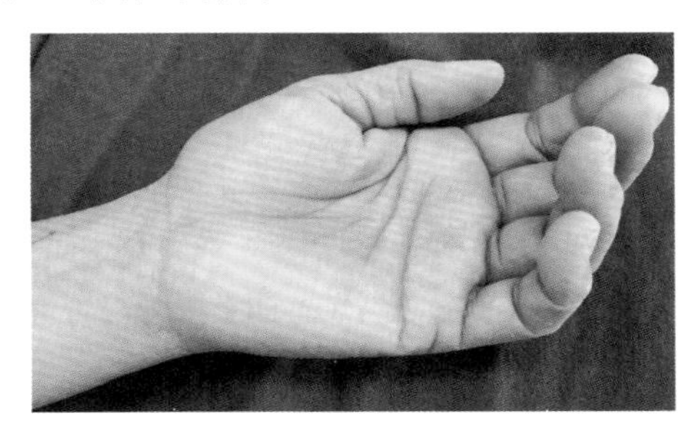

图 2-2-12　术前

双腕部 Tinnel 征（+），双侧屈腕试验（+），压顶试验、颈椎牵拉试验、双侧 Hoffman 征均（–）。

［辅助检查］ 双上肢肌电图示左腕正中神经重度损伤，右腕正中神经轻度损伤电生理改变。颈椎 MRI 示颈椎轻度退行性改变。

［治疗］ 完善术前相关检查，择期在臂丛麻醉下行左腕正中神经探查松解术。术中取左腕掌部鱼际纹尺侧 6 mm 处纵行切开一个 2 cm 切口，切开深筋膜，锐性切开腕横韧带，显露正中神经，表面滋养血管消失，色泽苍白，触之弹性下降（图 2-2-13），术中见正中神

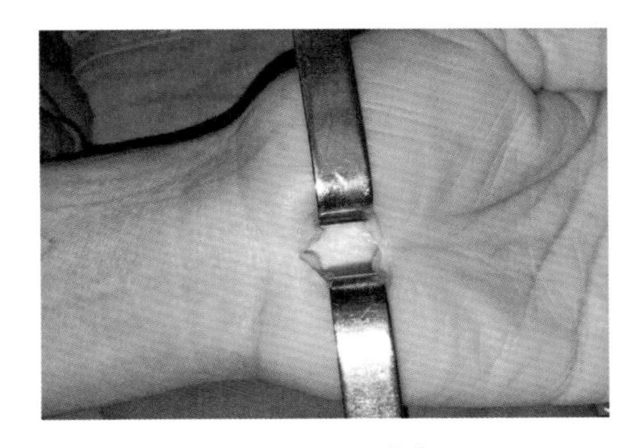

图 2-2-13　术中

经与周围组织粘连，腕部卡压严重，表面滋养血管消失，呈苍白色，剪除部分肥厚的腕横韧带，彻底松解正中神经后闭合切口。术后嘱患者适度功能锻炼，防止发生粘连。患者病情平稳后出院。

病例分析

腕管综合征是正中神经在腕管内受到卡压而引起的一种周围神经卡压综合征。好发于中年女性，多为单侧，也可为双侧发病，是最为常见的周围神经卡压类型。1909 年 Hunt 首先描述此病，1938 年 Moerseh 将其命名为腕管综合征。

腕管是一个骨－纤维性隧道，其桡侧为舟骨及大多角骨；尺侧为豌豆骨及钩骨；背侧为月骨、头状骨、小多角骨等腕骨，及覆盖、连接上述腕骨的韧带；其掌侧为厚韧的腕横韧带。腕管内通过的有拇长屈肌腱、指浅屈肌腱及正中神经共九条肌腱和一条正中神经。在此纤维骨性鞘管内，通过的组织排列十分紧密，任何增加腕管内压力的情况，都将使正中神经受到压迫。卡压部位多见于腕管入口处，出口处也可见到卡压报道。

任何使得腕管内空间缩小的因素都可能导致正中神经受压，这些因素或病因多种多样，最为常见的是腕管内韧带及韧带滑膜层的肿胀与增厚。神经受到卡压后会明显变细，神经外膜充血，卡压近端神经变粗、变硬，若卡压时间长、压迫程度重甚至会发生神经断裂。

临床表现可有感觉异常，如拇指、示指、中指、环指桡侧蚁行感、麻木、肿痛，夜间或清晨明显，还常有难以形容的烧灼痛，并有肿胀与紧张感。此外，患指光滑无汗，而小指潮湿有汗。病史较长、病情严重者可有大鱼际肌萎缩，进而引起拇指外展无力，对掌功能受限。

体格检查包括屈腕试验、止血带试验、叩击试验等。①屈腕试

验（Phalen 试验）：屈肘 90°，并将两肘同时放在桌上，腕掌屈，如在 3 分钟内感觉手指麻木加重则为阳性。也可在屈腕时以拇指压迫腕部正中神经进入腕管部位，1 分钟内出现手指麻木、疼痛者即为阳性。②止血带试验：上臂应用止血带、充气超过收缩压，60 秒后出现感觉障碍者为阳性。③叩击试验（Tinnel 试验）：用手指叩击腕掌部，如出现沿正中神经分布区传导感者为阳性。

传统的辅助检查主要为神经电生理检查，近年来影像学检查如超声、MRI 等为诊断 CTS 提供了更准确的客观检查。早期诊断和治疗是避免正中神经永久性损伤的关键，根据临床表现、物理检查、神经电生理检查等可予以诊断。

根据顾玉东的 CTS 严重程度分型可分为轻、中、重三型（表 2-2-2）。

表 2-2-2　CTS 分型

分型	麻木	感觉	肌萎缩	对掌受限	2-PD（mm）	潜伏期（ms）	治疗
轻度	+	–	–	–	＜ 4	＜ 4.5	保守
中度	++	减退	–	–	＞ 4	＞ 4.5	手术
重度	+++	消失	±	±	＞ 10	＞ 10	手术

早期诊断、及时治疗、消除发病因素是治疗 CTS 的有效措施。针对不同损伤程度采用相应合理的治疗方法可获得满意疗效。CTS 的治疗可分为非手术治疗和手术治疗，轻度患者保守治疗即可达到较好的疗效，保守治疗方法较多，多采用支具制动、局部封闭治疗或口服消炎药等。对于中、重度患者建议手术治疗。目前手术方式可采用掌腕部切开松解减压术、小切口减压术、内镜“微创”腕管松解术等。本病例患者为中年女性，双侧均有神经症状，以左侧为著，肌电图检查符合手术指征且排除颈椎病的可能，予行正中神经手术松解。

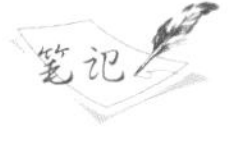

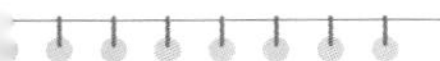

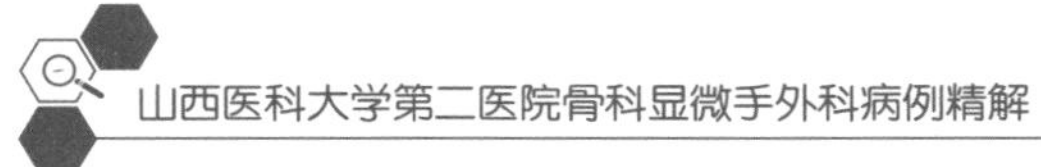

病例点评

CTS 是最常见的周围神经卡压性疾病，诊疗不及时将导致手部精细活动受限，严重影响生活质量。能否早期发现和诊断对该病的预后具有重要意义。传统诊断 CTS 主要依靠神经电生理检查，但研究认为该检查存在约 10% 的假阴性率和约 15% 的假阳性率，不能区分原发性和继发性 CTS。且因其有一定的不适感，故作为一项定期监测病情的检查并不适用。近年来，神经彩超及 MRI 被越来越多地应用于 CTS 的诊断，但目前尚无明确的诊断指标，且敏感性和准确性仍存在争议。近期有学者进行了用 MRI 判断 CTS 严重程度的研究，研究认为 MRI 对 CTS 的诊断具有较高的准确性，但对严重 CTS 的鉴别准确性不高，也不能对 CTS 的早期诊断提供有价值的参考。目前来看，在 CTS 的早期诊断领域尚需进一步研究。临床工作中还要注意与神经根型颈椎病、胸廓出口综合征等相鉴别，前者除腕部以外的症状外尚有前臂、上臂的改变，Phalen 征阴性；后者有手臂内侧感觉异常，常位于手指和手的尺神经分布区，另外还有锁骨下血管的压迫症状等。

保守治疗方面，传统支具制动治疗要求腕关节被控制在背伸 30° 位，利于手功能的发挥。但这样的背伸角度会增加腕管内压力。以往有研究已证实 CTS 患者腕管内压力增高，腕关节背伸时压力会进一步增加，而中立位时腕管的容积相对扩大，对控制症状最有效。因此，一般建议白天不固定，晚上用支具将腕关节固定于中立位。口服消炎药和局部注射皮质类固醇药物治疗的成功率报道不一。有文献报道激素注射可能存在并发症，如损伤正中神经等。研究发现，将地塞米松直接注射到神经内部并无神经损伤表现，而所有其他类固醇药物注射到大鼠坐骨神经内时，却均会导致神经损伤。因此，尽管可以暂时缓解症状，但皮质类固醇注射不建议常规应用。手术

治疗方面，虽有多种手术方式可以获得良好的临床疗效，但已有多数研究证实小切口手术、腕关节镜下松解术的预后与传统切开手术无明显统计学差异，且前两者具有缩短治疗周期、减轻患者经济压力，同时减少术后瘢痕痛发生的优势，而小切口手术不需要额外设备，且其培训时间的优势更明显，故在临床上最为常用，但术中需仔细操作，彻底松解正中神经卡压部位，减少术后再次卡压的发生，术后应注意适度活动腕关节，减少发生粘连的可能。

参考文献

1. OGE H K，ACU B，GUCER T，et al. Quantitative MRI analysis of idiopathic carpal tunnel syndrome. Turk Neurosurg，2012，22（6）：763-768.
2. KLAUSER A S，HALPERN E J，DE ZORDO T，et al. Carpal tunnel syndrome assessment with US：Value of additional cross-sectional area measurements of the median nerve in patients versus healthy volunteers. Radiology，2009，250（1）：171-177.
3. SOMAY G，SOMAY H，ÇEVIK D，et al. The pressure angle of the median nerve as a new magnetic resonance imaging parameter for the evaluation of carpal tunnel. Clin Neurol Neurosurg，2009，111（1）：28-33.
4. PADUA L，PADUA R，APRILE I，et al. Carpal tunnel syndrome：Relationship between clinical and patient-oriented assessment. Clin Orthop Relat Res，2002（395）：128-134.
5. NG A W H，GRIFFITH J F，TONG C S L，et al. MRI criteria for diagnosis and predicting severity of carpal tunnel syndrome. Skeletal Radiol，2020，49（3）：397-405.

（常文凯　李亮亮）

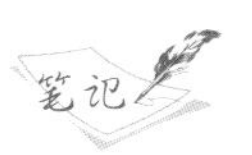

第三章
皮瓣修复皮肤软组织缺损

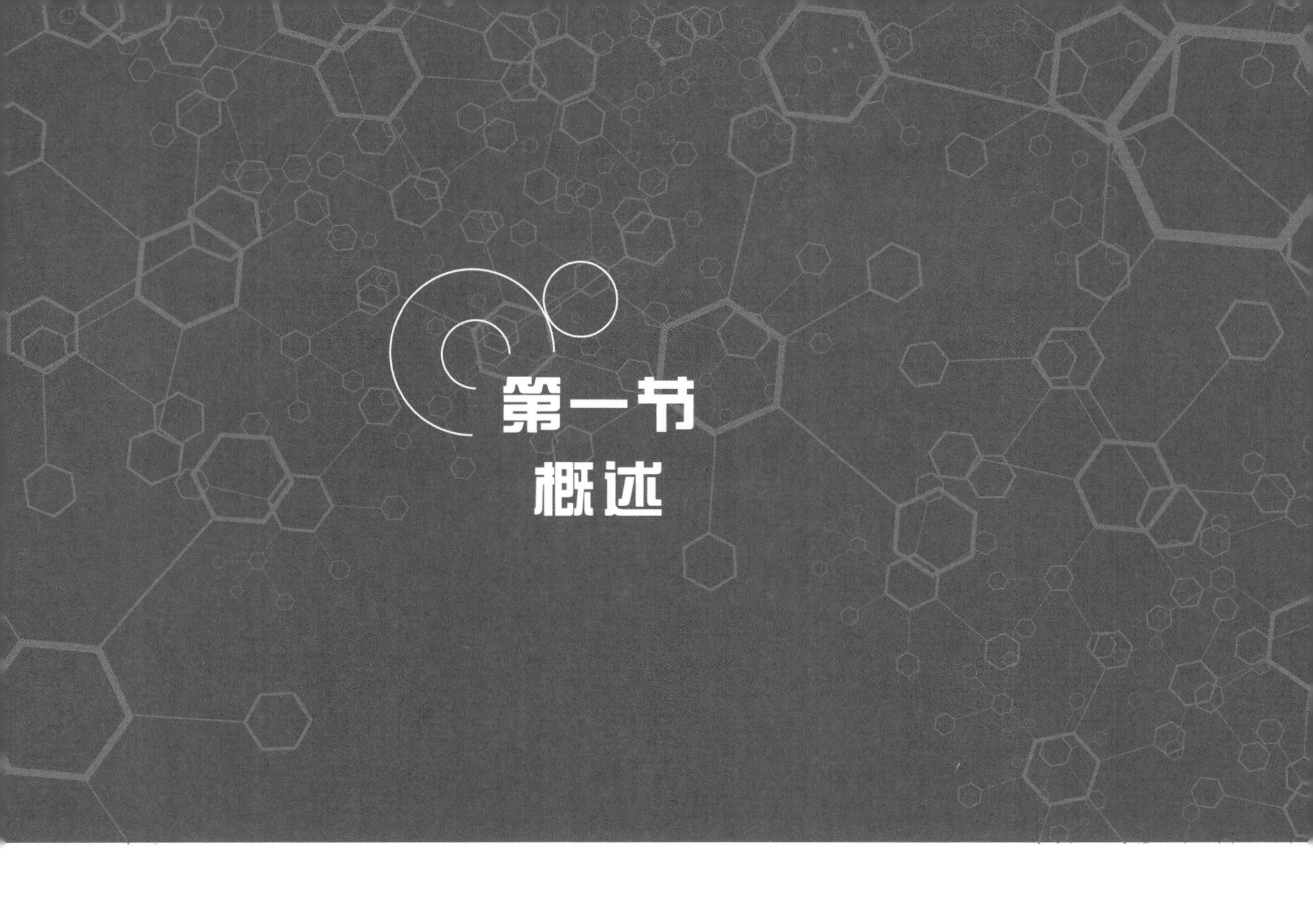

第一节 概述

疾病、创伤造成的皮肤软组织缺损一直促使着人类探寻解决方案，皮瓣移植的历史可以追溯到公元前600年古印度为遭酷刑者进行的鼻再造法，英国殖民者在19世纪初将这一技术带到欧洲，推动了皮瓣技术的第一次快速发展，此时开始有大量文献报道皮瓣移植技术，交腿皮瓣（图3-1-1）、管型皮瓣（皮管）等技术逐渐成熟，20世纪50、60年代，随着对人类解剖结构特别是血管结构知识了解的深入，轴型皮瓣、岛状皮瓣开始在临床应用。皮瓣外科的第二次

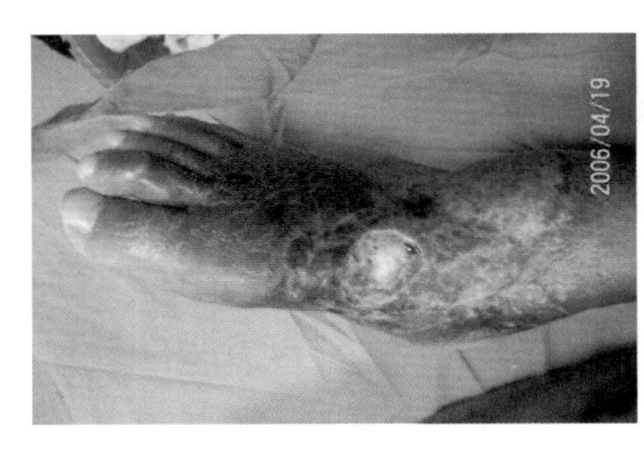

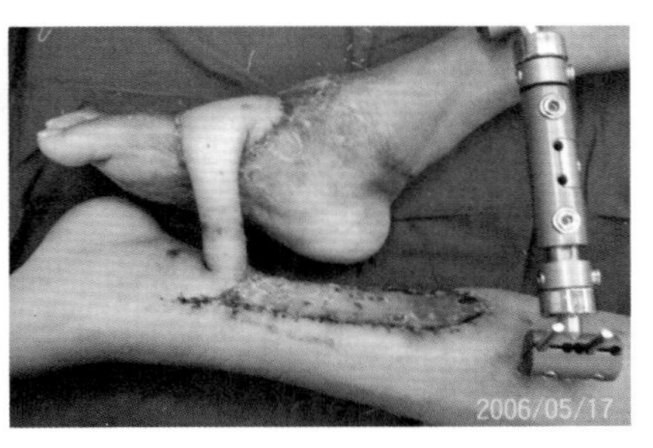

图3-1-1 交腿皮瓣

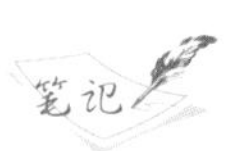

快速发展得益于显微外科技术的突破，1973 年 Taylor 等首次报道了成功应用显微外科技术完成游离复合组织移植的案例。杨东岳也于 1973 年完成中国首例腹股沟皮瓣游离移植，之后十数年间，以中国显微外科医师为代表的全球外科医师、解剖学者陆续报道了多种以知名动脉供血的游离皮瓣。

20 世纪 80 年代末至今，随着穿支血管的理论和超级显微外科概念结合，供区损伤更少、受区外形及功能更好的穿支皮瓣开始登上皮瓣外科舞台，这一代表显微外科“终极”技术的新方法使得皮瓣外科进入了“自由王国”。

我国的手外科、显微外科医师一直活跃在皮瓣技术发展的前沿，并通过不懈努力，取得了卓越成就。山西省内多家医院同期也进行了探索，如梁炳生教授在“大网膜移植治疗骨外露”“异体复合组织 + 拇甲瓣移植再造拇指”等方面进行了深入研究，其中“旋髂浅深动静脉皮（骨）瓣复合移植的研究”获得 2002 年省科技进步二等奖。

皮瓣种类繁多，临床如何选择非常重要，传统的创面重建原则是先局部后远位、先带蒂后游离。多数带有知名动脉的带蒂或岛状皮瓣由于对供区损伤较大已逐渐被弃用，代之以穿支血管供血的皮瓣，无疑是技术进步的体现，但这在部分单位有单纯追求创新而滥用的趋势，甚至舍近求远，避简就繁，得不偿失。2016 年国内部分专家经认真讨论，对穿支皮瓣提出了如下应用原则：以最小的供区功能与外形损害获得最佳的受区功能和外形恢复，即最大得失比原则，但创面修复获得同等得失比的前提下，应遵循能近勿远、先易后难、先简后繁的原则。我们认为上述原则的制定是非常恰当和及时的，选择皮瓣移植的术式既要考虑创面情况及重建需求，也要考虑患者自身情况和就医诉求，依据术者经验和技术储备制定个性化方案。同时，要与患者充分沟通，使其对手术风险和预期得失有正确的认识，从而更好地配合医师完成治疗过程，这同样也减少了因手术失败而导致医患纠纷的概率。

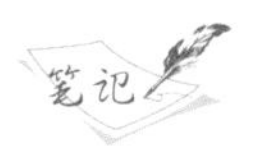

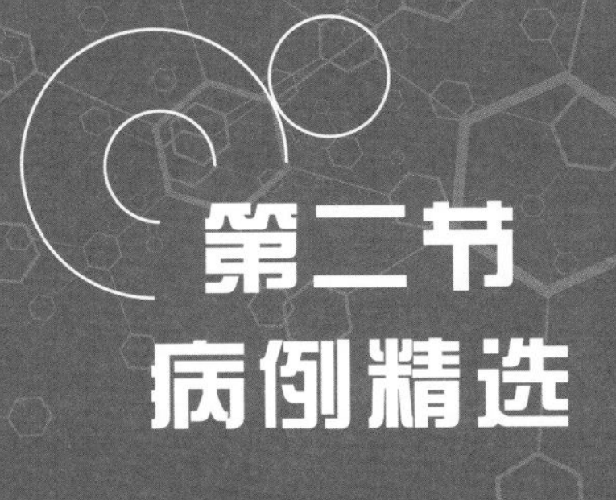

016 胫后动脉交腿皮瓣

病历摘要

患者，男性，53 岁。

[主诉] 车祸致右下肢畸形 14 小时入院。

[现病史] 患者因车祸致右下肢皮肤撕脱、出血、功能障碍、疼痛，无头晕、头痛、呕吐等伴随症状。

[查体] 右小腿中上 1/2 处有 1 个 3 cm 不规则裂口，可见骨块，右小腿下段及踝区有 20 cm × 10 cm 皮肤软组织缺损。右小腿肿胀、功能障碍、畸形、反常活动。右足皮温低。

[辅助检查] X 线检查示右胫腓骨粉碎性骨折。

[初步诊断] 右胫腓骨开放性双段骨折伴血管神经损伤，右小

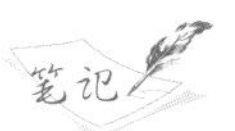

腿软组织缺损，右胫神经腓总神经损伤。

［治疗］ 术前完善相关检查后，急诊在腰硬联合麻醉下行右下肢清创、外固定架安置、克氏针固定、带血管交叉皮瓣成形、左大腿取皮植皮、血管吻合术。

麻醉后刷洗，消毒，铺单。①患肢清创，由浅至深清除挫伤、坏死组织，探查见右小腿中上 1/2 处有 1 个 3 cm 大小的不规则裂口，可见骨块，右小腿下段及踝足区有 20 cm × 10 cm 皮肤软组织缺损。胫腓骨下段粉碎骨折，胫前动静脉断裂，缺损约 2 cm；右足温度低，色苍白，以前足为著。过氧化氢、氯霉素冲洗创面。②用 2.0 mm 克氏针 3 枚斜穿固定胫骨下端骨折，克氏针 1 枚斜穿固定腓骨下段骨折。用中号 T 型外固定来固定胫骨上段骨折。③鉴于血管有缺损，选取同侧毁损足小隐静脉移植，分别吻合胫前动脉、静脉，远端血运恢复，热缺血时间约 26 小时。④鉴于右小腿下段皮肤软组织缺损约 20 cm × 10 cm、骨断端及血管吻合口无法覆盖且右小腿多发皮裂伤等伤情，无法行同侧皮瓣转位，遂行带血管交腿皮瓣。在左小腿内侧沿胫后动脉走行设计 25 cm × 10 cm 皮瓣，切取皮瓣下缘，探查见胫后动脉在踝上约 7 cm、10 cm、14 cm 处分别有皮支穿过，皮瓣血运可靠，遂游离胫后动脉、静脉及其皮支，在胫后动脉、静脉近端切断连同皮瓣游离，以踝部血管网为蒂翻转送至右小腿前方。⑤供区缺皮区约 25 cm × 10 cm，取左大腿中厚皮片约 25 cm × 10 cm 大小，取皮区加压包扎。皮片覆盖左小腿缺皮区打包。⑥皮瓣覆盖右小腿前方受区，缝合，见皮瓣血运好。⑦缝合右小腿后方皮裂口，皮瓣内放皮片引流。右腘窝处皮裂伤，可见腓肠肌及部分比目鱼肌断裂，可探及胫骨平台后方，见胫神经、腓总神经有轻度挫伤，创面修剪整齐，修补肌肉，逐层缝合。石膏制动双下肢。术程顺利。患者相关图片资料见图 3-2-1 ～图 3-2-4。

笔记

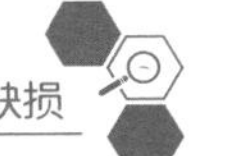

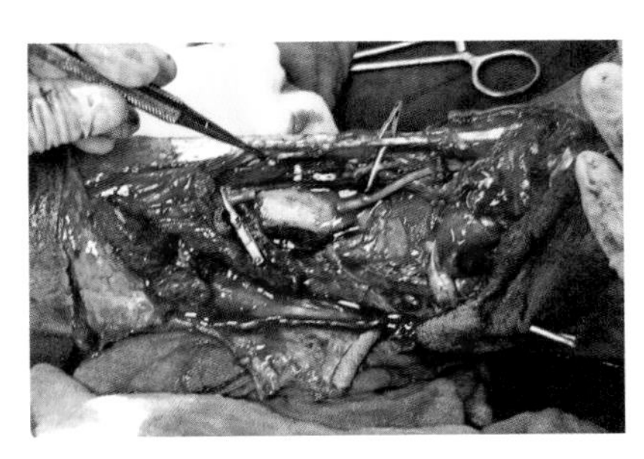

图 3-2-1 术中所见

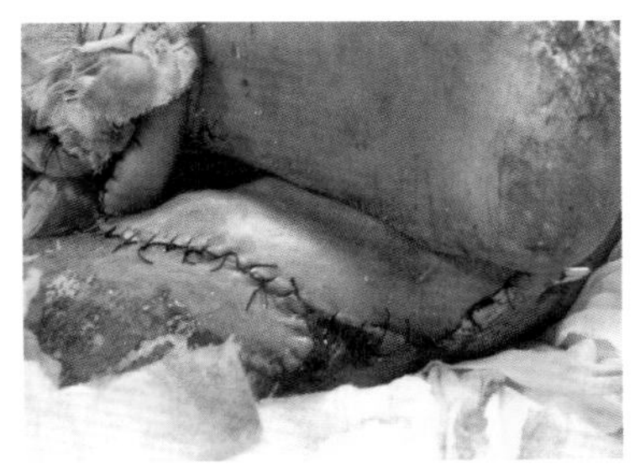

图 3-2-2 术后换药可见皮瓣存活

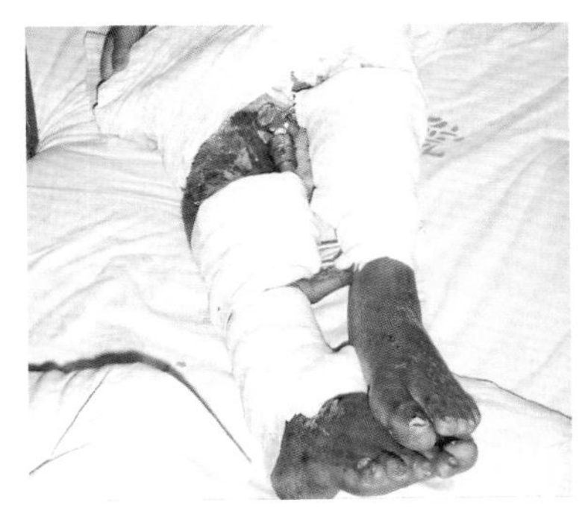

图 3-2-3 术后固定

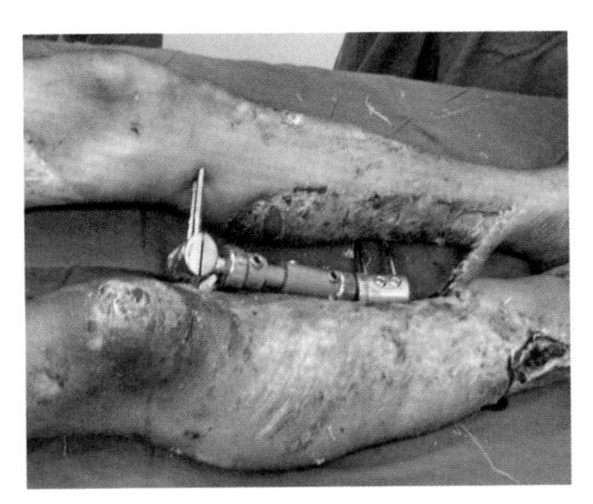

图 3-2-4 术后 20 天皮瓣状况良好

病例分析

下肢严重开放性损伤常合并血管、神经、肌肉、肌腱、骨关节损伤和广泛的皮肤软组织缺损，因病情复杂，治疗相当困难。传统的截肢或肢体缩短将造成严重功能丧失。因而，必须借助显微外科技术才能实现保肢和功能恢复，其中保存或重建血运和皮瓣移植修复组织缺损是显微外科技术应用于此类病例的两种主要方法。

在处理下肢严重开放性损伤时，在早期彻底清创（6 ～ 8 小时是清创的黄金时间；如果污染不太严重，即使超过 8 小时，但在 24 小时内，感染尚未确立，也主张在应用有效抗菌药物的同时进行清创），骨折复位，简单而坚强固定的基础上应用显微外科技术进行血管、神经探查与修复；同时采用一期或二期皮瓣移植修复组织缺损。

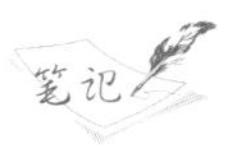

皮瓣移植覆盖皮肤或软组织缺损区，常用的有以下几种方法：①利用局部旋转皮瓣做平行减张切口，调动周围较正常皮肤、皮下组织覆盖上述重要组织，供区再做游离植皮修复。②用邻近的筋膜瓣、肌瓣转位覆盖上述组织后再植皮。如用腓肠肌瓣、比目鱼肌瓣及胫前肌瓣、腓骨长肌瓣，其可转移的范围可达膝关节到小腿中下段。③患肢局部有完好的皮瓣供区，则可选用手术较简单可靠的岛状皮瓣，如小腿内侧皮瓣、外踝上皮瓣、腓肠神经伴行血管皮瓣和足内侧皮瓣。④若患肢胫前、后动脉及腓动脉之间的交通不确定，或局部软组织条件较差，则宁可选用其他部位的游离皮瓣进行移植修复。其优点是不会加重患肢的损伤。手术可分供受区 2 组同时进行，以缩短手术时间。股前外侧皮瓣、脐胸瓣和肩胛皮瓣是最常用的选择。⑤若患侧肢体无可选择的合适吻合的血管蒂，则可用对侧肢体的血管作为蒂，做平行交腿皮瓣移植，待寄养的皮瓣成活后再行断蒂分离。

本案例患者的患肢皮肤软组织缺损约 20 cm × 10 cm，且测量断端及血管吻合口无法覆盖，患肢有多发皮裂伤等伤情，无法行同侧皮瓣转位，遂行胫后动脉交腿皮瓣。

胫后动脉皮瓣的解剖学：胫后动脉位于趾长屈肌与比目鱼肌之间，走行于小腿后横肌间隔内侧，其全长能发出 2 ～ 7 支肌皮肤穿支，且口径为 0.5 ～ 1.5 mm，主要在小腿中下段分布，而这些穿支能够为相邻的肌肉供血，主要是因为其存在两条恒定的静脉。由于胫后动脉在小腿上分布的位置不同，筋膜血管如在上段则径粗、蒂长且数目少，下段则刚好相反。经研究发现，在内踝尖上的 4 cm、6.5 cm、9 ～ 12 cm、17 ～ 19 cm 及 22 ～ 24 cm 处，存在 5 对恒定的穿支。隐神经则位于小腿内侧处，其在营养血管的过程中能够接受 2 ～ 7 个胫后动脉穿支加入，从而形成一个纵向的链式吻合血管丛，这为修复提供了良好的解剖学基础。

胫后动脉皮瓣的优点：①小腿内侧皮瓣血管蒂恒定、口径粗、

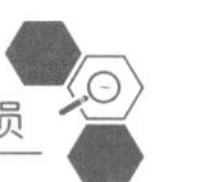

营养皮肤面积大，切取时可携带比目鱼肌肌瓣，消灭受区无效腔，控制感染扩散，一期修复重建较大的皮缺损；②小腿内侧皮瓣通过游离移植、交腿移位或同侧转位移位，能修复患侧多种类型的足部皮缺损；③皮瓣可制备成感觉皮瓣，耐磨性强，特别适用于前足、足跟的皮缺损；④可制备成骨皮瓣，切取的胫骨皮瓣呈三角形，其是以皮质骨为主的柱状骨，具有良好的支撑、抗弯曲生物力学特性，可一期修复前足、足跟的骨皮缺损。其缺点是牺牲了小腿 1 条主要血管，且供区隐蔽性差。

术前首先确认胫前（后）动脉存在。胫后动脉位置固定，存在率 98%，沿途向小腿内侧发出皮支 2 ～ 7 支易切取，且切取范围大，带蒂转移皮瓣抗感染力强，尤其适合受区相应动脉受过伤的小腿的皮肤大面积缺损，也可根据情况切取游离皮瓣用于小腿、足部、手背等部位的皮肤大面积缺损。

病例点评

采用知名血管皮瓣可以保证皮瓣有充足血供，但供区牺牲较大，已逐渐被游离皮瓣、穿支皮瓣所替代。本例因供区缺损较大，且受区有动静脉移植吻合，必须保证创面良好覆盖，常规交腿皮瓣难以胜任。考虑手术时间已经较长，再做游离皮瓣移植创伤较大，风险也大，如皮瓣坏死可能患肢难保，十余年前穿支皮瓣技术还尚未成熟，所以，当时选择胫后动脉交腿皮瓣不失为一个合理的方案。

笔记

017 腓肠神经营养血管皮瓣

病历摘要

患者，男性，49 岁。

[主诉] 右胫腓骨骨折术后伤口不愈合 1 月余转入我科。

[现病史] 患者 2 个月前右小腿被机器挤压，X 线检查示右胫腓骨远端骨折，8 日后行右胫腓骨远端骨折切开复位内固定术，术后切口不愈合；术后 19 日行扩创 +VSD 安置术。

[查体] 右小腿下段前内侧可见一约 3 cm×2 cm 大小创面，右小腿下段外侧可见一约 5 cm×2 cm 大小创面，腓骨外露，右外踝处可见一约 2 cm×2 cm 大小皮肤破溃，双下肢感觉、运动可，末梢血运可。

[诊断] 右胫腓骨远端骨折术后骨外露。

[治疗] 在腰麻下行右胫腓骨远端骨折术后骨外露腓肠神经营养血管皮瓣转位＋胫前皮肤缺损植皮术。患者麻醉后，取平仰卧位，右下肢绑止血带，常规消毒、铺巾，体位驱血后止血带充气至 45 kPa。将外踝钢板外露部位坏死皮缘修剪切新，刮除部分坏死组织后，用大量过氧化氢、碘伏及生理盐水冲洗创面，湿盐水纱布保护创面；以外踝至跟骨结节连线的中点和腘窝中点为轴线、以踝上 8 cm 处为反转点设计皮瓣，约 12 cm×4 cm 大小，切开皮瓣腓侧缘及近端，深至腓肠肌肌膜，细丝线间断、全层缝合皮瓣边缘以保护皮瓣组织，探查腓肠神经并确认其走行于皮瓣内，以皮瓣远端为蒂在深筋膜与腓肠肌之间游离并全层切取皮瓣，翻转后将皮瓣覆盖于外踝创面，修剪多余皮瓣组织，细丝线缝合皮瓣，放止血带，观察皮瓣远端血运良好，皮瓣供区逐层缝合；再将多余皮肤削薄后缝于胫前创面打包加压包扎，无菌敷料包扎，术毕。患者相关图片资料见图 3-2-5 ～图 3-2-9。

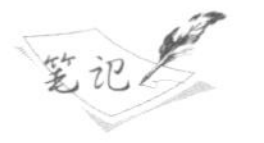

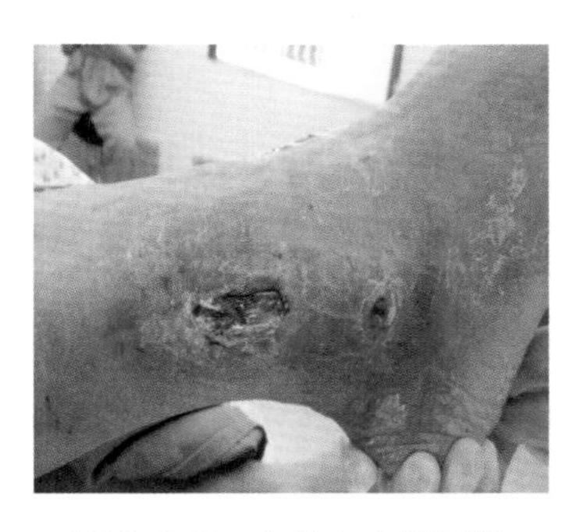
图 3-2-5 术前右小腿下段外侧创口

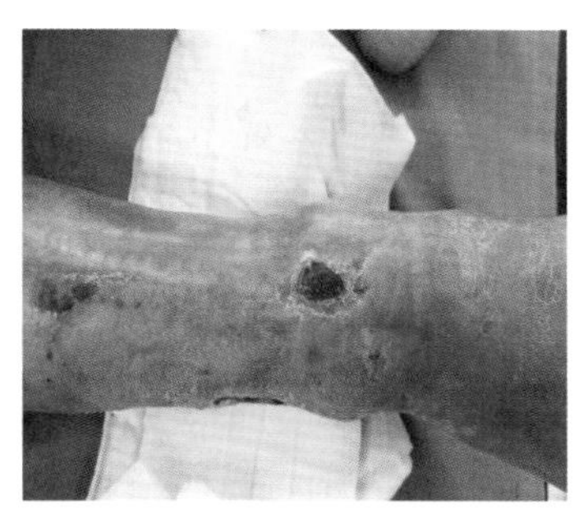
图 3-2-6 术前右小腿下段内侧创口

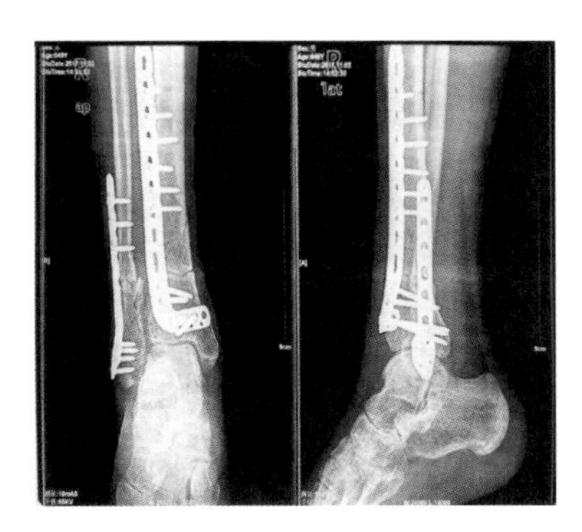
图 3-2-7 骨折内固定情况

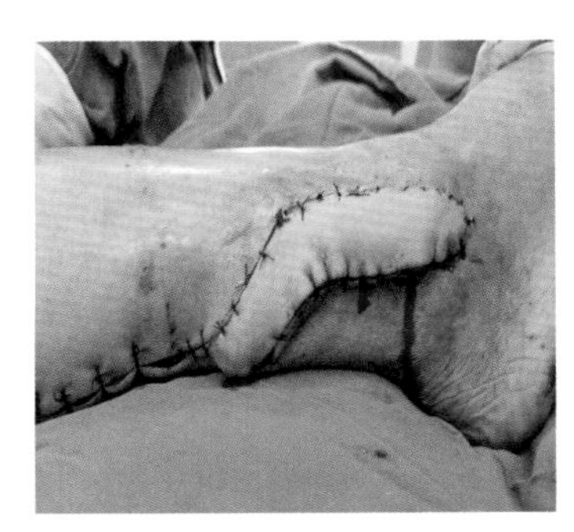
图 3-2-8 术中可见皮瓣血运良好

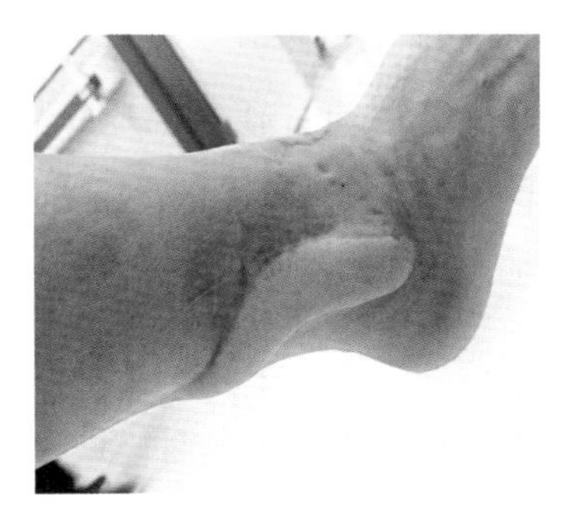
图 3-2-9 术后随访皮瓣愈合良好

病例分析

小腿中下段及足踝部的软组织损伤非常常见，其通常伴骨、关

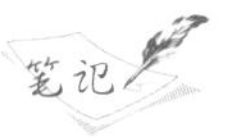

节及肌腱的外露，且由于该部位解剖结构特殊，软组织移动性小、血运差，局部可转移覆盖创面的软组织较少，往往难以自行修复。自 1992 年 Masquelet 等首先提出皮神经营养血管皮瓣并成功应用于临床以来，因其有不损伤主要血管、血管蒂较为恒定、手术过程相对简单、对皮瓣的供区组织破坏程度轻等诸多特点，故腓肠神经营养血管皮瓣已成为国内外治疗小腿中下部及足踝部软组织损伤的首选手术方法。

腓肠神经营养血管皮瓣的应用解剖学基础：腓肠神经位于小腿中部的后方，由腓肠内侧皮神经（来自于胫神经）和腓肠外侧皮神经（来自于腓总神经）汇合而成，其主干沿外踝与跟腱连线的中点同腘窝中点的连线走行，继而走行于足的外侧缘；在腓肠神经走行全程，主要有两个血管与其相伴行，上段的伴行血管为腘窝中间皮动脉（与腓肠肌的肌皮穿支相吻合）；下段的伴行血管为腓肠中间浅动脉（与腓动脉穿支相吻合）。综上所述，节段性供血为腓肠神经的营养血管的血液供应特点，其与周围的吻合支共同组成了皮神经营养血管网，这个皮神经营养血管网就是腓肠神经营养血管皮瓣应用于临床的解剖依据。

皮瓣设计：通常在小腿后正中线中上 1/3 处，以外踝与跟骨结节连线的中点至腘窝中点的连线为轴线设计皮瓣，这条轴线为腓浅动脉、腓肠神经及小隐静脉形成的神经血管束的体表投影，皮瓣旋转点通常在外踝后上方 5 ～ 7 cm 处，两侧一般不超过侧中线。然后再依据创面大小在该皮瓣的轴心线上对称地标记出计划切取的皮瓣范围。

腓肠神经营养血管皮瓣一般可以分为腓肠神经顺行皮瓣和腓肠神经逆行皮瓣，两种皮瓣各有适应证和优缺点。腓肠神经顺行皮瓣可以用于修复膝关节周围软组织的损伤，优点在于皮瓣面积可设计的较大，缺点是其蒂部的位置限制了皮瓣的转移度，一般用于小腿中上段的组织损伤的修复；腓肠神经营养血管逆行皮瓣转位点在踝

笔记

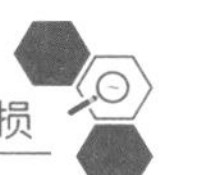

上，一般用于踝、足跟及小腿下 1/3 段组织损伤的修复和重建。本例创面在小腿下段，故采用了腓肠神经营养血管逆行皮瓣对软组织进行修复。

这种皮瓣相对于其他治疗方法具有以下几点优势：①皮瓣的血供来源较为恒定，充分、可靠的血供确保了皮瓣的高成活率；②皮瓣的血管神经蒂较长，所以旋转的时候相对来说比较灵活，皮瓣供区的选择更加灵活；③皮瓣设计简单，切取层次表浅，不需要暴露深部主干血管，简化了操作流程，手术的时间明显缩短，大大降低了手术的难度与风险；④皮瓣的颜色、组织特点、厚度等和小腿下段及足踝部的软组织相似度较高，故外观和功能恢复效果较好；⑤术后不需要在强迫体位下长时间地固定肢体，患者术后恢复期舒适度较高；⑥对于伴有骨折的患者而言，此种术式在手术过程中不需要取出骨折的内固定物，患者的下肢功能在术后可以得到更好地恢复；⑦皮瓣转位后，腓动脉穿支及其伴行静脉的血流方向仍为生理性顺行血流，静脉淤血发生率大大降低。

同时其也有以下几点不足：①如果小隐静脉处理不好，就会出现皮瓣严重肿胀、远端皮缘坏死等情况，降低皮瓣成活率；②切取皮瓣之后，由于牺牲了腓肠神经，部分患者可能会出现痛性神经瘤；③虽然该皮瓣属于局部皮瓣，但相对于踝部皮肤组织，该皮瓣厚度仍然较为臃肿；④当皮瓣宽度＞ 8 cm，长宽比＞ 5 ： 1 时，皮瓣的存活率就会降低；⑤若患者局部脂肪组织较厚，会影响术后皮瓣和周围皮肤的一体性，导致皮瓣外貌不尽如人意。

病例点评

我院梁炳生教授在山西省内较早开展了腓肠神经营养血管筋膜瓣手术，常用术式为筋膜瓣（不含皮肤）转位＋植皮，既往观点认为筋膜瓣＋植皮更易成活，常文凯自 2005 年起依照北京积水潭医院王

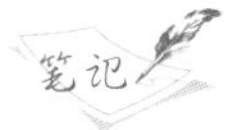

洪业教授等的经验改进为直接做皮瓣转位，省略了植皮环节，完成手术 20 余例，除 1 例足跟部皮瓣因局部护理不当受压坏死外全部成活。

本例术中应该注意以下几点：①在手术前应该用超声仪器来探测目标血管位置，以确定术中皮瓣切取大致范围；②要根据创面的大小来划定皮瓣的大小，后者要大于前者，以确保切取的皮瓣能顺利覆盖创面；③术中掀起皮瓣时，一定要及时缝合并妥善处理皮瓣边缘以保护皮瓣组织；④皮瓣转位轴点应该维持良好松紧度，并尽量进行明道转移；⑤术后可以放置引流管防止血肿形成，但引流管不能压迫穿支血管。

参考文献

1. MASQUELET A C，ROMANA M C，WOLF G. Skin island flaps supplied by the vascular axis of the sensitive superficial nerves：anatomic study and clinical experience in the leg. Plast Reconstr Surg，1992，89（6）：1115-1121.
2. 刘铁英，杨铭，胡金秋，等 . 腓肠神经营养血管皮瓣的解剖特点与逆行应用 . 中国医学创新，2012，9（25）：154-155.
3. 刘强，刘会仁 . 腓肠神经营养血管皮瓣的临床应用进展 . 中国临床解剖学杂志，2014，32（4）：500-502.
4. 雷剑文，陈顺德，杨健林，等 . 腓肠神经营养血管皮瓣修复足踝部软组织缺损 . 中外医疗，2018，37（25）：82-84，88.
5. 刘伟涛 . 腓肠神经营养血管皮瓣修复小腿及足踝部皮肤软组织缺损 . 临床和实验医学杂志，2017，16（19）：1962-1965.
6. MOK W L，POR Y C，TAN B K. Distally based sural artery adipofascial flap based on a single sural nerve branch：Anatomy and clinical applications. Arch Plast Surg，2014，41（6）：709-715.
7. 霍星辰，刘会仁，高双全，等 . 腓动脉穿支腓肠神经营养血管皮瓣修复足踝部软组织缺损 . 中国临床解剖学杂志，2017，35（6）：681-683，687.
8. WEI J W，DONG Z G，NI J D，et al. Influence of flap factors on partial necrosis of reverse sural artery flap：A study of 179 consecutive flaps. J Trauma Acute Care Surg，2012，72（3）：744-750.

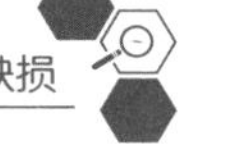

018　第二掌背动脉逆行皮瓣

病历摘要

患者，男性，38 岁。

［主诉］ 患者因右手示指、中指、环指切割伤伴神经、肌腱、血管损伤 4 小时入院。

［查体］ 可见患者右手示指、中指掌侧掌指关节至远节指间关节之间分别可见 1.0 cm × 3.0 cm、1.0 cm × 3.5 cm 大小创面，深及肌腱，伤口明显污染，有活动性出血，右环指中节掌侧可见约 0.5 cm × 1.0 cm 大小皮肤缺损。

［诊断］ 右手示指、中指、环指切割伤伴神经、肌腱、血管损伤。

［治疗］ 行右手示指、中指、环指切割伤清创，神经、血管、肌腱探查，中指指深、指浅屈肌腱断裂修复，反取皮植皮，VSD 安置术。

术后 10 天，患者右手中指皮肤软组织发生坏死，遂行扩创、第二掌背动脉皮瓣修复术。患者麻醉后，取平仰卧位，右上臂绑止血带，体位驱血后止血带充气至 35 kPa。依次用生理盐水、过氧化氢、碘伏水反复冲洗伤口，常规术区消毒铺单。术中见右手示指、中指掌侧分别有约 1.0 cm × 3.0 cm 及 1.0 cm × 3.5 cm 大小两块皮肤发黑坏死，去除右手中指坏死组织，见肌腱外露，修整创缘，去除坏死失活组织，用大量生理盐水、过氧化氢、碘伏水反复冲洗伤口。设计皮瓣（皮瓣形状为右手中指缺损皮肤的形状，皮瓣中轴为第二掌背动脉，皮瓣旋转点为第二指蹼背侧近端 1.5 cm 处），沿皮瓣形状切开皮肤，于第二掌背动脉深层剥离皮瓣，注意轻柔操作，将皮瓣小心向远端游离至掌背动脉与掌心动脉的交通支，逆转皮瓣可覆盖皮肤缺损。

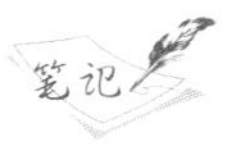

再用大量生理盐水反复冲洗伤口，外露肌腱表面，置入可吸收医用生物膜以防粘连。最后将旋转皮瓣与创缘缝合，观察皮瓣血运良好，全层缝合右手背皮瓣供区切口，无菌敷料包扎，术毕。患者相关图片资料见图 3-2-10 ～图 3-2-14。

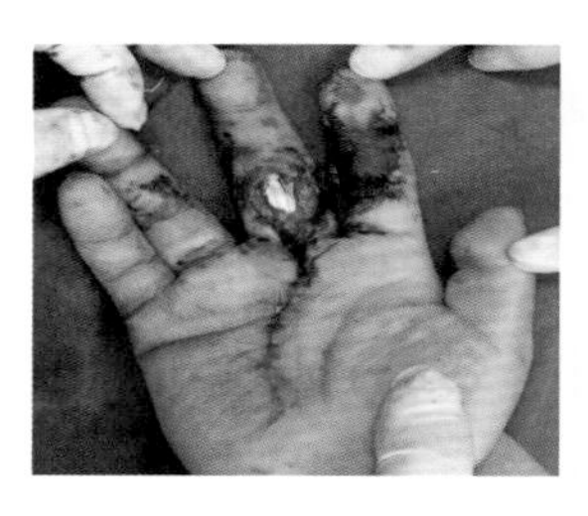

图 3-2-10 术中可见右手中指 1.0 cm×3.5 cm 大小创面，肌腱外露

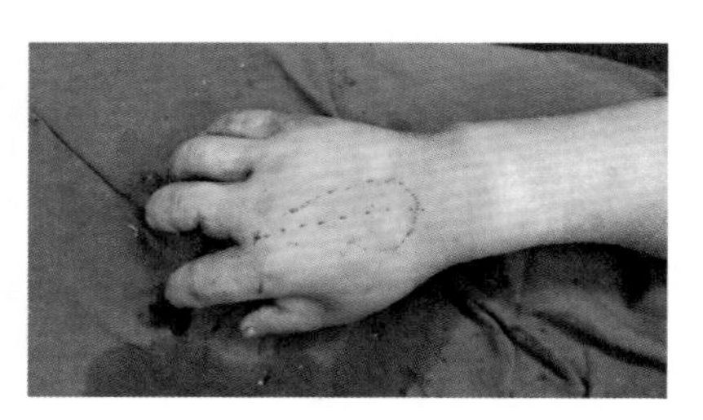

图 3-2-11 供区皮瓣形状和大小设计

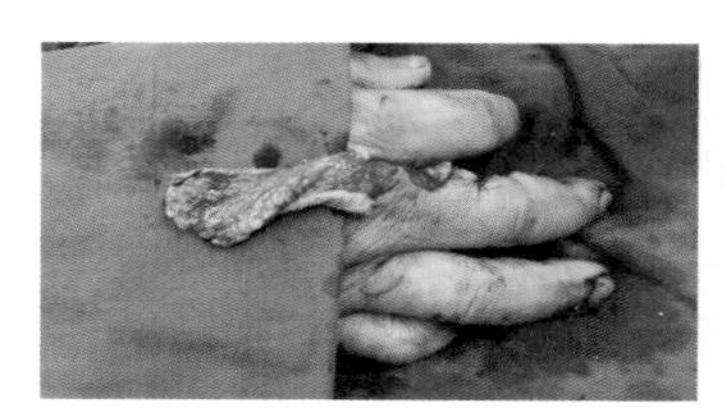

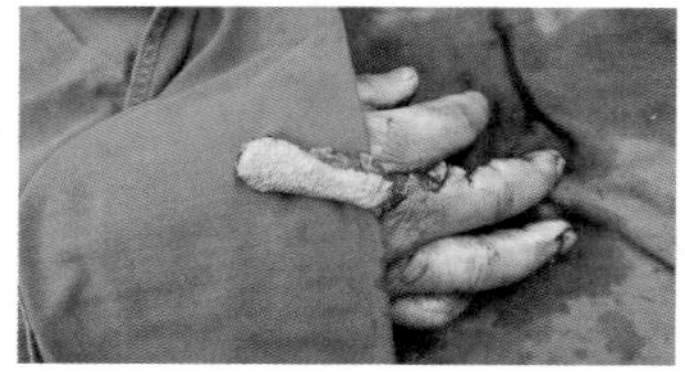

图 3-2-12 术中皮瓣切取后血运良好

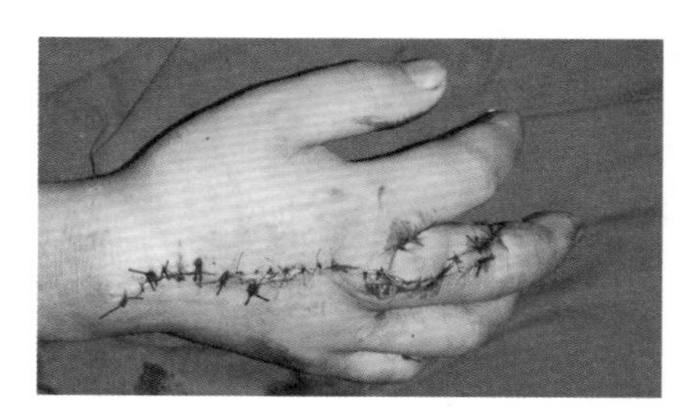

图 3-2-13 皮瓣转位后血运良好

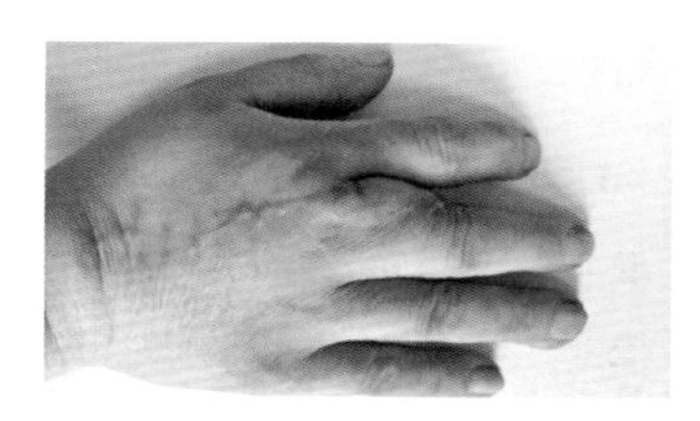

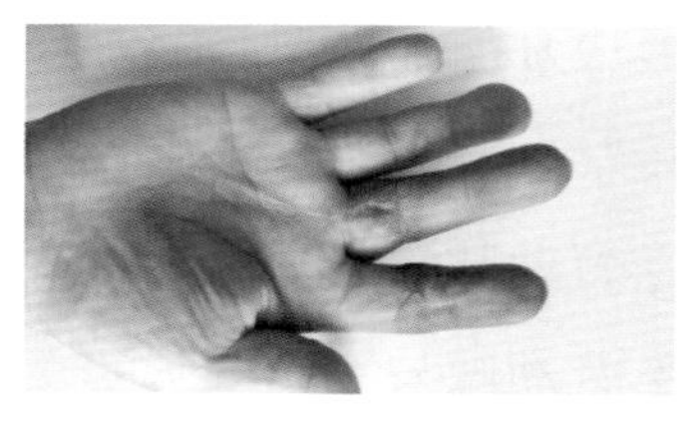

图 3-2-14 术后 3 个月恢复良好

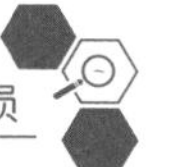

病例分析

手外伤在临床上非常多见，其中手部的皮肤软组织缺损在其中占很大比例。手指的皮肤软组织缺损常伴骨、肌腱和神经的外露，覆盖方法较多。1987 年 Earley 首次报道第二掌背动脉岛状皮瓣后，因该皮瓣的颜色、质地等和手指的皮肤比较相似，而且手术操作较为简单，血管较为恒定，成活率高，已成为临床治疗手部皮肤软组织缺损的重要方法。

第二掌背动脉逆行皮瓣的应用解剖：第二掌背动脉由掌深弓的近侧穿支和腕背侧动脉网发出的交通支吻合而成，走行于伸肌腱的深面、骨间背侧肌的浅面，其远端延续为两条指背动脉，第二掌背动脉长度为（57.2 ± 9.3）mm，起点外径（0.9 ± 0.3）mm，末端外径（0.6 ± 0.2）mm，走行中发出皮支（9.5 ± 2.0）条，肌腱支（4.5 ± 1.5）条和骨支（2.6 ± 0.9）条。掌背动脉的主要皮支血管由掌背动脉的远 1/3 段发出，向近端走行，形成纵向血管网可达腕背。在距指蹼游离缘 1.5 cm 处，掌背动脉末端有较为恒定的血管吻合支与指掌侧总动脉或其分支相连，此吻合支就是第二掌背动脉皮瓣的解剖基础。该皮瓣的回流静脉就是与第二掌背动脉及其吻合支相伴而行的两条小静脉，它们保证了皮瓣的血液回流，同时许多浅静脉存在于手背的皮下组织内，这些浅静脉在皮瓣的血液回流中也发挥了重要作用。

第二掌背动脉逆行皮瓣设计：以指蹼皮肤游离缘中点向手背的垂直线（即第二掌背动脉的走行线）为皮瓣的中轴线，以第二指蹼背侧近端 1.5 cm 处为皮瓣旋转轴点，该点为掌背动脉指掌侧总动脉穿支的位置。皮瓣切取范围在近端不要超过腕背横纹，远端不要超过指蹼皮肤游离缘，两侧不要超过皮瓣中轴线外 2.5 cm。

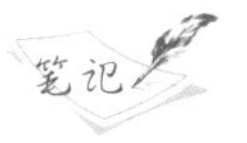

为了达到更好的手术效果，提高皮瓣成活率，手术过程中应该注意以下几点：①术前设计皮瓣时应该注意，为防止张力过大，供区切取皮瓣面积应该比受区面积大 10% ～ 15%；②进行皮瓣切取时，应该注意将第二掌背动脉及其周围的筋膜与组织一起切除，边解剖边缝合，防止在分离过程中损伤血管；③为了避免影响掌指关节的功能和示指、中指分指度，术中注意不要损伤掌指关节和示指、中指指蹼部位的皮肤；④因为第二掌背动脉血管束较细长，在手术中应避免过度牵拉导致血管痉挛或损伤；⑤皮瓣尽量进行明道转位，若要进行皮下隧道转位，隧道应该尽量宽畅，防止压迫血管影响皮瓣供血；⑥如果皮瓣较大，供区无法直接缝合，可以从前臂内侧取皮，进行游离植皮。

第二掌背动脉逆行皮瓣的优点：①皮瓣质地好、皮下脂肪组织少，厚薄适中，不臃肿，颜色、弹性与受区手指皮肤相似度较高；②临近受区，转移比较方便，对供区影响较小，供瓣区宽度在 3.5 cm 以内的可直接缝合，无须植皮；③皮瓣血管蒂位置较为恒定，不必牺牲主要血管，血供较好；④可以设计带掌骨和伸肌腱的复合皮瓣，对手指多种组织同时进行修复；⑤该皮瓣为带蒂转移，无须吻合血管，手术操作较为简单，成活率较高。

第二掌背动脉逆行皮瓣的缺点：①逆行供血和回流属非生理性的血液循环；②皮瓣供区切取面积较大时，不能直接缝合，需要进行游离植皮，术后外观不能令患者满意；③皮瓣修复的旋转弧较小，修复拇指皮肤软组织缺损有一定的难度，也不能修复示指、中指远节的皮肤软组织缺损；④供瓣区面积较小，蒂部较短，难以进行较远距离的移位，伴指尖部的组织缺损，修复较困难；⑤皮瓣内的皮神经难以恢复。

笔记

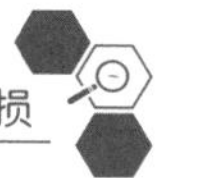

病例点评

第二掌背动脉皮瓣主要有以下几种类型。①顺行岛状皮瓣：顺行皮瓣的旋转弧较长，转位后皮瓣可达拇指末节，故其可以用于修复拇指掌背侧的皮肤软组织损伤。②逆行岛状皮瓣：该皮瓣的旋转弧较短，可以用于修复示指、中指掌背侧的皮肤软组织损伤。③游离皮瓣移植：该皮瓣的修复范围完全不受皮瓣旋转弧的长短和血管蒂长度的影响，可以对手任意部位的皮肤软组织缺损进行修复，同时避免了进行皮下隧道转位所造成的手部组织的额外损伤，可进行神经吻合，术后感觉功能恢复快，也不会出现血管蒂受压导致的皮瓣供血不好的情况，但手术操作较为复杂，手术风险偏高。④双轴点岛状皮瓣：主要适用于拇指、中指和示指指背皮肤软组织损伤的修复，可达到第二掌背动脉岛状皮瓣旋转弧范围内的手部修复，皮瓣供区仅留下线形瘢痕。⑤皮肤返支动脉蒂岛状皮瓣：当术中出现血管解剖变异的情况时，其可以作为一种补救方法，该皮瓣的血管蒂较短，当患者手部的组织损伤部位为示指、中指中远节和环小指时，应用其修复的可行性较小，故该皮瓣主要用于对示指、中指近节和手背的皮肤软组织损伤进行修复。以上几种皮瓣各有其优缺点，适用范围既有相同之处，也有不同之处。在临床实践中，应该根据患者情况选择合适的皮瓣，以求在外观和功能上都尽量让患者满意。在该病例中，患者的组织缺损部位主要在示指、中指，且第二掌背动脉皮瓣供区的皮肤软组织未受损伤，综合比较上述几种皮瓣的特点和适用范围之后，选择了第二掌背动脉逆行皮瓣。

参考文献

1. 邓有清．第二掌背动脉皮瓣的特点与应用．中国民族民间医药，2009，18（3）：57.

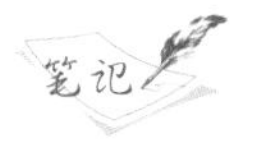

2. 俞光荣，袁锋，张世民，等. 第二掌背动脉皮瓣的临床应用. 中国修复重建外科杂志，2005，19（7）：521-524.

3. 张震，李玉山，王九辉 . 掌背动脉逆行岛状皮瓣修复手指皮肤缺损 . 实用手外科杂志，2005，19（1）：52.

4. 侯春林，顾玉东. 皮瓣外科学. 上海：上海科学技术出版社，2006：527-528.

5. 李旭升，刘兴炎，甄平，等 . 逆行第二掌背动脉皮瓣及肌腱皮瓣修复手指皮肤软组织缺损 27 例 . 实用医学杂志，2010，26（12）：2169-2170.

6. 王培吉，董启榕，江波，等. 第 2 、 3 掌背动脉皮支筋膜皮瓣修复手指中远节软组织缺损. 中华显微外科杂志，2011，34（6）：447-449.

7. 李如杰，周超，李菁，等 . 第二掌背动脉逆行皮瓣修复示中指皮肤缺损 . 医学美学美容，2013，12：50-51.

8. 王湘伟，谢广中，梅林军，等 . 第二掌背动脉逆行皮瓣修复指组织缺损 34 例 . 中华显微外科杂志，2015，38（3）：283-285.

9. 金海龙，隋海明，周纪平 . 第二掌背动脉皮瓣在急诊皮肤缺损性断指再植术中的应用 . 中国中医骨伤科杂志，2013，21（7）：55-56.

10. 刘兴盛，周玉新，徐立伟，等 . 应用第二掌背动脉皮瓣修复手指软组织缺损体会 . 中国美容医学，2012，21（17）：2166.

笔记

019 踇甲瓣再造拇指游离皮瓣修复供区

病历摘要

患者，中年男性。

［主诉］ 轮胎炸伤致左手拇指缺损、示指离断 8 小时入院。

［查体］ 患者左手多处皮肤裂伤，拇指毁损严重，近节皮肤软组织缺损，示指末节离断。

［诊断］ 右手拇指毁损伤，Ⅲ度缺损，左示指指骨骨折。

［治疗］ Ⅰ期考虑拇指Ⅲ度缺损需行踇甲瓣移植，患者同意手术方案后给予左手清创、示指再植、示指指骨骨折固定、拇指指骨前臂包埋保存残端 VSD 安置术。

术后 7 天示指再植后血运稳定再植成功拆除拇指 VSD。可见创缘软组织条件好，行踇甲瓣再造拇指游离皮瓣修复供区。多普勒超声探测供受区血管后，行全麻。①在拇指掌侧背侧做纵向切口，在拇指残端掌侧切口内显露、分离拇指尺侧固有神经及指总神经，在腕桡侧从第 2 掌骨至桡骨茎突做斜行切口，游离出桡动脉、头静脉，从切口到拇指残端做皮下隧道留置血管蒂通道。②将近节指骨从前臂皮下取出，克氏针固定到掌指关节处（图 3-2-15A）。③选用同侧踇甲瓣，于踇趾胫侧行切口，保留胫侧 1.5 ～ 2.0 cm 宽的皮肤及皮下组织，跖骨及胫侧足底血运完整。在足底行切口绕经踇趾横纹及第 2 趾的趾蹼至趾背形成三角皮瓣（图 3-2-15B）；显露足背第 1 趾背动脉、第 1 趾底动脉，保留皮瓣腓侧的趾背，结扎第 2 趾胫侧的趾背、趾底动脉。切取踇甲瓣皮瓣上的趾甲及甲床携带部分远节指骨骨膜可避免损伤甲床造成趾甲畸形。④剥离整个踇甲瓣皮瓣，按所需长度切断踇腓侧的趾底固有神经和背侧的腓深神经皮支，松止

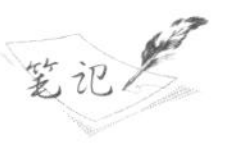

血带后见皮瓣血运好，按长度切断足背动脉和大隐静脉（图 3-2-15C、图 3-2-15D）。⑤将踇甲瓣的动、脉静脉、神经蒂通过皮下隧道转到

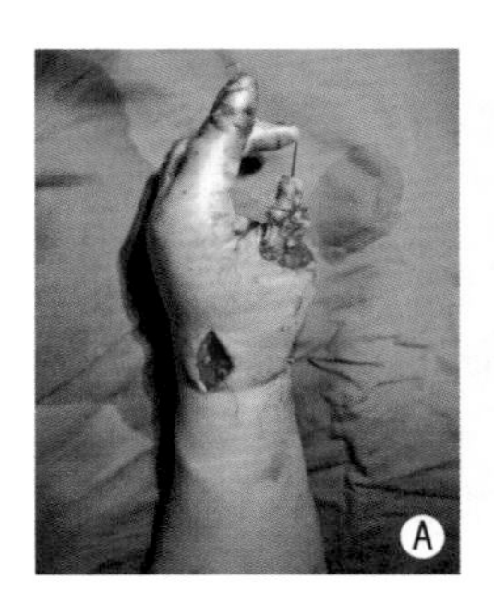

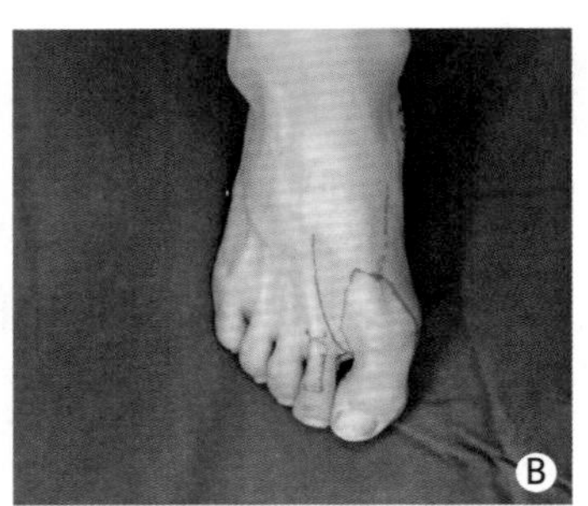

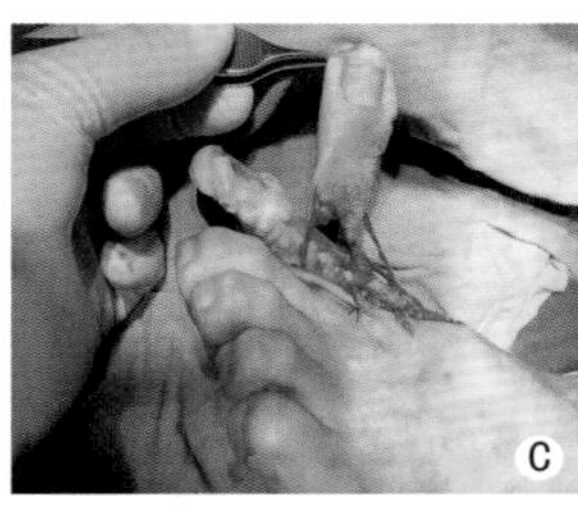

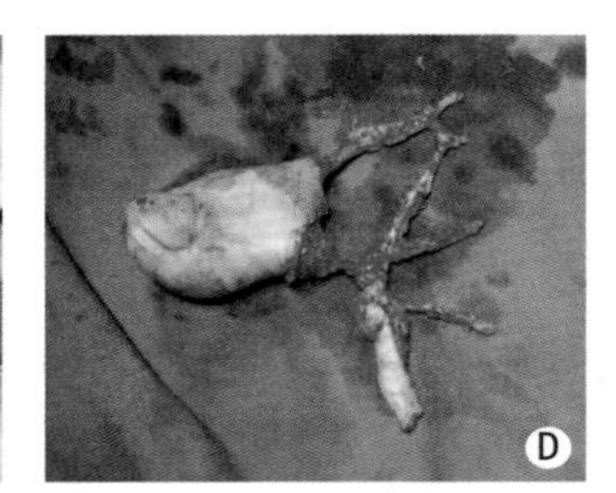

图 3-2-15　手术方式

桡部切口，避免组织扭转，皮瓣固定于缺损处，显微镜下 8-0 微乔线吻合踇甲瓣腓侧的趾固有神经 - 拇指尺侧指掌侧固有神经，吻合腓深神经皮支 – 桡神经浅支；10-0 线吻合大隐静脉 – 头静脉，吻合足背动脉 – 桡动脉，松止血带后皮瓣血运好（图 3-2-16）。⑥用腓肠内侧动脉穿支皮瓣修复踇甲瓣供区，以腓肠内侧动脉穿支点为皮瓣中心点，以内踝后缘顶点与腘窝皱襞中点连线为皮瓣轴线，设计皮瓣约 6 cm × 4 cm 大小（图 3-2-17）。⑦固定皮瓣、吻合足背动脉 - 腓肠内侧动脉穿支，吻合跖背静脉 - 皮瓣伴行静脉。松止血带后皮瓣血运好，缝合皮瓣，小腿皮瓣供区缝合（图 3-2-18），术毕。患者术后相关图片资料见图 3-2-19 ～图 3-2-21。

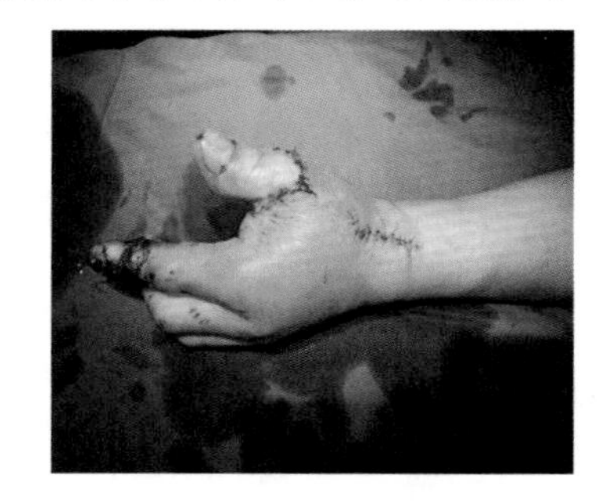

图 3-2-16　拇指皮瓣吻合后

笔记

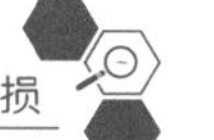

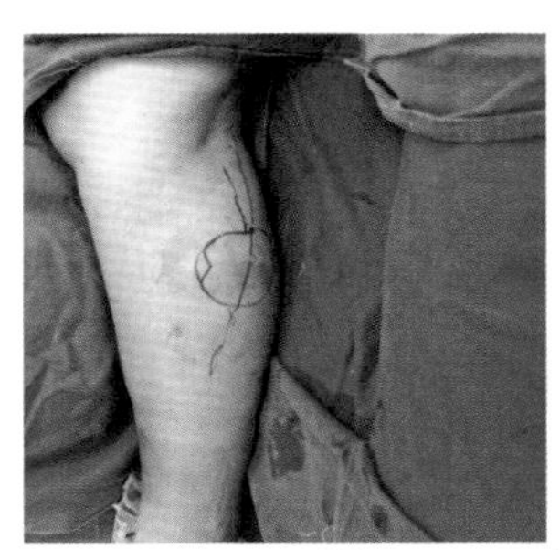
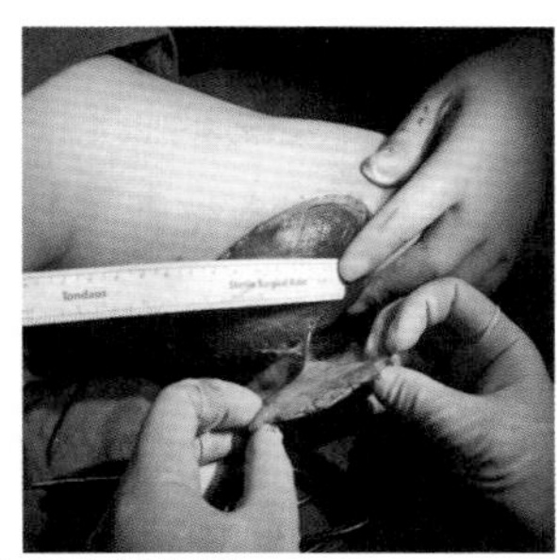

图 3-2-17 修复皮瓣设计

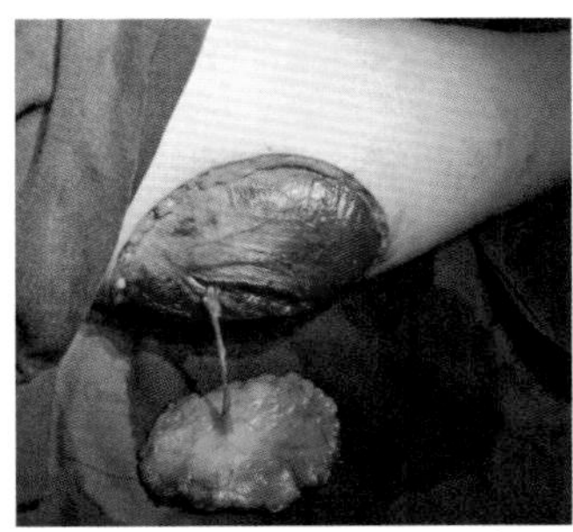
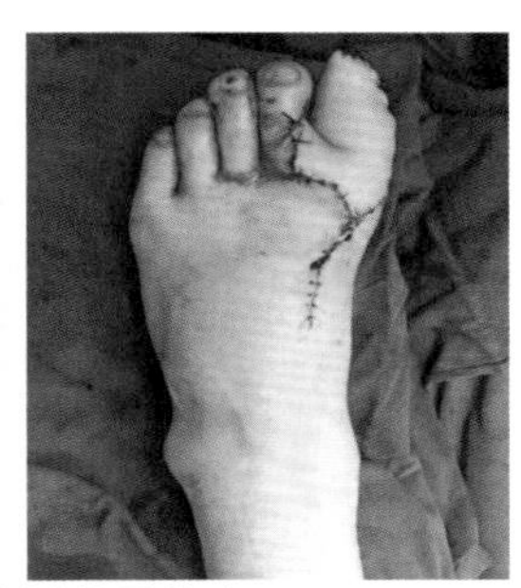

图 3-2-18 小腿皮瓣供区缝合

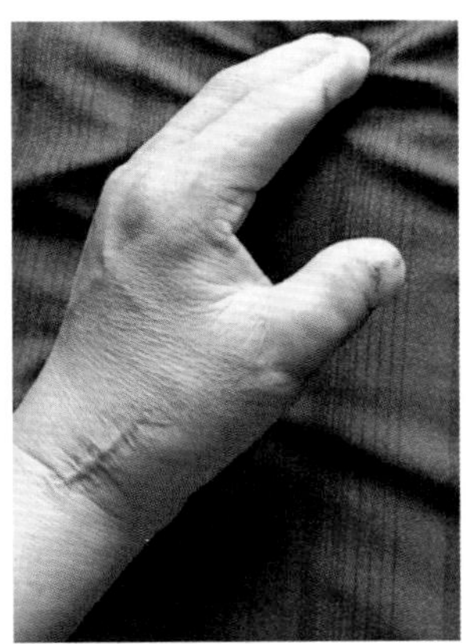
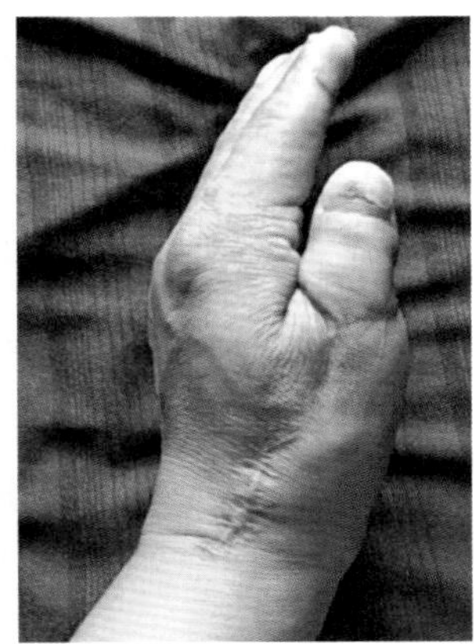

图 3-2-19 术后复查再造拇指外观

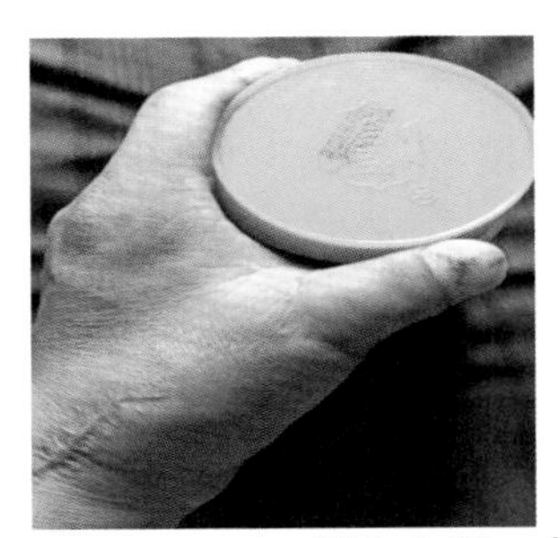
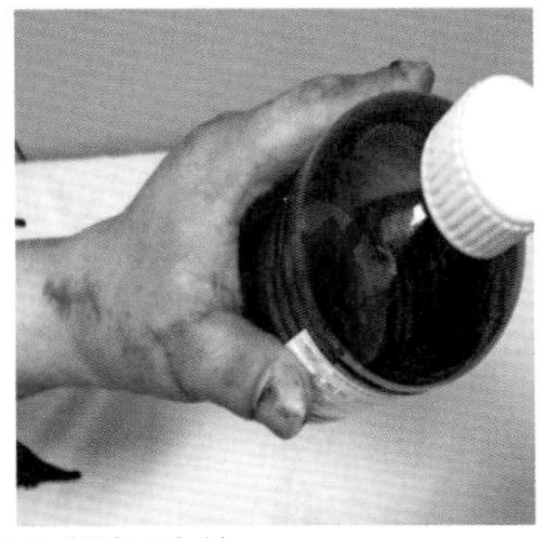

图 3-2-20 术后拇指功能

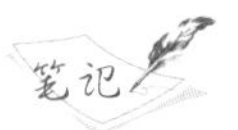

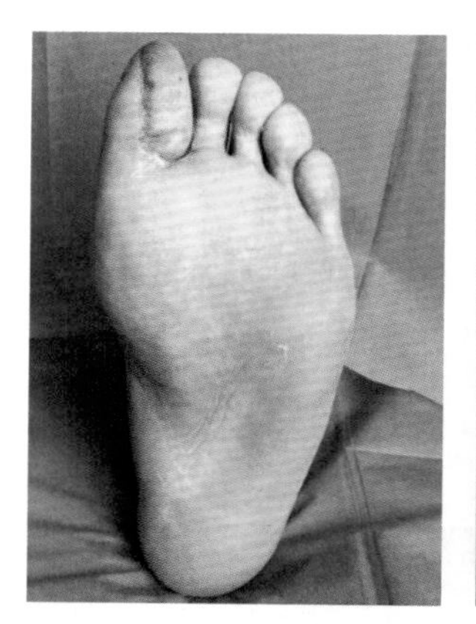
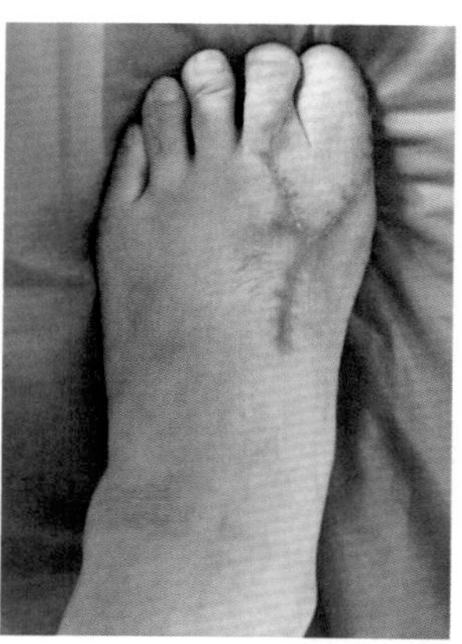

图 3-2-21　术后随访供区愈后

病例分析

拇指在手部功能中占有重要的地位，尤其在手部抓、握、捏、夹功能方面，拇指是必不可少的。拇指通过其偏离手平面的运动来完成特有的手部环转及对掌功能，而对掌功能又是人与灵长类动物手部功能的重要区别之一，由此可见拇指的功能对于人类完成日常生活有重要意义，因此在外伤后拇指再造、拇指功能重建的问题显得格外重要。

因外伤造成拇指组织的缺损，若采用简单的截指及残端修整缝合的外科治疗，必将造成拇指部分缺损而影响外形与功能，患者手部的精细运动也将受到极大限制。若采用传统的邻指皮瓣、交臂皮瓣、腹部带蒂皮瓣或新近采用血管神经蒂岛状皮瓣修复，虽保留了指体长度，并维持一定的外形与功能，但修复后缺乏组织相同性，无指甲，感觉恢复较差，这必将影响手部的精细运动。为了最大限度地恢复患者拇指的长度、外形及感觉，重塑拇指的功能及形态，我们常采取各种积极的手术治疗方法来对患者的拇指进行再造。

对于拇指缺损，我们常按照王澍寰的拇指缺损四度分类法进行分类。Ⅰ度：自近节指骨远端缺损。Ⅱ度：自掌指关节缺损。Ⅲ度：

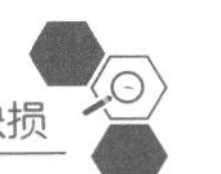

经掌骨水平缺损。Ⅳ度：整个拇指包括大多角骨缺损。根据不同的缺损程度，我们可选用的治疗方法有指移位术、游离第 2 足趾移植再造拇指术、跗甲皮瓣游离移植再造拇指术、皮管植骨术、骨延长法。各个治疗方法因患指的具体损伤情况不同而定，但是不同患者的日常生活中手功能需求不同，拇指功能的必要长度也各不相同，我们更应根据患者的各项基本情况，如患者的职业、年龄、各项身体基本情况及血管情况进行个体化选择，选择最合适患者的手术方法进行治疗。

对于跗甲瓣移植术后供区的修复可以行全厚皮肤移植术，但常会引起供区植皮坏死、供区压疮、破溃而影响负重，也可行皮瓣修复，缺损面积大者可行股前外侧皮瓣修复缺损，面积小者可行腓肠内侧动脉穿支皮瓣修复缺损，愈合后皮瓣的厚薄感觉较好。

病例点评

该患者的诊断明确：左手拇指毁损伤，Ⅲ度缺损，左手示指离断、左示指指骨骨折。对于患者的治疗方面，患者系左示指离断，在早期应实行断指再植手术，避免断指坏死，失去最佳的再植手术时机。另外患者左手拇指毁损严重，基本无再植可能，前期给予清创寄养指骨 VSD 安置，变污染伤口为清洁伤口，后期再行拇指再造手术。

对于该患者的拇指再造问题，因患者系中年男性，日常生活对手部功能要求较高。另外患者身体各项情况均好，血管无动脉硬化及栓塞情况，应最大限度地恢复患者拇指的形态与功能。对于再造手术方法的选择方面，由于患者为拇指毁损伤、Ⅲ度缺损，用拇指指骨 + 跗甲瓣行拇指再造，保留皮肤和指甲，且第 1 足趾体积偏大，可以一定程度地恢复拇指的长度。另外吻合血管的跗甲瓣移植，有更好血供及生长潜力，明显要优于取髂骨植骨恢复拇指长度的手术

方法。而骨延长法进行恢复拇指长度的手术方式，其术后恢复时间过长，而长时间的固定必然导致手部关节的粘连受限、功能受限。故而对于该患者取足趾踇甲瓣进行移植是更为合适的办法。取足趾踇甲瓣进行移植不仅可以最大限度地保留手部功能，而且还可以减小手术对足部功能的影响。并且手部常为显露部位，而足趾常为鞋子所遮蔽，这样可以最大限度地保护患者的隐私，使得肢体形态更为美观。最后，术中取踇甲瓣进行拇指重塑，使得再造拇指形态上更为相似，且使再造拇指的甲床可以获得最大程度重建。对供区行皮瓣修复可更完美地解决踇甲瓣移植后供区暴露、易感染、感觉差、外观差、功能差等问题。

拇指缺损在手外伤中占有很大的比例，各位医师应该对拇指的功能有深刻的认识，切不可进行简单的残端修整，使得拇指瘢痕愈合，这无论是从外形还是感觉上，都将对患者的手功能造成很大的影响，而应积极地进行拇指重建、外科重塑手术，最大限度地恢复拇指的形态与功能。

（董建峰　郭　鹏）

笔记

第四章
手部肌腱损伤与畸形矫正

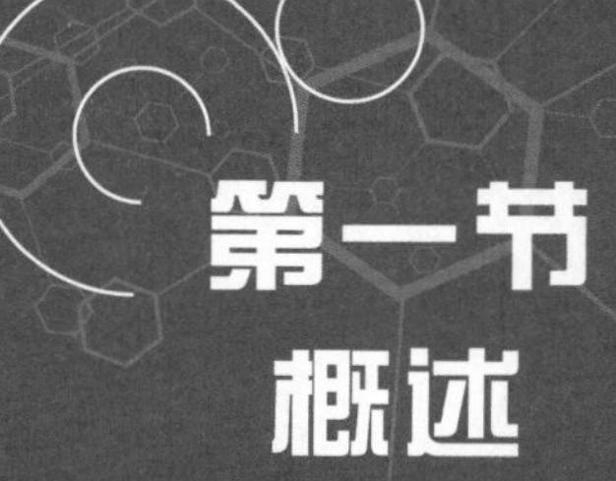

第一节 概述

肌腱是连接肌肉与骨骼的一种独特的结缔组织，其细胞间质主要由致密而平行排列的胶原纤维束构成，纤维束之间主要借少量无定形排列基质相连接。肌腱的主要成分是胶原蛋白、弹性蛋白和糖蛋白基质。肌腱可以储存弹性能量，并能承受运动中带来的高强度负荷。随着竞技体育的迅速发展及全民运动的普及，肌腱损伤的病例逐年增多，特别是在手脚外伤中，肌腱损伤占很大比例。

早在 10 世纪，阿拉伯医师 Avicenna 成功进行了第 1 例肌腱手术，但因肌腱手术修补后导致疼痛、痉挛和坏疽等问题，肌腱手术的发展长期停滞不前。直到 1752 年 Haller 证实肌腱属于无感觉组织，伴随着外科无菌技术的发展，肌腱手术得到了较快发展，至 Syme 成功进行了数例肌腱修补术后，肌腱缝合术开始普遍被人们接受。

现代肌腱修复的概念主要是建立在 1916 年 Mayer 的研究基础之上，他对肌腱的血液供应、肌腱于腱鞘间的滑动，及腱系膜、腱周组织、

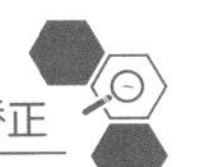

腱鞘的功能进行了系统地研究，强调术后康复、早期活动及术后保护性活动的重要性。1918 年 Bunnell 阐述了肌腱缝合的无菌、无创、无血视野下操作的原则，并提出了术后固定 3 周后开始主动活动的经典理论。他于 1994 年发明的抽出钢丝法在肌腱缝合治疗中的疗效被广大学者认可，并沿用至今。1973 年 Kessler 报道了抓握缝合法，1975 年 Tsuge 报道了肌腱内缝合技术，进一步丰富了肌腱的缝合方法，为肌腱修补乃至手外伤的治疗奠定了基础。

肌腱损伤常规治疗手段包括手术治疗及药物治疗、物理治疗和冷冻疗法等非手术治疗，但由于断裂的肌腱经缝合后容易形成瘢痕组织，治疗效果往往不太理想，会对患者的正常生活和工作造成很大影响。目前对肌腱愈合的研究较多，根据组织学特征，肌腱愈合主要分 3 个阶段：①首先是基质层面的修复（第一阶段炎症期），通过形成完整间隙来参与重塑过程；②损伤 1 ～ 2 周后进入增殖期（第二阶段），在这一阶段，炎症细胞逐渐减少，各种生长因子与新生成纤维细胞共同作用，产生大量细胞外基质、蛋白聚糖及Ⅲ型胶原纤维，持续数周；③损伤后的 6 ～ 8 周到 2 年进入到肌腱重塑期（第三阶段），在这一阶段，Ⅲ型胶原纤维逐渐被Ⅰ型胶原纤维替代，各种生长因子的分泌、合成也逐渐减少，组织纤维性逐渐增强，新生组织有序排列增生，以恢复肌腱的硬度和抗拉强度，最终在 10 周后，胶原纤维的交联增加，腱样组织形成。

2012 年顾玉东提出了肌腱损伤的处理原则。①肌腱损伤后修复时限：清洁伤口中肌腱断伤，应争取Ⅰ期缝合。对于严重的挤压伤，且伴有肌腱缺损的应延期缝合。②肌腱缝合方法与要求：一般采用改良 Kessler 缝合法，肌腱周边再做“9”0 尼龙线内翻缝合，以减少断面外露。缝合材料应用抗张强度最佳的合成材料，可保证进行早期功能锻炼。③Ⅱ期屈肌腱的处理：应同时修补屈指浅、深肌腱，腱鞘是肌腱的营养与滑动装置，原则上损伤后也应Ⅰ期修复。④肌

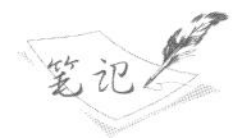

腱修复后的康复治疗：肌腱修复后应早期进行功能康复治疗，有条件的患者应在术后住院，在康复医师指导下，进行功能锻炼，伤后3周是肌腱愈合与防止肌腱粘连的“黄金时期”。只有在康复医师的指导下，按程序、规范、标准进行锻炼才有可能避免发生影响功能的肌腱粘连。⑤肌腱粘连分离术的基本要求：肌腱损伤修复后经3～6个月康复功能训练，一般都可恢复手指屈伸的基本功能，若6个月后仍有严重的功能障碍，则应考虑进行肌腱粘连分离术。

肌腱粘连分离术前，手指的被动活动应基本正常，即屈曲指端距掌＜2 cm，伸直指端距水平＜1 cm。术中肌腱粘连分离的要求是近端牵拉肌腱后，肌腹有1～2 cm的活动度，远端牵拉肌腱后，手指指端达到被动活动的要求。

肌腱损伤后，手术缝合方法在防止肌腱粘连方面起着重要作用。国外学者对比了Kessler缝合、改良Kessler缝合、Lee缝合与Becker缝合等几种缝合技术，发现改良Kessler缝合技术造成的术后肌腱粘连明显轻于其他几种缝合技术，这表明选择适当的缝合方法可以减轻肌腱粘连的发生。国内学者肖颖锋等人发现Tsuge缝合法和改良Kessler法是最佳的肌腱修复缝合方法。王亮报道了KH肌腱缝合法不仅能有效地增加断端的对合紧密程度，而且还可以有效避免因周边组织侵入而造成的粘连及瘢痕充填，临床效果满意。

总之，肌腱损伤后要及时彻底清创、采取合适的缝合方法及生物阻隔材料来尽可能地恢复肌腱的完整性，同时给予药物、物理、早期康复等多方面的治疗来加速肌腱的内源性愈合，减慢外源性愈合，力求在最小的粘连状态下达到最佳愈合效果。

参考文献

1. 李洲，韩沛林，陆文君，等. 调控TGF-β1促进损伤肌腱优质愈合的研究进展. 哈尔滨医科大学学报，2019，53（1）：106-109.

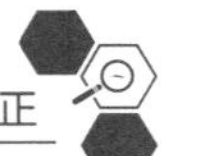

2. 王亮，张成进，王成琪．KH 肌腱缝合法及其临床应用．实用手外科杂志，2007，21（4）：220-221.
3. 顾玉东．手外科领域里的基本问题．外科研究与新技术，2012，1（2）：97-98.
4. 肖颖锋，万圣祥，洪光祥，等．肌腱愈合过程中不同缝合方法对生物力学特性影响的动态观察．现代康复，2001（2）：34-35.
5. 吴迎波，赵胡瑞．防止肌腱粘连及促进其愈合的研究进展．现代生物医学进展，2010，10（4）：784-787.

笔记

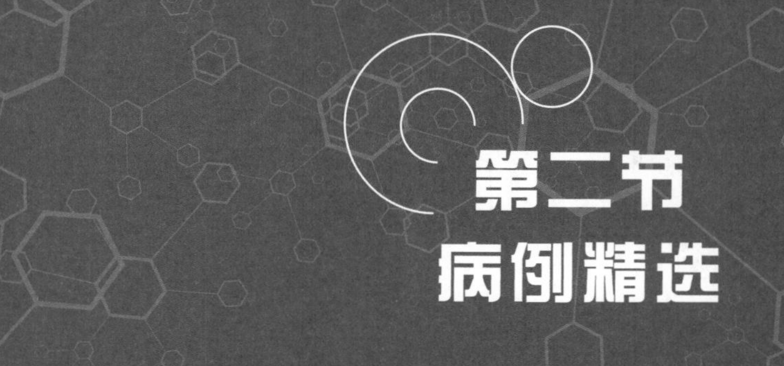

第二节 病例精选

020 鹅颈畸形

病历摘要

患者，男性，64 岁。

［主诉］ 示指畸形伴明显疼痛及活动受限进行性加重。

［现病史］ 患者 3 年前被诊断为未分化型脊柱关节病，就诊于多家医院行保守治疗，全身疼痛症状得以缓解。10 个月前发现右示指掌指关节、指间关节疼痛，无明显红肿，未在意，无特殊诊治。随后发现示指畸形伴明显疼痛及活动受限进行性加重。为求诊治，以“右示指鹅颈畸形”收入我科。

［查体］ 右示指近侧指间关节过伸，远侧指间关节屈曲呈鹅颈样畸形，掌指关节活动度：屈曲 70°，背伸 10°。近侧指间关节呈背伸 45° 僵直，主被动屈伸不能。远侧指间关节固定屈曲 40°，背

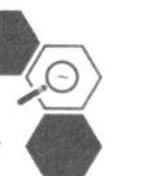

伸受限。末梢血运及感觉未见异常。行双手正斜位 X 线检查未见明显关节面损坏（图 4-2-1）。

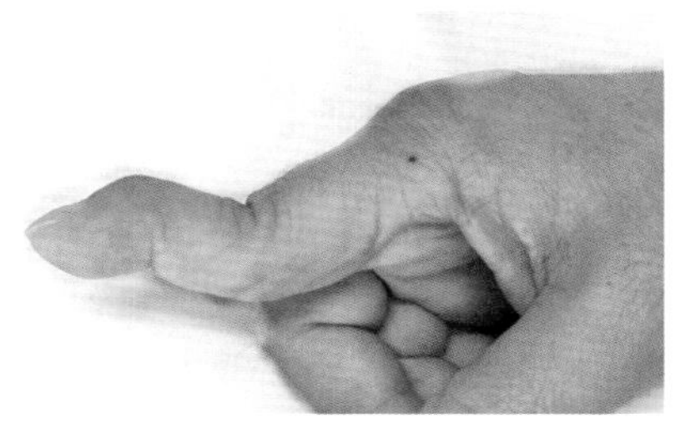
A：右示指近侧指间关节背伸，远侧指间关节屈曲

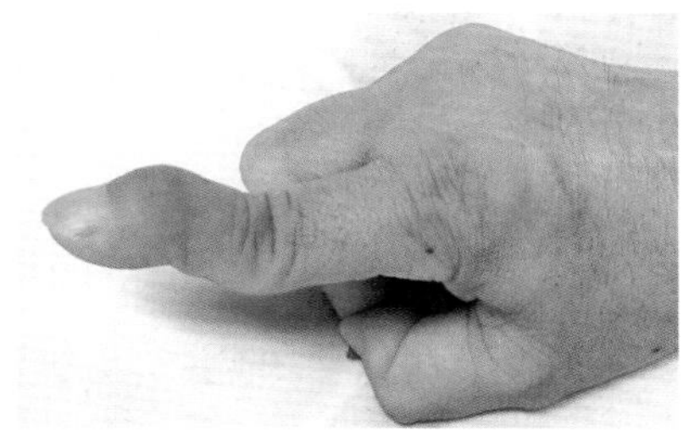
B：右示指呈鹅颈样畸形改变

图 4-2-1 术前外观

［治疗］ 完善术前相关检查，在臂丛麻醉下将示指伸肌腱侧腱束松解，移位侧束至近侧指间关节滑动轴的掌侧，切开松解背侧关节囊、侧副韧带，检查关节活动范围正常后，将桡侧侧腱束于近端切断并从横行支持带穿过，反折缝合固定于屈曲 5° 位置，以克氏针维持固定（图 4-2-2）。术后对症支持治疗，指导患者适当功能锻炼。

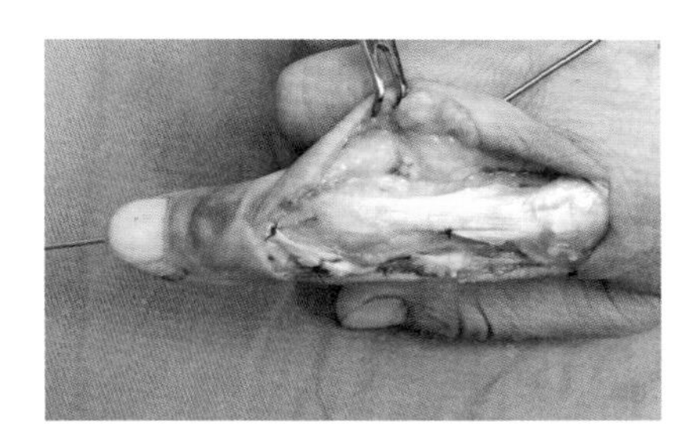
图 4-2-2 术中

病例分析

鹅颈畸形主要是手指的伸肌腱与屈肌腱肌力平衡失调而引起的近侧指间关节过伸和远侧指间关节屈曲的一种畸形，其状态刚好与中央腱断裂所致的纽扣指畸形相反。造成鹅颈畸形的原因目前尚不明确，常见的原因有手外伤后骨间肌挛缩、风湿、关节炎、脑瘫等。其发病机制可能为：①手外伤和类风湿等疾病造成近侧指间关节掌板损伤导致掌板功能不全，中央束的活动失去掌板的限制，从而导致近侧指间关节过伸畸形；②创伤所致陈旧性锤状指畸形和类风湿

滑膜炎所致伸肌腱终腱逐渐变薄会使伸肌装置失衡，中央束伸直肌肌力代偿增高，可产生近侧指间关节的过伸畸形；③近侧指间关节的过伸和横形支持韧带的变薄，促使伸肌腱的侧束向近侧指间关节旋转轴的背侧移动。移位的侧束可导致近侧指间关节进一步背伸和远侧指间关节的屈曲。

手指鹅颈畸形可分为以下四型：Ⅰ型，近侧指间关节可完全活动；Ⅱ型，近侧指间关节的主动与被动活动均受限，由于手内在肌的紧张引起掌指关节伸直；Ⅲ型，无论掌指关节处于什么位置，近侧指间关节活动范围均减小；Ⅳ型，近侧指间关节过伸位固定，并伴有关节面的破坏。

术前需对受累手指进行体检，评估近侧指间关节的主动与被动活动范围。按体检结果进行病情程度的分型，以指导患者进一步的治疗方案。由于Ⅰ型与Ⅱ型表现较为相似，因此若患者表现为Ⅰ型即柔性指畸形时需进一步行 Bunnell 试验：伸直掌指关节，被动屈曲近侧指间关节，可见活动明显受限，屈曲掌指关节，再次被动屈曲近侧指间关节，此时阻力明显减低，此为 Bunnell 试验（+），提示手内在肌挛缩，分型为Ⅱ型。

鹅颈畸形一旦发生，非手术治疗很少有效，越早治疗，收益越大。对于Ⅰ型患者可试行 8 字环形支具固定，若 3 个月内固定无效则需行手术治疗。韦加宁认为手术方法主要有中央腱束延长、侧腱束及三角韧带松解术及指浅屈肌腱固定术。指浅屈肌腱固定术适用于可被动矫正的Ⅰ型、Ⅱ型鹅颈畸形；中央束延长、侧腱束及三角韧带松解术适用于较严重，且主、被动活动均受限的鹅颈畸形病例，如Ⅲ型患者。另有学者认为Ⅲ型鹅颈畸形的重建需处理近侧指间关节活动轴背侧移位固定的侧束和近侧指间关节的挛缩。处理方式包括松解中央束和三角韧带周围的侧束、移位侧束至近侧指间关节滑动轴的掌侧，通过切除背侧关节囊和松解侧副韧带来松解背侧挛缩

笔记

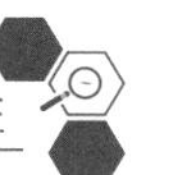

的近侧指间关节。其认为松解活动后侧束会在被动屈曲关节时自动滑移至关节轴的掌侧，所以侧束不需固定。对于Ⅳ型关节面破坏者需行近侧指间关节置换或关节融合术。

病例点评

结合本例患者，术前查体见患者示指呈典型近侧指间关节过伸、远侧指间关节屈曲的鹅颈畸形。近侧指间关节呈背伸45° 僵直，主、被动屈伸不能，X线检查示关节面无明显破坏，为Ⅲ型。术中探查见伸肌腱于近侧指间关节背侧粘连，关节囊膨出，双侧腱束向中央内移松弛。因此术中切除背侧关节囊、松解侧副韧带来松解背侧挛缩的近指间关节，检查关节活动范围正常后，考虑术后肌腱粘连影响侧腱束向掌侧滑脱，遂将桡侧侧腱束于近端切断并从横行支持带穿过，反折缝合固定于关节轴的掌侧并屈曲关节于5° 位置，以减轻伸指装置的强度，并用克氏针维持固定。

临床医师需掌握手指屈伸肌腱的走行及分布，术前详细查体并予以分型，按分型制定科学合理的治疗方案。手术方法旨在恢复患者屈伸肌腱的平衡，主刀医师需掌握各手术方案的适应证及具体操作步骤，以期获得最佳的治疗效果。

参考文献

1. 田光磊，蒋协远，陈山林 . 格林手外科手术学 .6 版 . 北京：人民军医出版社，2012：1901-1912.
2. 威塞尔 .Wiesel 骨科手术学 . 张长青，译 . 上海：上海科学技术出版社，2013：2619-2633.
3. 韦加宁 . 手指鹅颈畸形的手术治疗 . 实用手外科杂志，2000，14（1）：31-32.

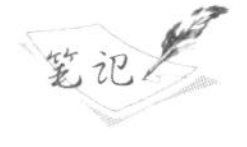

021 伸肌腱帽损伤

病历摘要

患者，男性，45 岁。

[主诉] 右中指被刀割伤致疼痛、活动受限 3 年。

[现病史] 患者 3 年前右中指被刀割伤致疼痛、活动受限，在当地医院清创、缝合，伤口拆线后发现右中指屈伸活动时不稳，向一侧移位。近日因活动时自觉疼痛就诊于我院。

[查体] 右中指掌指关节伸直时可触及指伸肌腱向尺侧滑移（图 4-2-3），伸直后肌腱不可复位（图 4-2-4），右手中指屈伸活动略受限。

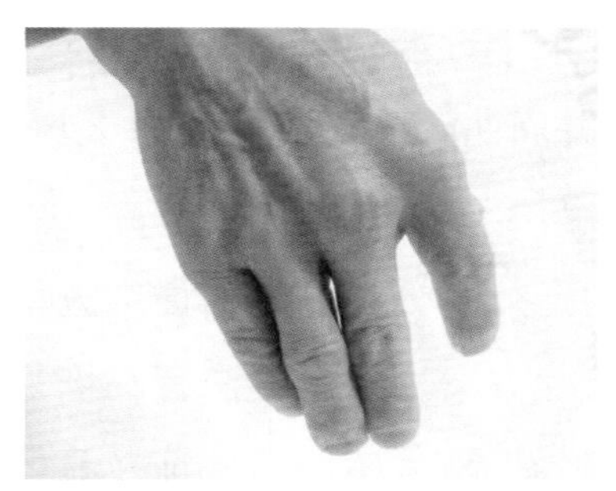

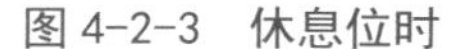
图 4-2-3 休息位时

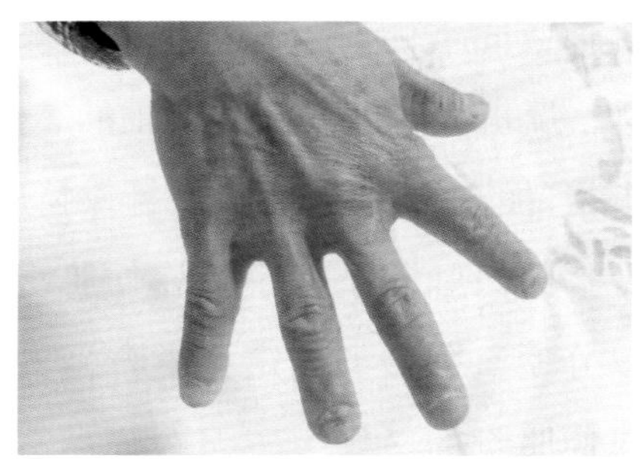

图 4-2-4 伸直位时

[初步诊断] 右中指伸肌腱帽陈旧性损伤。

[治疗] 入院后完善相关检查，在臂丛麻醉下行手术治疗。术中探及右中指指伸肌腱腱帽（图 4-2-5），充分松解指伸肌腱瘢痕及指背腱膜（图 4-2-6），修复指伸肌腱腱帽扩张部，并于中指伸肌腱上逆行切取 1/2 腱束约 4 cm，穿越掌指关节侧副韧带和伸肌腱侧腱束的深面将其返折后缝于伸肌腱（图 4-2-7），术中观察右中指掌指关节屈伸时，尺偏明显纠正，关闭伤口，石膏托外固定。

笔记

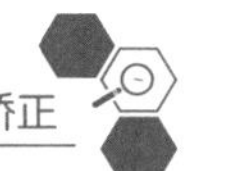

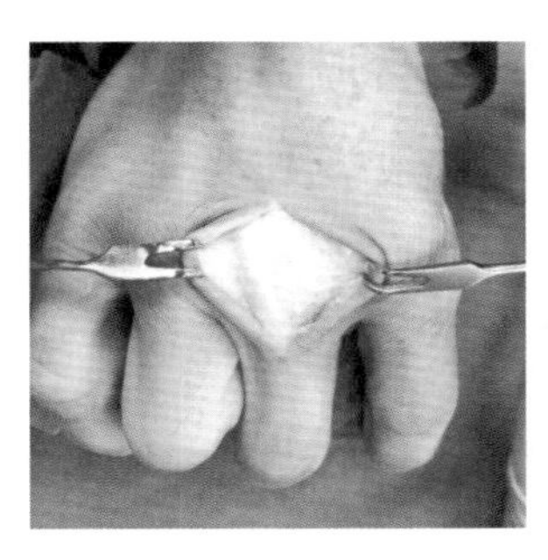

图 4-2-5　术中探及指伸肌腱腱帽

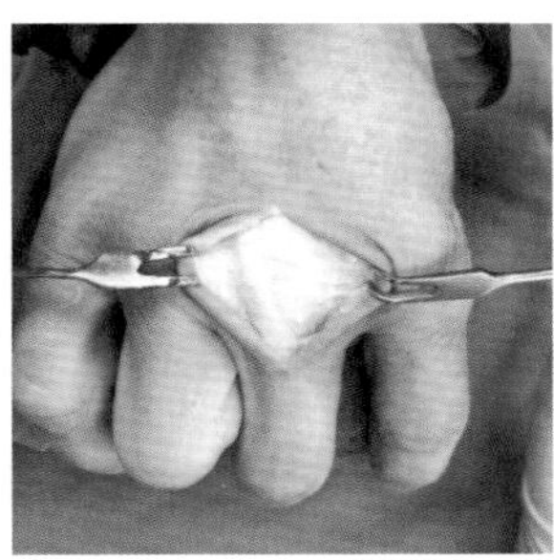

图 4-2-6　术中松解指伸肌腱帽及扩张部

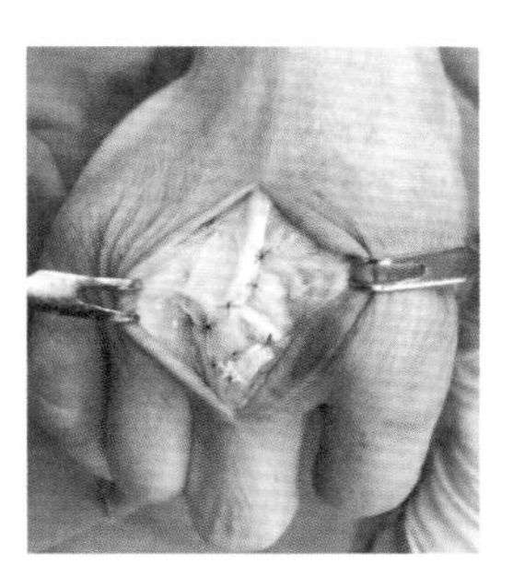

图 4-2-7　修复指伸肌腱帽，逆行切取腱束并返折缝合

病例分析

腱帽是掌指关节处维持伸肌腱正常位置的最重要结构，它如同悬吊带般由两侧悬吊着伸指肌腱，将其维持在掌指关节囊背侧中央。腱帽中的中央束、侧束、矢状束及横、斜行纤维组成的膜状结构，均有相互协调、共同维持指伸肌腱在各种状态下张力平衡的作用。其中任何一种因素受到破坏，均会使平衡丧失，最终导致伸指功能上的障碍。腱帽损伤将导致掌指关节局部疼痛、手指伸直受限，严重时出现指伸肌腱向健侧滑脱；老年人多有腱帽营养不足、腱帽韧性降低的情况，在剧烈运动掌指关节时腱帽较容易滑脱或撕裂；多指腱帽的滑脱损伤多见于先天性伸肌腱发育不良的患者，且多为对称性损伤。目前诊断肌腱腱帽损伤最简便有效的是超声检查，超声能顺利穿透肌肉、肌腱、腱膜、韧带及脂肪组织间界面，分辨率高，已成为诊断肌肉、肌腱损伤的首选方法。与其他影像学方法相比，超声诊断无辐射、更舒适，且能实时检查、双侧肢体对比检查，以便多方位了解肢体结构病变信息。手指背侧伸肌腱腱帽损伤较为常见，常伴有Ⅱ～Ⅲ区多区指伸肌腱损伤或缺损，而腱帽部位的治疗则较为困难，常用单纯肌腱移植修复。根据受伤类型有不同的治疗方法，新鲜损伤的闭合性伸肌腱腱帽损伤可保守治疗，但由于新鲜

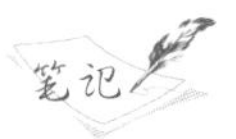

腱帽损伤症状多不明显，容易错过最佳修复期而成为陈旧损伤。陈旧性、多指性复杂的腱帽损伤，主要运用肌腱转位修复法或单纯肌腱移植修复法（如 Mccoy 手术）及同种异体肌腱移植修补法。该病例中患者有明确外伤史，伤后时间较长，已出现明显活动受限及瘢痕粘连，是手术治疗的适应证。Ahmad 及吴兴等报道了应用指浅屈肌肌腱部分腱束修复因伸肌腱中央束损伤导致的手指畸形，术后治疗效果可靠。

腱帽损伤早期症状常为掌指关节背侧疼痛，因掌指关节尚可活动常被患者忽略，若早期诊断可行原位缝合术。但该术式使用范围极其局限，只适用于损伤小于 3 周的新鲜腱帽损伤且有桡侧腱帽松弛者。而陈旧性腱帽损伤则应根据损伤情况行肌腱转位修复法或单纯肌腱移植修复法（如 Mccoy 手术）及同种异体肌腱移植修补法。

病例点评

腱帽损伤小于 3 周，断端整齐，无瘢痕形成，可直接缝合；如果损伤超过 3 周，两断端逐渐挛缩致使断端间形成缺损，随后断端被瘢痕组织填充，治疗极为困难，由此所致的两侧腱帽力量不平衡将导致指伸肌腱反复脱位。临床治疗陈旧性腱帽损伤手术方式较多，常用单纯肌腱转位修复法，如 Mccoy、Weeldon 等术式。单纯肌腱转位术与游离肌腱移植术，手术原理相似，均为利用自体肌腱缠绕桡侧副韧带或蚓状肌后牵拉指伸肌腱增加指伸肌腱患侧的张力，使指伸肌腱两侧的张力平衡从而恢复指伸肌腱正常位置。朱伟认为单纯肌腱转位术存在一些缺点：①手术操作复杂，术中须仔细分离组织，从而暴露蚓状肌、侧副韧带等，不仅需要切劈开伸肌腱而且需要反复穿过肌腱间隙；②张力难于控制，需反复调节“腱环”张力；③患指屈伸过程中转位肌腱会出现收缩或舒张，从而导致指伸肌腱可能出现摆动；④伤口切口较大，不符合微创原则。韦加宁等认为

笔记

单纯应用肌腱转位术无法恢复腱帽正常解剖结构，并提出异体腱帽移植修复术。但有人认为异体腱帽移植虽可治疗腱帽损伤，但供体少，且移植主要通过断端形成瘢痕粘连达到愈合目的。另有研究指出在外源愈合中腱周组织的成纤维细胞长入断端形成瘢痕，瘢痕粘连伴随修复同时进行，瘢痕的生物力学特性较腱帽差别甚大，故异体腱帽移植近年来并未被广泛应用。

该病例外伤史明确，伤后时间较长，有明显的活动受限，符合慢性陈旧性伸肌腱帽损伤，术中通过腱帽修复并行桡侧肌腱逆行切取加强，取得了良好疗效。

参考文献

1. MACÍAVILLA C C，RODRIGUEZ-GARCÍA A. Extensor hood injuries：A rare ultrasound finding in our patient' hands. Acta Reumatol Por，2015，40（1）：95-96.
2. 朱伟，王澍寰，张友乐 . 伸肌腱腱帽解剖与异体腱帽移植的相关性实验研究 . 中华手外科杂志，2001，17（1）：37-38.
3. AHMAD F，PICKFORD M. Reconstruction of the extensor central slip using a distally based flexor digitorum superficialis slip. J Hand Surg Am，2009，34（5）：930-932.
4. 吴兴，阚世廉，陈广先，等 . 指浅屈肌腱部分腱束转位重建伸肌腱中央束 . 中华手外科杂志，2016，32（5）：361-363.

笔记

022 指深屈肌肌腱损伤

病历摘要

患者，男性，33 岁。

［主诉］ 锐器割伤后左示指屈曲功能障碍。

［现病史］ 患者左示指于 1 个月前不慎被锐器割伤，就诊于当地医院，给予清创缝合。伤口愈合后发现左示指屈曲功能障碍，以“左示指指深屈肌腱损伤”入院治疗。

［查体］ 左示指掌侧近指间关节水平可见一横行瘢痕（图 4-2-8）。远侧指间关节主动屈曲不能，被动屈曲可，近指间关节主动屈曲稍受限，余未见异常。

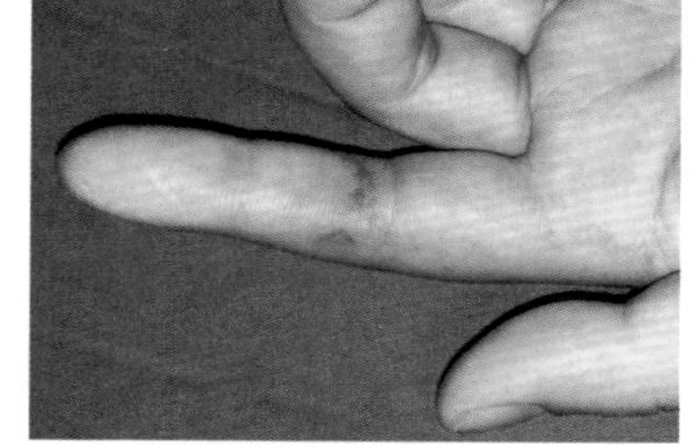

图 4-2-8 术前外观

［初步诊断］ 左示指指深屈肌腱损伤。

［治疗］ 臂丛麻醉下手术，取左示指掌侧“Z”字切口，术中探查见指深屈肌腱于近侧指间关节处断裂，远端回缩至远指间关节处并与周围组织粘连，断端距肌腱止点处约 1.5 cm。近端回缩至指浅屈肌腱分叉处并与周围组织粘连。彻底游离松解后，断端切新，以改良 Kessler 缝合法修复指深屈肌腱，为防止术后弓弦样改变，重建 A_2 滑车（图 4-2-9、图 4-2-10），术中被动活动满意，术后左中指掌指关节屈曲 90° 、左腕关节屈曲 30° 位弹性支具制动。

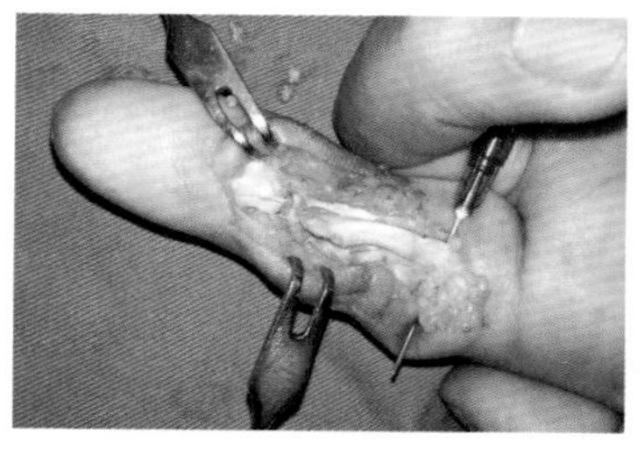

图 4-2-9 术中外观

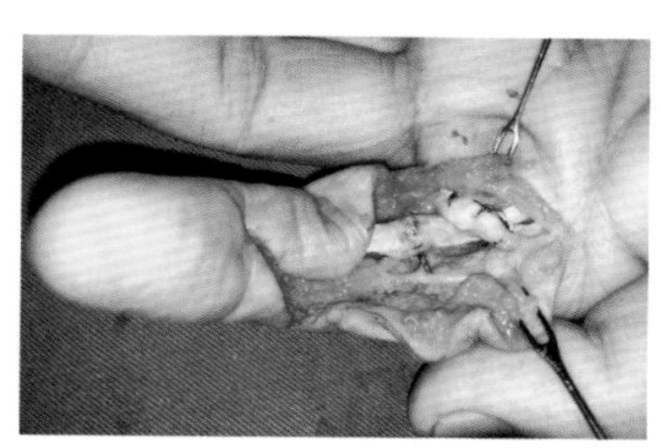

图 4-2-10 术中吻合指深屈肌腱并重建 A_2 滑车

病例分析

指深屈肌腱止于远节指骨基底，指浅屈肌腱分两束抵止于中节指骨基底，分别控制远、近指间关节屈曲。屈指肌腱的损伤可通过外科查体进行诊断：①指深、浅屈肌腱均完全断裂表现为手指远、近侧指间关节同时主动屈曲功能障碍；②指深屈肌腱断裂表现为远指间关节主动屈曲障碍；③而指浅屈肌腱单独断裂时，固定其余三指于伸直位，该指近指间关节不能屈曲。屈肌腱损伤多见于切割伤，术前超声检查能明确肌腱连续性及断端回缩的具体位置，为手术治疗提供参考依据。

伤后立即进行手术修复是屈肌腱损伤修复的最佳时机，伤后 24 小时内的修复为早期修复，效果最好；若伤后未及时处理，亦应尽早修复；若未及时处理，则可能因腱鞘塌陷、瘢痕形成，造成肌腱断端回缩较远不易拉拢直接缝合，需二期肌腱移植或转位修复。

改良 Verdan 分区将屈肌腱系统分为五区。Ⅰ区为从末节指骨基底到中节指骨中部（指浅屈肌腱附着点以远），此区内仅有一条指深屈肌腱或拇长屈肌腱。Ⅱ区为从指屈肌腱骨纤维鞘的起点（掌骨颈水平）至指浅屈肌腱附着点（中节指骨中部），指浅、深屈肌腱上、下重叠通过硬韧而狭长的纤维鞘管。Ⅲ区为腕管远侧至指骨纤维鞘的近侧。蚓状肌在Ⅲ区内起自指深屈肌腱。Ⅳ区为腕管区，包含 9 根屈肌腱和正中神经。Ⅴ区为肌腱起点至腕深横韧带的近侧。从掌指关节至指端肌腱附着处的肌腱表面有韧带性的腱鞘覆盖，具有防止屈指时肌腱向掌侧滑脱且保证肌腱与手指一起圆滑运作的作用，也称为滑车，包括 5 个厚的环状滑车（A_1 ～ A_5）和 3 个薄的交叉滑车（C_1 ～ C_3），其中以 A_2、A_4 最为重要。A_2 滑车位于近节指骨近端 2/3 水平，A_4 滑车位于中节指骨的中份，其功能为防止肌腱发生弓弦畸形，在腱鞘其他部分完整的情况下切开 A_2 滑车的 1/2 至

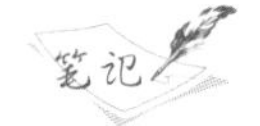

2/3 长度或切开 A_4 滑车的全长不会导致肌腱发生弓弦畸形。

屈肌腱系统分区划分的意义在于指导治疗、提示预后功能。所有肌腱损伤均应早期修复。对于Ⅰ区屈肌腱损伤，因此区仅有指深屈肌腱，若断端距肌腱止点小于 1 cm，可行肌腱止点重建或肌腱前移术，若大于 1 cm，可予以断端拉拢缝合。Ⅱ区因包含深、浅屈肌腱及腱鞘重要滑车部分，损伤后肌腱粘连可能性极大，会严重影响患者预后功能，因此被称为“无人区”，早期学者主张二期进行游离肌腱移植或只缝合指深屈肌腱，同时将指浅屈肌腱切除。随着手外科的发展，现在多数学者主张一期修复此区内损伤的肌腱，若一期缝合失败，二期进行肌腱松解或肌腱移植手术。在Ⅱ区内的肌腱损伤分 3 种情况：①在鞘管的近端，浅肌腱位于浅层，单纯的浅肌腱断裂，对屈指功能影响不大，可不做修复；②在鞘管的远端，深肌腱位于浅层，单纯的深肌腱断裂，若条件允许，应缝合并修复鞘管；③如指浅、深肌腱均断裂，主张浅、深肌腱均应修复。Ⅲ区、Ⅳ区屈肌腱损伤时需探查周围重要神经、血管等组织。单纯浅肌腱断裂，可不做缝合。若深、浅屈肌腱均断裂，可以缝合指深屈肌腱，同时切除指浅屈肌腱远端、近端各一段长度，以降低粘连发生的概率。Ⅴ区内肌腱修复效果相较其他区最为理想。

所有屈肌腱修复术后，需使用前臂至手指末端的背侧石膏托或弹性支具制动，将手置于屈腕 30° 、屈掌指关节 90° 的位置，弹性支具制动下术后早期即可行主动伸指锻炼，3 ～ 4 周去制动后，可进行主动屈曲锻炼，并辅助物理治疗。

病例点评

①本例患者有明显割伤史，左示指掌侧近指间关节水平可见瘢痕。远侧指间关节主动屈曲不能，近侧指间关节主动屈曲稍受限，为Ⅱ区肌腱损伤，考虑指深、浅屈肌腱均有可能断裂。②术中探查

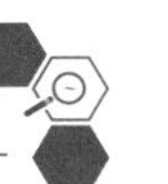

指深屈肌腱断裂，予以断端拉拢缝合。由于 A_2 滑车切开，术后会发生弓弦畸形改变，因此需重建滑车。为避免吻合口膨大，切除部分鞘管后重建 A_2 滑车。③为防止肌腱损伤区域的粘连，术后指导患者早期进行专业康复锻炼。

屈肌腱损伤是手外科临床中的常见外伤。诊断相对容易，需结合患者病史、查体、X 线及 B 超等辅助检查来进行。其难点在于对肌腱进行精确、合理的处理，这需要外科医师熟练掌握屈肌腱系统的解剖、分区及各分区的处理原则。即使十分有经验的手外科医师，也会出现屈肌腱损伤后修复效果不理想的情况。因此对于缺乏技术和设备的基层医院，诊断后可早期清创、缝合皮肤伤口，及时转送到有技术条件的医院做延迟早期修复。

参考文献

1. 威塞尔 .Wiesel 骨科手术学 . 张长青，译 . 上海：上海科学技术出版社，2013：2619-2633.
2. 王澍寰 . 手外科学 . 3 版 . 北京：人民卫生出版社，2011：419-429.
3. 韦加宁 . 韦加宁手外科手术图谱 . 北京：人民卫生出版社，2003：175-183.

笔记

023　中央腱损伤（纽扣指畸形）

病历摘要

患儿，女性，5 岁。

［主诉］ 外伤致右环指屈曲畸形 4 年余。

［现病史］ 患儿 4 年前有明确外伤史，受伤后家属发现其右环指近指间关节红肿，活动时疼痛，不敢活动。就诊于当地医院行 X 线检查见骨质无明显异常，建议观察、保守治疗。3 个月后发现右环指近指间关节屈曲、伸直不能。现为求进一步治疗就诊于我院。

［查体］ 右环指近指间关节屈曲畸形，远侧指间关节过伸，近侧指间关节主、被动伸直不能，远、近指间关节无压痛，抗阻力试验阳性（图 4-2-11）。行手部正侧位 X 线检查示右环指近指间关节半脱位，骨质无明显异常（图 4-2-12）。

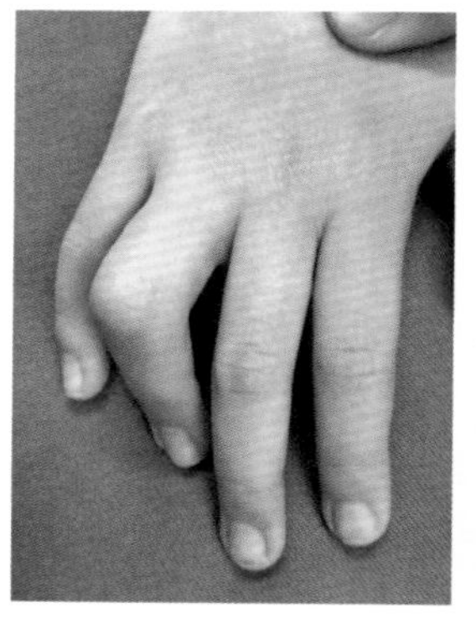

图 4-2-11　术前外观

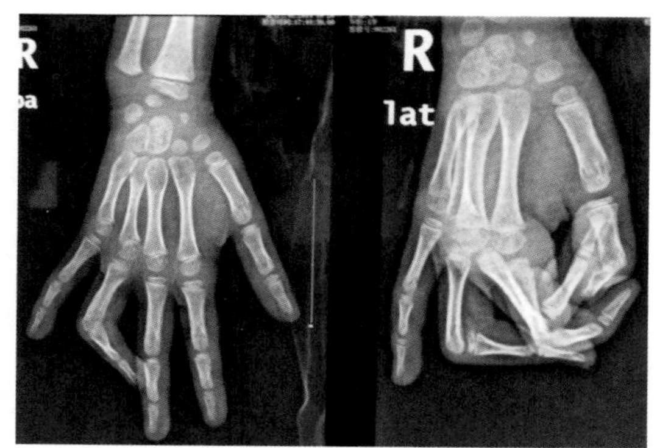

图 4-2-12　正侧位 X 线

［诊断］ 右环指中央腱陈旧性损伤，近指间关节半脱位，掌板挛缩。

［治疗］ 收入我院后，完善各项相关检查，在全麻下行手术治疗，

术中探查见掌板挛缩、中央腱断裂、侧束滑落掌侧（图 4-2-13A），予以掌板松解、修复中央腱、背侧加强固定侧腱束，克氏针固定指间关节于伸直位，防止过早活动致肌腱撕裂（图 4-2-13B）。术后 2 天，观察切口无感染，院外对症支持治疗。

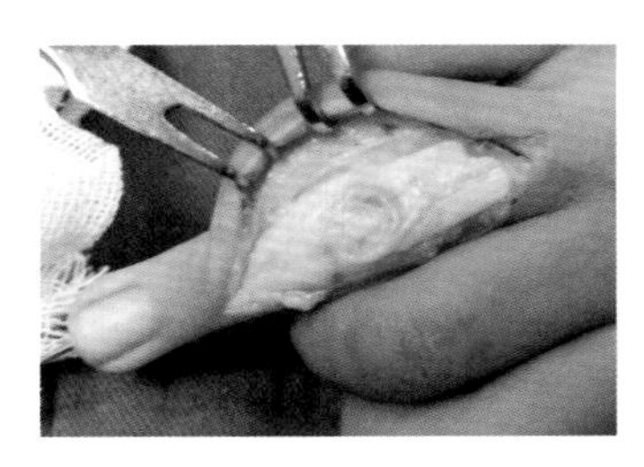
A：术中探查见掌板挛缩、中央腱断裂、侧腱束滑落掌侧

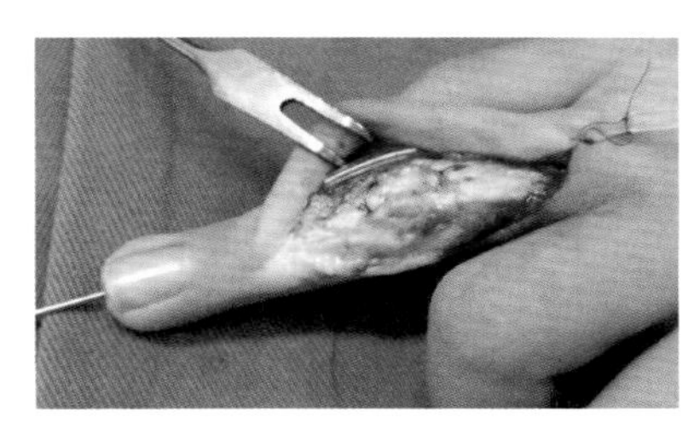
B：予以掌板松解、修复中央腱、背侧加强固定侧腱束，克氏针固定指间关节于伸直位

图 4-2-13　术中

病例分析

伸肌腱中央腱束损伤，临床相对少见，多数患者常伴明显外伤史，可见于开放切割伤或碾压伤，也可见于闭合撕脱性损伤。伸肌腱经掌指关节时分为三束，中央束止于中节指骨基底背侧，两侧束与骨间肌、蚓状肌的肌腱相互融合，斜行经过近侧指间关节两侧，在关节轴的背侧，向中节指骨背侧集中，组成终腱，抵止于末节指骨基底背侧。中央腱束撕脱伤可伴有中节指骨基底背侧撕脱骨折，因此术前需行 X 线检查以排除撕脱骨折。单纯中央腱束或只合并一侧侧腱束损伤时，患者仍可伸直近侧指间关节，因此早期极易被漏诊。特征性的钮孔畸形常出现于损伤后 10 ～ 20 天，其病程发展机制为：随着伤指不断屈伸活动，中央腱束近端逐渐回缩，失去与两侧腱束的解剖联系，两侧腱束从近侧指间关节背侧逐渐滑向侧方，一旦滑到关节运动轴的掌侧，侧腱束不再起伸直近侧指间关节作用，相反，每当用力伸指时，滑脱的侧腱束会使近侧指间关节屈曲、远侧指间关节过伸，出现典型钮孔畸形。在损伤早期，尚可被动伸直近侧指

间关节，能使两侧腱束从侧方滑回原位；若损伤时间较长，侧腱束挛缩会使复位困难，最终导致近侧指间关节囊掌侧、远侧指间关节囊背侧出现挛缩，而使治疗更加困难。

Stanley 等将中央腱损伤分为以下四型。

Ⅰ型：近侧指间关节主动伸直受限，被动可伸直，当近侧指间关节被动伸直时，远侧指间关节主动屈曲正常。表明侧腱束向掌侧脱位，但无肌腱挛缩，仍可滑回原位。

Ⅱ型：近侧指间关节主动伸直受限，被动可伸直，当近侧指间关节被动伸直时，远侧指间关节主、被动屈曲受限。

Ⅲ型：近侧指间关节被动伸直受限，但无关节破坏。

Ⅳ型：近侧指间关节被动伸直受限，并伴关节破坏。

对新鲜的闭合性中央腱损伤，主张保守治疗 4 ～ 6 周，方法为将近侧指间关节固定于伸直位，允许远侧指间关节、掌指关节及腕关节自由活动。对于保守治疗无效的陈旧性中央腱损伤，由于手指屈伸时伸肌装置的纵横向滑动极为复杂，故中央腱损伤的修复方法很多，大致可归为三类：恢复正常解剖结构；肌腱移植替代手术；关节融合或成形手术。

分析本例患儿：①有明显外伤史，查体可见环指近指间关节屈曲畸形，远侧指间关节过伸，近侧指间关节主、被动伸直不能，抗阻力试验阳性，可初步诊断为中央腱损伤。②行 X 线检查见骨质无异常，近指间关节半脱位，可排除中节指骨基底撕脱骨折，关节无破坏，损伤分型为 Stanley Ⅲ型。表明患者两侧腱束、近侧指间关节掌侧已挛缩，手术时需松解掌板。③术中探查见中央腱损伤断端瘢痕连接，中央腱瘢痕愈合，松弛，色苍白，遂在关节间隙平面切除瘢痕组织，调整张力合适后修复中央腱，两侧腱束向掌侧滑脱并挛缩，予以松解后在指背侧加强缝合。克氏针固定患指关节于伸直位，避免早期活动造成断端撕裂。

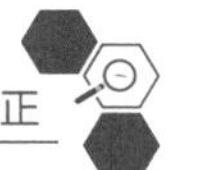

病例点评

结合患儿病史、查体及辅助检查初步诊断可明确。但值得注意的是，本例患儿术前超声检查结果与术中探查结果一致，超声检查的敏感性和特异性均显著。因此，术前有必要行患指超声检查了解肌腱连续性，用以辅助诊断。本例患儿为陈旧性中央腱损伤，术中可见瘢痕愈合，术中恢复正常解剖结构相对容易。若肌腱明显缺损无法解剖修复时，需行肌腱移植修复，多种手术方案可供参考。

中央腱损伤早期漏诊率高，临床医师需详细了解本病病理机制及转归，早期诊断是关键。肌腱结构相对复杂，外科医师同时需熟悉伸指肌腱解剖，熟练掌握多种手术方法，以应对术中具体的损伤类型。

参考文献

1. 叶永奇，梁炳生，田江华．中央腱损伤的治疗进展．实用手外科杂志，2008，22(4)：223-225.
2. 韦加宁．韦加宁手外科手术图谱．北京：人民卫生出版社，2003：191-197.
3. STANLEY J. Boutonniere deformity. J Bone Joint Surg Br，2004，86（B）：216.
4. ROCKWELL W B，BUTLER P N，BYRNE B A. Extensor tendon：Anatomy，injury，and reconstruction. Plast Reconstr Surg，2000，106（7）：1592-1603.

024 手内在肌挛缩

病历摘要

患者，男性，30 岁。

［主诉］ 发现左手虎口挛缩，第 2、第 3 掌指关节屈曲畸形 2 月余。

［查体］ 术前查体见患者左手虎口挛缩，第 2、第 3 掌指关节屈曲畸形，第 2、第 3 近侧指间关节过伸畸形（图 4-2-14）。行 X 线检查示左手骨质未见明显异常。

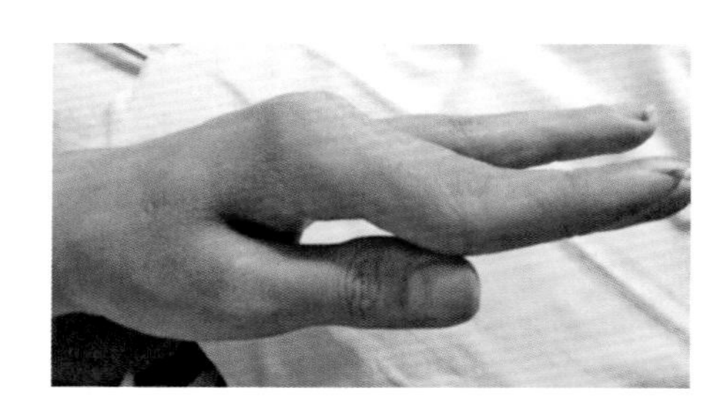

图 4-2-14 术前外观

［诊断］ 左手虎口挛缩症，左手内在肌挛缩。

［治疗］ 择期手术行左手虎口挛缩松解 + 左拇内收肌松解 + 第 2、第 3 指 Littler 术。臂丛麻醉后，患者取平卧位，左上肢置于侧台，根部预留止血带，常规消毒铺巾，止血带充气压力 40 kPa。先取拇指掌指关节背侧纵向切口，长约 2 cm，显露挛缩的拇内收肌及第 1 骨间背侧肌并松解，被动外展拇指无障碍，于第 1、第 2 掌骨颈处钻孔，将 1.5 mm 克氏针制成“Ω”形撑开固定（图 4-2-15A）。再分别取第 2、第 3 远节指骨背侧弧形切口，长约 3 cm，显露第 2、第 3 掌指关节囊及第 2、第 3 骨间背侧肌并切断伸肌腱帽斜行纤维在伸肌腱的附着，保留横向纤维（图 4-2-15B）。掌指关节中立位，近侧指间关节被动屈曲满意（图 4-2-15C），术中 X 线透视位置满意，逐一缝合手术切口，术毕。

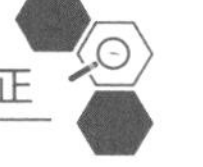

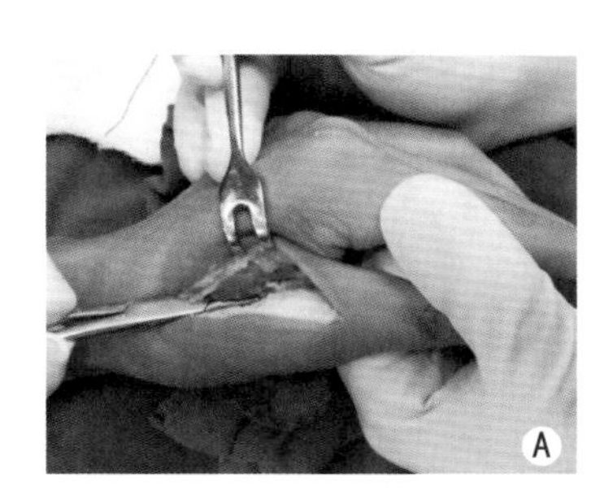

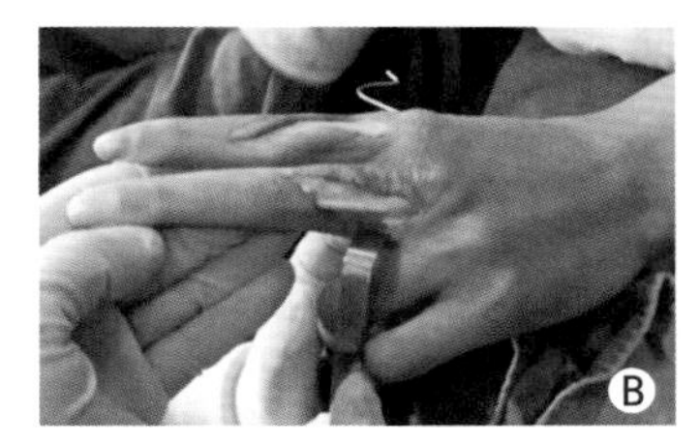

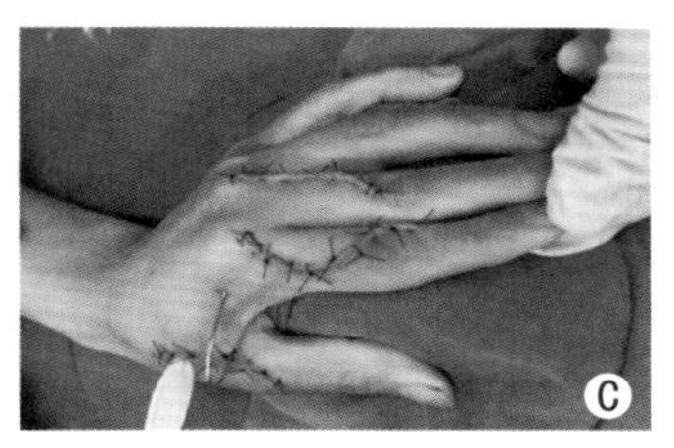

图 4-2-15　术中

病例分析

手内在肌是指手部的小肌肉，其起点和止点均在手部，共 19 块。按其部位可分为 4 组：大鱼际肌组、小鱼际肌组、骨间肌组和蚓状肌组。大鱼际肌组位于第 1 掌骨附近，在手掌桡侧形成一隆起，包括 4 块小肌，浅层有拇短展肌和拇短屈肌，深层有拇对掌肌和拇收肌。大鱼际肌为运动拇指的一组肌肉。小鱼际肌位于第 5 掌骨附近，为运动小指的一组肌肉，在手掌尺侧形成一隆起。包括 4 块小肌，浅层有掌短肌和小指展肌，深层有小指短屈肌和小指对掌肌。骨间肌和蚓状肌又合称掌中间肌，位于掌骨间隙及掌中部内。骨间肌又分为掌侧骨间肌和背侧骨间肌，前者有 3 块，为手指的内收肌，后者有 4 块，为外展肌。蚓状肌有 4 块位于掌中部，从指深屈肌的桡侧为始点，向指端方向移行为肌腱，穿过蚓状肌管至手指桡侧，直达近指间关节平面，司屈第 2 ～第 5 指的掌指关节、伸远指关节功能。

手内在肌挛缩程度及治疗方案的选择：①当挛缩程度较轻，手

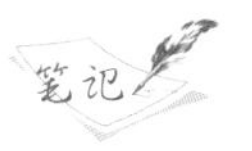

内肌紧张试验阳性时，可以采用 Littler 方法松解手内肌远端；②当挛缩程度比较重时，骨间肌虽然挛缩但仍有活力，手内在肌紧张试验阳性，手指有可能主动展开。这样的情况下对挛缩肌的松解方法是在掌骨体部做肌肉止点下移术；③当挛缩程度很重时，手内在肌除了发生挛缩外还有坏死及纤维化，此时行肌肉起点下移术效果差，需将每块肌肉的肌腱分别切断，以松解挛缩，必要时行关节囊切开及肌腱转位术。

本病例中左拇内收肌，第 1 ～第 3 骨间背侧肌和第 2、第 3 蚓状肌挛缩共同作用导致患者虎口挛缩，第 2、第 3 掌指关节屈曲畸形，近侧指间关节过伸畸形。在行左手虎口挛缩松解 + 左拇内收肌松解 + 第 2、第 3 指 Littler 术后，手的功能及外形恢复满意，术后 1 个月随访，各掌指关节和指间关节的主、被动伸直及屈曲活动均未受限。

病例点评

随着工业及手工业的迅速发展，手内在肌挛缩的患者逐年增加，而基于对手功能的依赖，积极的外科治疗可有效恢复手的功能，正确判断挛缩程度并选取合适的手术方法尤为重要。其次，术前仔细的体格检查，术中精细的分离松解，术后早期主、被动功能锻炼也是有效治疗手内在肌挛缩的重要保障。

参考文献

1. 朱家恺，黄洁夫，陈积圣．外科学辞典．北京：北京科学技术出版社，2003：7.
2. HARRIS C J R，RIORDAN D C. Intrinsic contracture in the hand and its surgical treatment. J Bone Joint Surg Am，1954，36-A（1）：10-20.
3. 卡内尔，贝蒂．坎贝尔骨科手术学．12 版．王岩，译．北京：人民军医出版社，2013：3356.

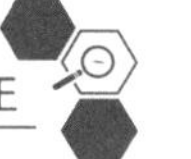

025　肌腱转位

病历摘要

患者，男性，20 岁。

[主诉]　右上肢被皮带绞伤后，垂腕、垂指畸形 1 年。

[现病史]　患者 14 个月前被皮带绞伤右上肢，就诊于晋城市某医院，诊断为右肱骨干骨折、右桡神经损伤。行小夹板外固定，患肢垂腕畸形未予纠正。近 1 年来，右肱骨骨折愈合良好，垂腕、垂指畸形未改善，就诊于我院。

[查体]　右前臂近端可见切口瘢痕，前臂旋后 0°，旋前 25°，右手垂拇、垂指、垂腕畸形（图 4-2-16），右虎口区麻木。

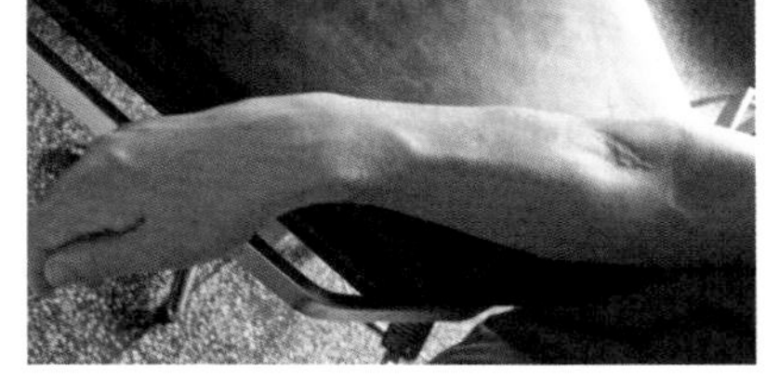

图 4-2-16　术前外观

[初步诊断]　右上臂桡神经损伤。

[治疗]　术前完善相关检查，择期行伸腕、伸拇、伸指功能重建术。①术中取右前臂掌侧中段纵向弧形切口，长约 6 cm，切开皮肤、皮下及筋膜，分别探及掌长肌、尺侧屈腕肌及旋前圆肌（图 4-2-17A），在右腕掌侧取纵向切口，长约 3 cm，逐层切开，探及掌长肌及尺侧屈腕肌，在其近止点处切断，缝合腕部切口。②将旋前圆肌在桡骨中段的近止点处切断，送至桡背侧与桡侧伸腕肌编织缝合（腕长伸肌）（图 4-2-17B ～图 4-2-17D），掌长肌腱从远侧穿出后送至前臂中段背侧，做纵向切口，长约 10 cm，逐层切开，探及拇长伸肌

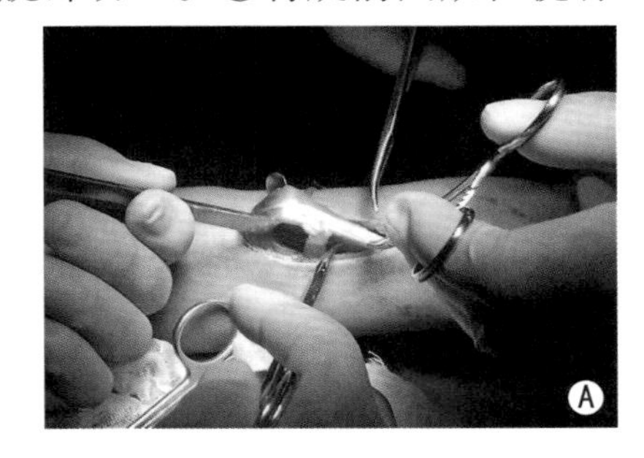

图 4-2-17　术中

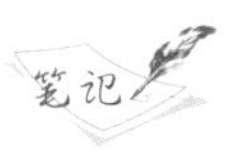

（图 4-2-17E ～图 4-2-17F），掌长肌与拇长伸肌编织缝合（图 4-2-17G ～图 4-2-17I），尺侧屈腕肌经尺背侧送至背侧，与伸指肌腱编织缝合（图 4-2-17J），各吻合口用防粘连膜包绕，缝合伤口。

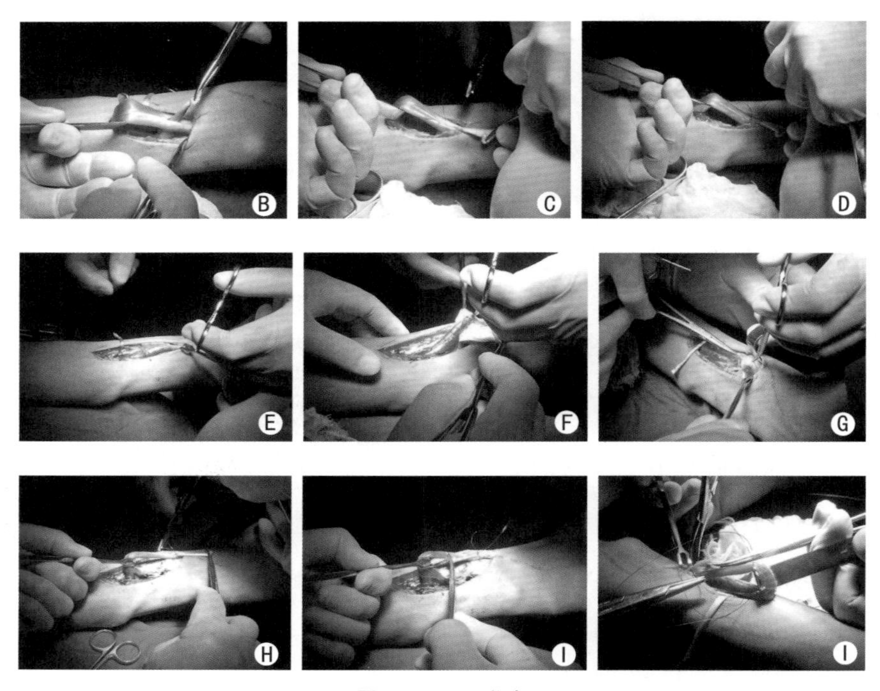

图 4-2-17　术中

病例分析

肌腱转位在临床中应用十分广泛，可用于类风湿性疾病，及正中神经、尺神经、桡神经麻痹等疾病的治疗。该病例为桡神经损伤的一个典型案例，桡神经损伤多为外伤导致，且常伴有肱骨中下段骨折。该患者有明显外伤史，伸腕、伸拇、伸指功能丧失，结合受伤机制及症状可诊断为桡神经损伤。桡神经损伤可行非手术治疗，如支具固定；主动和被动活动，预防挛缩。手术治疗应首先探查桡神经，若难以修复则多采用肌腱转位术，该患者出现明显的功能障碍，有手术指征。

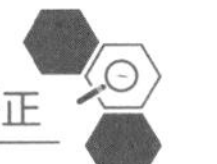

在行肌腱转移术前，须明确以下几点。①检查手和腕关节的灵活度，及完全被动的运动范围，因为术后的保护性固定可能会加剧关节僵硬。②确定骨骼的稳定性和软组织的完整性。③动力肌的要求：a. 选取的动力肌对手的功能影响不大；b. 有足够的肌力（不低于4级）；c. 与患指肌腱有协同作用；d. 与患指肌腱编织缝合后有相同方向的作用力；e. 通俗地讲就是利用力学原理将具有4级以上肌力的肌肉的腱止点或肌起点移位，建立新的止点，用“健康”的肌腱替代失去功能的肌腱，恢复手的功能，并与拮抗肌的肌力相平衡，防止因矫正术后肌力失衡而造成关节的畸形。④力线原则：移位肌腱走行应尽量保持直行，不宜弯曲，行程尽量缩短，移位腱止点固定要牢固。

临床上最常用的肌腱移植供体是掌长肌腱，其在肌腱转移手术中也得到广泛的应用。Matsumae 等主张在利用示指固有伸肌腱进行转位时，直接在前臂远端水平识别示指固有伸肌腱肌腹，避免选择不正确的供体肌腱，如果将示指指总伸肌腱错误地当作示指固有伸肌腱重建时，拇指将不会有独立的伸指功能。

病例点评

本例患者有明显外伤史，结合肱骨干骨折及查体体征，桡神经损伤诊断明确，且有手术适应证，符合实施肌腱转位重建伸拇功能的指征。

肌腱转位术是治疗桡神经损伤的一种重要治疗方法，手术需要一定的条件，首先需要矫正畸形，纠正影响关节活动的内在因素。其次因实施转位后肌力会下降，故要选择肌力较强的肌腱转位。转位的肌腱应有足够的运动幅度，多采用掌长肌腱与拇长伸肌腱缝合，因其二者具有相近的伸缩幅度。此外，转位的肌腱要有协同性，指屈肌腱与腕伸肌腱协同，指伸肌腱与腕屈肌腱协同。术中要尽量使

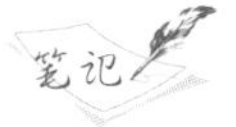

转位的肌腱走行为直线，术后防止与周围组织发生粘连。

肌腱转位术在神经损伤导致的功能障碍中应用较为广泛，且术后恢复较为满意，但术中应仔细辨认各转位肌腱及与其缝合的肌腱，防止术后肌腱运动不协调。

参考文献

1. CHEAH A E，ETCHESON J，YAO J.Radial nerve tendon transfers. Hand Clin，2016，32（3）：323-338.
2. ANGELINI JUNIOR L C，ANGELINI F B，DE OLIVEIRA B C，et al. Use of the tendon of the palmaris longus muscle in surgical procedures：study on cadavers. Acta Ortop Bras，2012，20（4）：226-229.
3. MATSUMAE G，MOTOMIYA M，IWASAKI N. Failed reconstruction of the extensor pollicis longus in a patient with a major variation of the extensor indicis proprius tendon：A case report. J Hand Surg Asian Pac Vol，2018，23（1）：132-136.

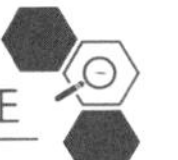

026　肌腱粘连

病历摘要

患者，男性，41 岁。

［主诉］　右腕部割伤行清创缝合术后，右手各指麻木，右腕及右手各指伸直受限 6 个月。

［现病史］　患者于 6 个月前因右腕部割伤于当地医院行“右腕部清创缝合术”。术后诉右手各指麻木，右腕及右手各指伸直活动受限，以“右腕切割伤术后神经、肌腱粘连”收住我科。

［查体］　术前查体可见右腕部掌侧斜行切口术后瘢痕。右腕及右示指、中指、环指、小指伸直活动受限（图 4-2-18）。

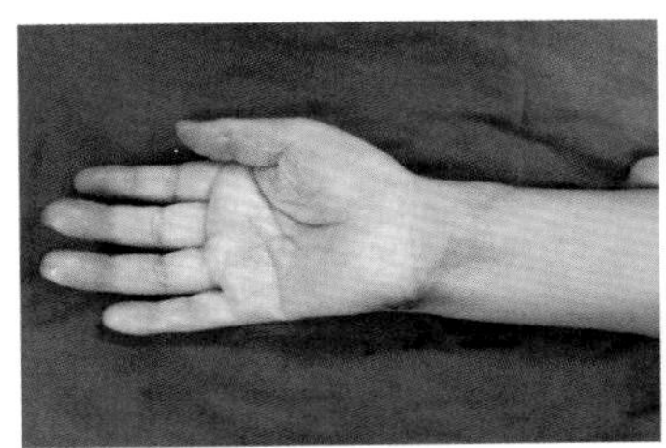
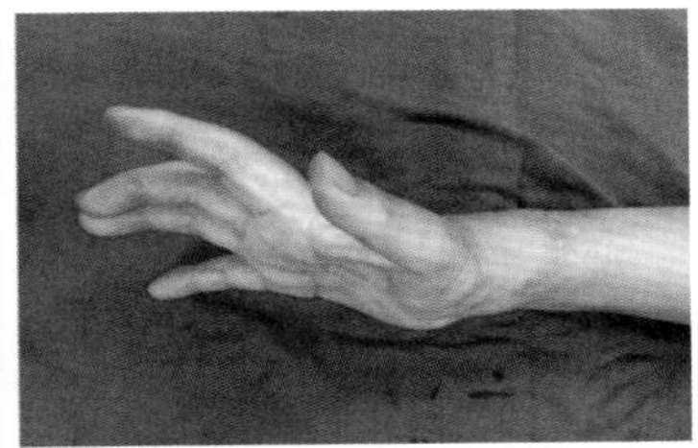

图 4-2-18　术前外观

［治疗］　术前完善相关检查，择期行右腕正中神经、尺神经探查松解+右拇长屈肌腱、右示指、中指、环指、小指屈肌腱探查松解术。沿右腕部掌侧原切口做“Z”字延长，切开皮肤及皮下组织，逐层分离可见腕部神经、肌腱与周围组织粘连严重，仔细辨别、分离正中神经及尺神经，松解神经周围瘢痕组织（图 4-2-19A），再依次彻底松解右拇长屈肌腱及示指、中指、环指、小指屈肌腱（图 4-2-19B），术中被动活动见右腕部背伸，右手各指伸直活动均可，冲洗伤口，逐层缝闭手术切口。

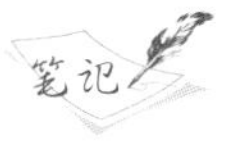

术后早期鼓励患者主动活动，术后3个月随访右腕及右手各指活动良好。

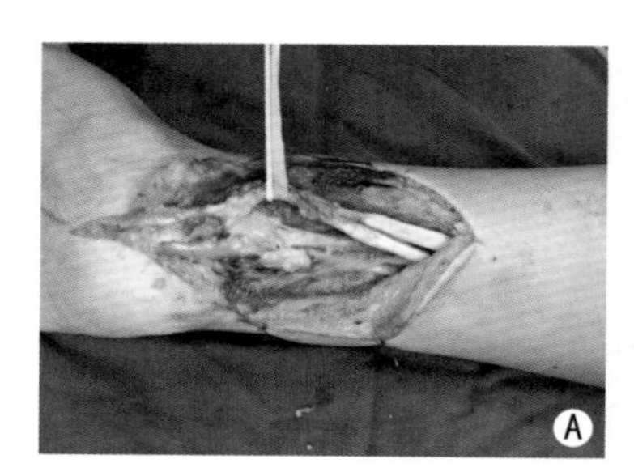
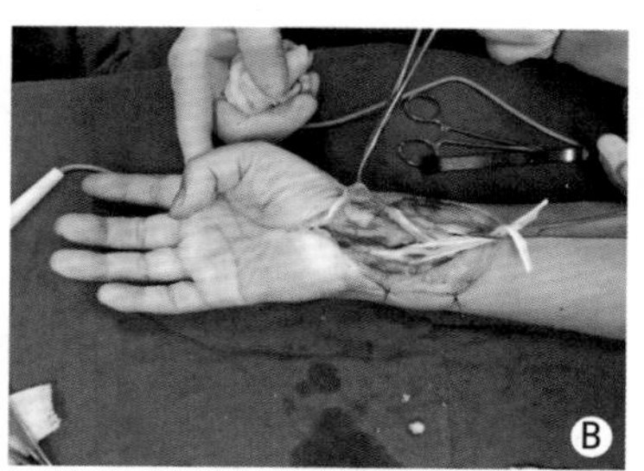

图 4-2-19 术中

病例分析

肌腱损伤是手外伤的常见类型之一，在临床较为常见。肌腱损伤后，患者肌腱粘连发生率极高，可导致手功能严重下降。肌腱粘连的发生与肌腱的愈合有密切联系，目前普遍认为肌腱损伤愈合过程包括内源性愈合和外源性愈合。内源性愈合是指肌腱纤维细胞经过自身增生促进肌腱愈合；外源性愈合是腱周的滑膜及皮下组织在肌腱断端产生肉芽组织，同时外膜中的成纤维细胞增生，自周围组织向断端生长，形成腱周的粘连。内源性愈合可取得良好的生物力学性能，而外源性愈合所产生的瘢痕则会引起粘连形成，并影响肌腱滑动。所以抑制外源性愈合，促进内源性愈合，是防止肌腱粘连的关键。

1. 肌腱粘连的预防

肌腱损伤修复过程中，选择适当的缝合方法可以降低肌腱粘连发生的概率，改善肌腱损伤预后。目前常用的是改良 Kessler 缝合法等，能有效地对合断裂的肌腱，在很大程度上减少对肌腱血供的影响，能为肌腱断端提供额外的强度和更大抗滑移的力量，在术后早期功能锻炼时更加安全可靠。

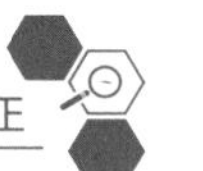

肌腱修复术后早期被动活动能够有效预防肌腱粘连，有效地抑制外源性愈合，促进内源性愈合，在肌腱活动时，反复滑动可以改变肌腱内部压力，能有效改善腱周血液循环，加强肌腱营养代谢，促进成纤维细胞的增生及分化，同时合成胶原蛋白，从而更好地保持肌腱表面光滑，减少肌腱的粘连，并有助于肌腱愈合后的塑形，是防止肌腱早期粘连的有效措施。

2. 肌腱粘连的治疗

即使在肌腱修复治疗过程中采取预防措施，患者发生粘连的可能性依然很高，此时可以考虑行手术治疗，除手术治疗外，物理治疗、药物治疗及中医疗法也为肌腱粘连的治疗提供了更多选择。

物理治疗对于预防肌腱粘连的主要作用有扩张血管、加速血液循环、加强代谢、减少炎性渗出、改善局部组织营养和环境条件、促进肌腱的内源性愈合、减少粘连的形成。临床常见的方法如激光、超声波、分米波、磁疗等。

药物治疗也可以降低肌腱粘连，主要通过抑制炎性反应及阻止成纤维细胞的过度增生，目前所用的药物主要有甾体类抗炎药物、透明质酸钠、5- 氟尿嘧啶、几丁糖、红花注射液等。

中医疗法主要通过活血化瘀防治肌腱粘连，手法治疗配合中药熏洗对预防肌腱粘连、减轻术后并发症作用显著，适当的推拿手法配合中药熏洗可以松解粘连，改善局部代谢，促进炎症吸收，增加局部组织痛阈，提高疗效。此外，当归注射液局部注射可促进肌腱愈合，提高肌腱愈合的质量，并可有效预防和减少肌腱粘连。中药外敷治疗肌腱粘连也具有一定的作用。

患者在肌腱损伤修复后 3 ～ 6 个月，肌腱仍有明显的粘连及功能障碍，且关节被动活动良好，肌腱周围软组织条件允许的情况下，可以考虑行肌腱粘连松解术。术中应注意：①暴露肌腱范围需足够长，

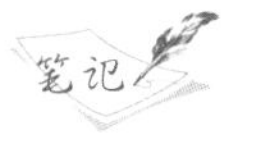

因为肌腱粘连范围大于原修复手术范围；②若肌腱松解后难以直接修复或强度难以达到所需要求时，可行肌腱转位或移植以修复肌腱；③松解粘连肌腱后应对比主、被动活动是否一致，以免遗漏；④尽量保留覆盖肌腱的腱鞘，无法保留时可取皮下筋膜片移植代替。

病例点评

随着社会的进步和工业的发展，创伤所致肌腱损伤极为常见，良好的肌腱修复对于患者功能恢复至关重要。肌腱修复过程中需要彻底清创，严格遵守肌腱修复手术的规范化操作，恰当使用生物防粘连膜，规范用药，及时有效地进行功能锻炼，辅助相应物理疗法。肌腱吻合质量对预后有着至关重要的作用，应尽量提高吻合质量，同时指导患者术后 24 ～ 48 小时进行锻炼，降低术后肌腱再粘连的风险。

参考文献

1. 姜士超，刘坤，范存义. 肌腱粘连机制及预防的研究进展. 中国修复重建外科杂志，2013，27（5）：633-636.
2. LEE H，HOU Z，LIU P，et al. An experimental study compa-ring active mobilization to passive flexion-active extension-active flexion after flexor tendon repair in zone 2. J Hand Surg Am，2013，38（4）：672-676.
3. KARAALTIN M V，OZALP B，DADACI M，et al. The effects of 5-fluorou-racflon flexor tendon healing by using a biodegradable gelatin，slow releasing system：experimental study in a hen model. J Hand Surg Eur Vol，2013，38（6）：651-657.
4. 范全，梁胜根，陈忠羡，等. 中药熏洗疗法对断指再植术后患指屈曲功能的影响 . 中国中医骨伤科杂志，2007，15（5）：9-10.

（乔虎云　郭振业）

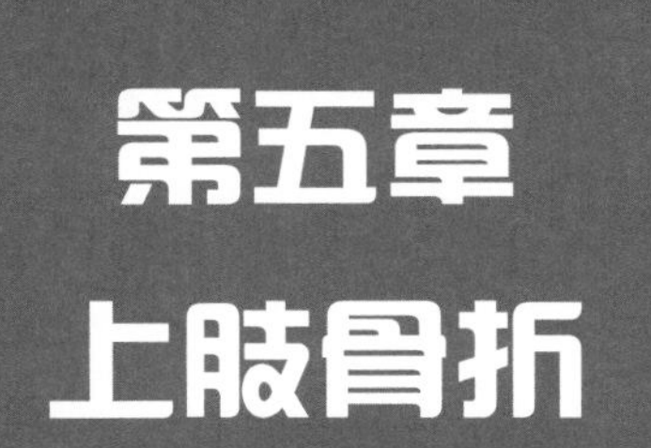

第五章
上肢骨折

第一节
概述

上肢骨折占全身骨折的近半数，最常见的是摔伤，近年来有上升的趋势。有研究表明，上肢骨折发生部位按百分数排序依次是指骨（31.6%）、桡骨远端（15.7%）、肱骨（14.3%）、锁骨（10.8%）、掌骨（8.8%），其中指骨骨折发生率在上肢骨折中最高，占上肢骨折例数的31.6%。其中，以示指指骨骨折最为多见，环指指骨和中指指骨骨折次之，这与国内易传军等报道的结果基本一致，这可能与我国目前正处于工业发展阶段，自动化程度不高、手工操作较多有关。老年人上肢骨折以摔伤为主要原因，患者多为女性，可能与雌激素影响导致老年女性骨质疏松显著有关；中青年人以机器伤、高处坠落伤等多见，患者多为男性，这可能与我国社会男性劳动力分布及工种有关。

上肢骨折具有骨折的所有特性，如骨折的原因有直接暴力、间接暴力、积累性损伤；骨折的专有体征为畸形、异常活动、骨擦音或骨擦感；骨折的治疗原则是复位、固定、功能锻炼。与下肢骨折

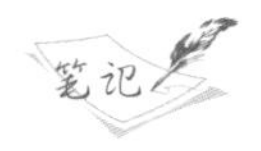

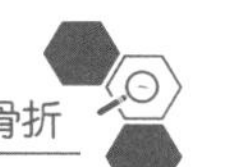

相比，上肢骨折有一些特点，如手指骨折，经常会伴随肌腱止点撕脱（屈肌腱或伸肌腱），常会因血管神经束损伤，导致指端血运障碍，若不吻合血管，常需要截指；腕部骨折经常会合并腕部韧带或三角纤维软骨复合体（triangular fibrocartilage complex，TFCC）的损伤，需要腕关节镜下辅助治疗；上肢的牵拉伤、皮带绞伤、摩托车摔伤，经常出现上肢骨折合并臂丛神经损伤，预后和功能常常会不理想；上肢骨折不影响走路，因此引起血栓的风险明显低于下肢骨折。总之，上肢每个部位的骨折都有其独特的特点，我们要根据骨折的受伤机制、受伤时间、伤情判断、并发症情况及患者全身情况，在术前检查完善后，做一个全系统的评估，把握好手术适应证及手术时机，根据骨折的分型和并发症情况制定出详细的手术预定方案及术后各项处理方法等。对于手术方案，术前应进行多次讨论，并预先制定出备用手术方案及手术技巧。

参考文献

1. 田伟 . 积水潭实用骨科学 . 北京：人民卫生出版社，2008.
2. 布劳纳，莱文 . 创伤骨科学 . 王学谦，娄思权，侯筱魁，译 . 天津：天津科技翻译出版公司，2007.
3. 王古衡，谢仁国，汤锦波 . 上肢骨折发生率和发生特点的临床资料分析 . 中华手外科杂志，2012，28（2）：95-98.
4. 易传军，李忠哲，田光磊，等 . 急诊手外伤的流行病学调查 . 中华手外科杂志，2011，27（3）：149-152.
5. 顾玉东 . 中外手外科学术比较与任务 . 中华手外科杂志，2005，21（1）：1-2.
6. 王欣，章伟文，陈宏，等 . 急诊手外伤的病因及临床特点 . 现代实用医学，2001，13（6）：266-267.
7. FEEHAN L M，SHEPS S B. Incidence and demographics of hand fractures in British Columbia，Canada：A population-based study.J Hand Surg Am，2006，31（7）：1068-1074.

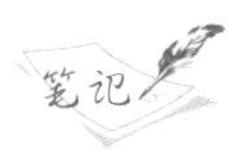

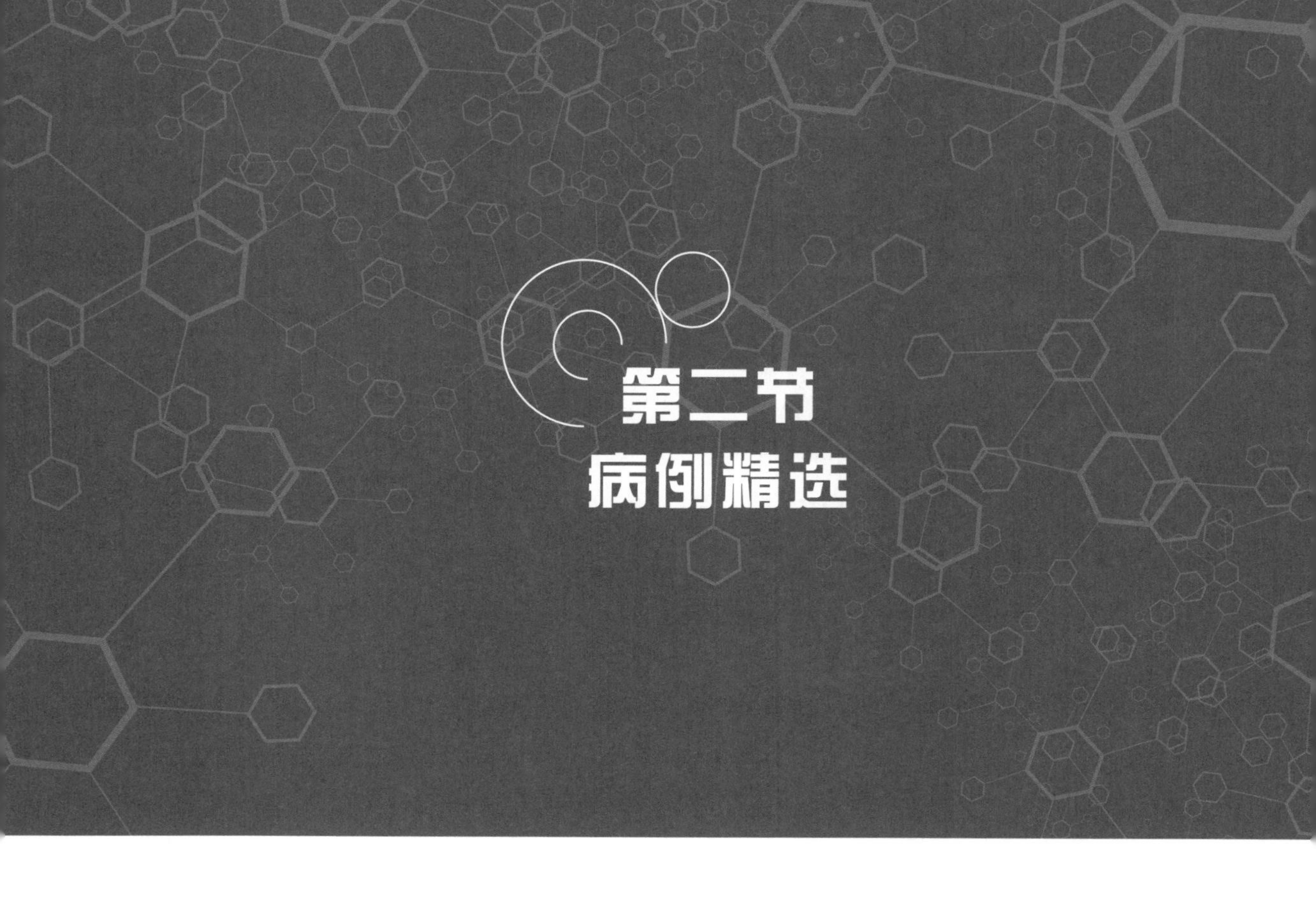

027　锁骨骨折

病历摘要

患者，女性，55 岁。

［主诉］ 摔伤致左肩部疼痛、肿胀伴活动受限 1 天余。

［现病史］ 患者于 1 天前骑摩托车不慎摔伤，左肩部着地，患者当时自觉左肩部疼痛伴活动受限，就诊于当地医院，行 X 线检查示左锁骨骨折，行左上肢支具外固定，建议手术治疗，患者为求进一步治疗就诊于我院急诊，以“左锁骨骨折”收住我科。

［查体］ 左上肢支具外固定，打开支具可见右肩部肿胀，无皮肤破损，局部压痛及叩击痛（+），可及骨擦音及骨擦感，左肘、腕关节及各手指活动可，末梢血运、感觉可。

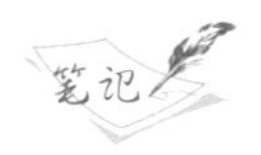

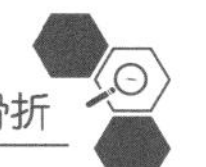

［辅助检查］ 锁骨前后位X线检查示锁骨移位、粉碎性骨折（Allen分型Ⅰ型，Craig分型ⅠB型）（图5-2-1）。CT三维重建示左锁骨骨折（Allen分型Ⅰ型，Craig分型Ⅰ型）。

［治疗］ 全身麻醉，沿锁骨前上缘做“S”形切口。麻醉后，患者取平卧位，左肩垫高，术区常规消毒铺单，沿锁骨前上缘做“S”形切口长约8 cm，依次切开皮肤、皮下至骨质，可见骨折呈斜行分离移位，清理断端血肿，使用复位钳复位后用一6孔长度锁金位钳将骨折端复位，并临时固定，C臂下透视骨折复位满意后，放置锁骨解剖接骨板，螺钉固定，再次C臂下透视见骨折对位、对线良好（图5-2-2），内固定物的位置及螺钉长度适中。冲洗，电刀充分止血，留置负压引流，逐层缝合，敷料包扎。

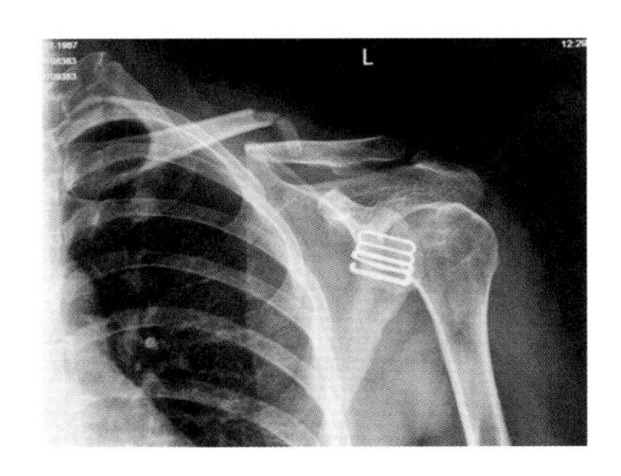

图5-2-1　术前X线

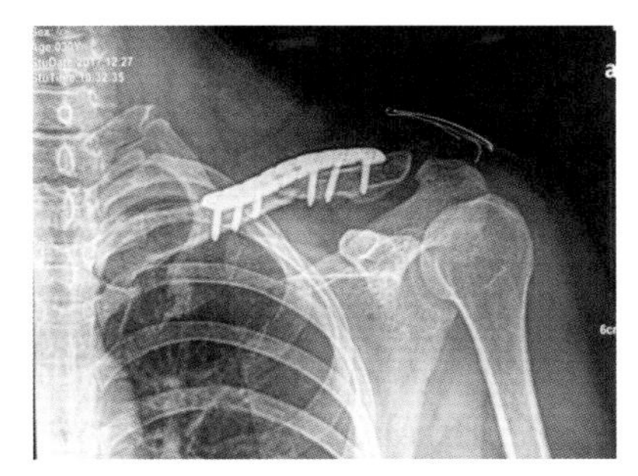

图5-2-2　术后X线

病例分析

锁骨骨折占全身骨折的4%～5%，而锁骨中1/3及中外1/3骨折又占锁骨骨折的70%～80%。发生锁骨骨折时，骨折端的移位程度取决于肩锁韧带、喙锁韧带、肩锁关节囊及斜方肌和三角肌附着部的损伤程度，其主要的应力来源有：①上肢重力对远折端的向下牵引力；②背阔肌、胸大肌及胸小肌对远折端的拉力；③肩胛骨的旋转活动对远折端向下内的牵引力；④斜方肌对近折端向后上的牵引。锁骨骨折多采用Allman分型：Ⅰ型，锁骨中1/3骨折，又分为

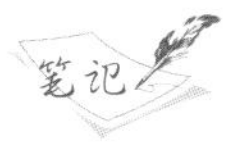

ⅠA 无移位和ⅠB 移位骨折；Ⅱ型，锁骨外 1/3 骨折（外侧端到喙锁韧带间），又分为ⅡA 喙锁韧带完整；ⅡB 喙锁韧带断裂，近折端向后上移位；Ⅲ型，锁骨内 1/3 骨折。此外，锁骨远端骨折可采用 Craig 分型，具体为：Ⅰ型锁骨中 1/3 骨折；Ⅱ型锁骨远端 1/3 骨折；Ⅲ型锁骨近端 1/3 骨折。

对于锁骨骨折，以前多采取非手术治疗，但由于固定时间长、不牢靠，且需要的恢复时间较长，不仅容易导致骨折的畸形愈合、延迟愈合，而且可能导致神经血管损伤、胸廓出口综合征，及胸锁、肩锁关节改变导致疼痛和活动受限等并发症。目前临床上对于移位较大、创伤严重的锁骨骨折提倡采取手术治疗。手术方式以切开复位钢丝克氏针内固定、切开复位钢板螺钉内固定及微创经皮锁定钢板外固定为主，部分锁骨远端骨折可在肩关节镜辅助下进行复位内固定。

克氏针固定具有操作简便、对周围组织创伤小等优点，多适用于横形、斜形骨折，但克氏针固定的骨折断端易松动、脱落，导致骨折畸形愈合、延迟愈合。而且克氏针穿入的方式不恰当，很容易损伤锁骨下或颈部血管及臂丛神经，有时会穿入纵隔区导致严重后果。此外，克氏针固定后因无法早期进行功能锻炼，故会影响肩关节功能的恢复。

钢板内固定可以很好塑形，以顺其自然的形状贴附于骨折端，固定牢靠，并可起到张力带固定效应以对抗弯曲应力和扭转应力，消除纵向牵引力及轴向牵引力对骨折的不利影响，同时使骨折端有一个良好稳定的生物力学环境，有利于骨折愈合。锁骨远端骨折多涉及喙锁韧带及肩锁关节，需行手术治疗稳定锁骨远端。钢板螺钉内固定的方法通常包括锁骨远端解剖型钢板内固定、锁骨钩钢板内固定及双钢板垂直内固定。锁骨钩钢板属动力学内固定，其主要作用原理为外侧尖钩沿肩锁关节后缘插入肩峰下，而内侧钢板则固定

于锁骨上，形成一种上抬肩峰与下压锁骨的持续而稳定的杠杆作用来复位与固定骨折移位的锁骨远端骨折，最大限度地降低远侧骨折端的活动，且不干扰锁骨的旋转运动，此固定方式被广泛用于治疗锁骨远端骨折。钢板螺钉内固定治疗锁骨远端骨折，因钢板与骨膜之间存在间隙，减少了对骨膜的压迫及局部血运的破坏，能为骨折最大限度地提供良好的环境。患者术后关节可进行早期功能锻炼，有助于肩关节功能的恢复。双钢板固定技术通过重建喙锁韧带、恢复肩锁关节的稳定性，具有无须取出内固定、无肩峰下激惹引起的疼痛、可以进行肩关节早期功能锻炼的优点。双钢板技术结合锁骨钢板是治疗锁骨中段骨折合并肩锁关节脱位的理想选择。三种钢板内固定在治疗锁骨骨折时均可取得良好效果，具体应根据骨折部位及损伤程度选取适宜的固定材料及手术方法。李亮、许海宁等认为治疗锁骨远端骨折时应用锁骨远端解剖型钢板及双钢板垂直内固定具有固定牢靠、术后疼痛不明显及肩锁关节不受干扰的优点。术中钻孔及置入螺钉时需谨慎，以免损伤锁骨下血管、神经，选择合适长度内固定物，钢板与骨折断端贴合紧密。

微创经皮锁定钢板外固定（minimally invasive plate osteosynthesis，MIPO）治疗锁骨骨折在近年来得到较为广泛的应用，相较于切开复位内固定，MIPO 手术在臂丛麻醉下即可完成，具有创伤小、骨折愈合早、外形美观、术后功能锻炼早、住院时间短等优点。但此法操作难度较大，手术视野小，对术者操作要求高，多用于治疗锁骨中段骨折。除上述方法之外，部分锁骨远端骨折也可在肩关节镜下进行手术治疗。陈建海等认为关节镜辅助下的纽扣钢板固定术具有微创、可同时处理关节内合并损伤、喙锁弹性固定、不需要再次手术等优点，可作为治疗锁骨远端骨折的一种选择。Paci 等所做最新研究表明，通过在肩关节镜下行喙锁韧带的重建可治疗锁骨远端骨折。但关节镜下进行锁骨远端骨折固定受限于操作要求高和技术难度等

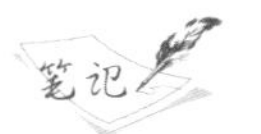

原因，目前仍未在锁骨骨折治疗中得到广泛应用。

肩胛骨骨折严重移位主要由高能量直接暴力损伤所引发，可导致患者肩关节的前屈、后伸、内旋、外旋及外展、内收功能受到一定的限制，从而影响患者的生活质量。有效的手术入路可接近骨折部位，从而有利于术者操作，进一步降低组织、血管与神经损伤情况的发生率，促进患者早日康复。手术入路包括传统 Judet 入路、改良的 Judet 入路、外侧缘入路、前方入路等，根据骨折类型不同，灵活选择适合的手术入路，使用坚强的内固定器，对肩胛骨骨折的治疗尤为重要。

病例点评

结合患者病史、查体及辅助检查，该病例诊断为左锁骨骨折明确。我们的经验是，克氏针固定适合于青少年或锁骨骨折粉碎严重不适宜使用接骨板的患者，由于克氏针固定是相对稳定，术后不能过早功能锻炼，又容易损伤颈部血管、神经，有误穿入纵隔等的风险，近年来对于移位锁骨骨折，多使用接骨板固定。锁骨复位临时固定，多使用复位钳临时固定，中段骨折采用锁定接骨板固定，锁骨极远端或极近端，有时选择锁骨钩板做固定，以达到稳定固定，并允许进行早期肩关节功能锻炼，可以取得良好的临床效果。

参考文献

1. FRIMA H，VAN HEIJL M，MICHELITSCH C，et al. Clavicle fractures in adults：Current concepts. Eur J Trauma Emerg Surg，2020，46（3）：519-529.
2. 徐林 . 手术治疗锁骨骨折疗效及并发症分析 . 中国骨与关节损伤杂志，2008，23（1）：69-70.
3. DENG Z，CAI L，PING A，et al. Anatomical research on thesubacromial interval following implantation of clavicle hookplates. Int J Sports Med，2014，35（10）：857-862.

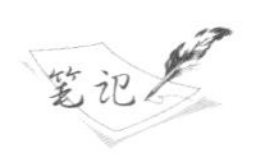

4. 陈羽，宋炬，俞思明．双 Endobutton 钢板结合锁骨钢板治疗锁骨中段骨折合并肩锁关节脱位．中国组织工程研究，2013，17（52）：9005-9010.
5. 李亮，许海宁，徐瑞生，等．三种不同内固定方式治疗锁骨远端骨折的疗效比较．创伤外科杂志，2018，20（3）：198-202.
6. 陈建海，党育，付中国，等．关节镜下纽扣钢板固定术治疗不稳定锁骨远端骨折．中华肩肘外科电子杂志，2015，3（3）：133-140.
7. PACI J M，KANJIYA S M. An arthroscopic modification of coracoclavicular ligament reconstruction and distal clavicle fracture fixation in the lateral position. Arthroscopy Techniques，2019，8（1）：e17-e21.
8. ROBINSON C M，CAIRNS D A. Primary nonoperative treatment of displaced lateral fractures of the clavicle. J Bone Joint Surg Am，2004，86（4）：778-782.

笔记

028 肱骨近端骨折

病历摘要

患者，女性，42 岁。

[主诉] 摔伤致左肩部疼痛、肿胀伴活动受限 4 小时。

[现病史] 患者于 4 小时前不慎摔伤，左肩部着地，患者当时自觉左肩部疼痛伴活动受限，就诊于我院急诊，行 X 线检查示左肱骨近端骨折，建议手术治疗，急诊以“左肱骨近端骨折”收住我科。

[查体] 左肩部肿胀伴活动受限，局部压痛及叩击痛（+），可及骨擦音及骨擦感，左肘关节及腕关节活动正常。左桡动脉可触及，末梢血运、感觉可。

[辅助检查] 肱骨近端前后位与腋间位 X 线、CT 检查示肱骨骨折移位、三部分骨折（Neer 分型Ⅲ型）（图 5-2-3、图 5-2-4）。

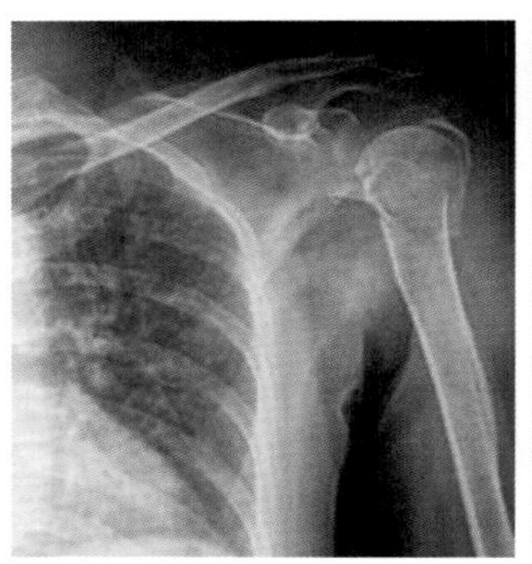
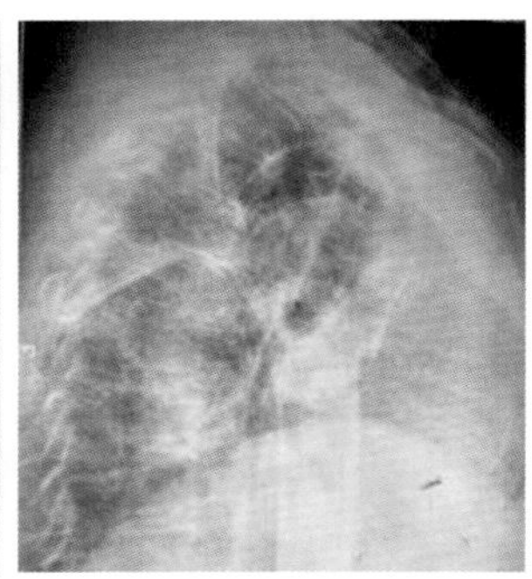

图 5-2-3 术前 X 线

[治疗] 完善术前相关检查，采用三角肌胸大肌肌间隙入路。在臂丛 + 颈丛麻醉下行左肱骨近端骨折切开复位内固定术。麻醉后，患者取沙滩椅位，左肩后方用布单垫高，常规消毒左肩部及左上肢，铺无菌单。取左上臂近端三角肌胸大肌肌间隙入路，切口长约 15 cm，切开皮肤、浅筋膜于三角肌和胸大肌间沟进入。将三角肌牵向外侧，胸大肌及头静脉向内侧，注意保护胸肩峰动脉的三角肌支，于肱骨

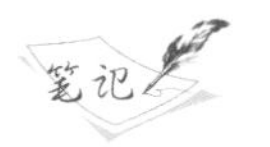

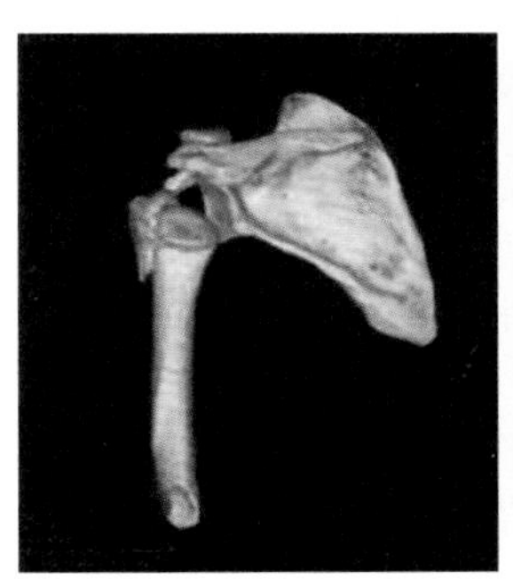
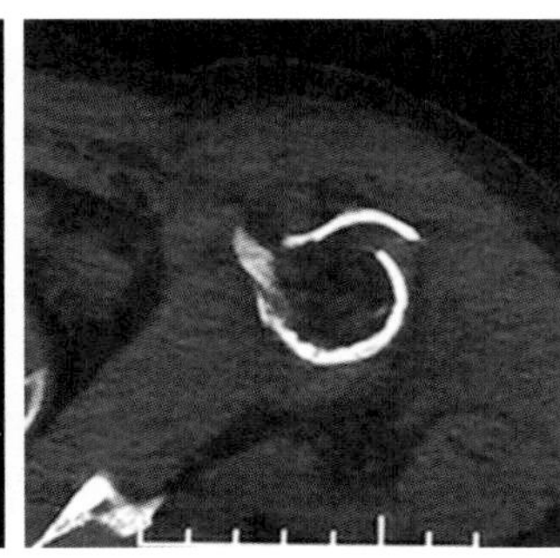

图 5-2-4　术前 CT

近端骨膜下剥离、显露骨折端，见肱骨外科颈骨折呈粉碎性，远端向后方及内侧完全分离移位，大结节呈撕脱骨折，打开关节囊，可见肱骨头嵌插明显，低于大结节水平，清理断端淤血块及软组织，向外侧牵开大结节骨块，克氏针钻入肱骨头，操作克氏针将肱骨头顶起，顶起后可见内侧壁有骨缺损，自外侧经皮打入克氏针 2 枚临时固定肱骨头，将大结节骨块复位，牵引复位骨干骨折，满意后，克氏针临时固定骨折段，C 臂透视见，骨折复位满意。安置肱骨近端锁定板，于岗上肌和肩胛下肌肌腱结合处预置韧带线，将韧带线固定于近端锁定板，逐一安置导向器，钻孔、测深，骨折近端拧入 8 枚螺钉，远端拧入 3 枚螺钉。再次透视复位良好，内固定可靠且长度位置均适宜。大量生理盐水冲洗伤口，电刀彻底止血，放置负压引流管一根，清点纱布、器械无误后，逐层缝合伤口，无菌敷料包扎。左肩部支具吊带固定。术后 X 线示骨折对位对线良好，内固定位置及螺钉长度适中（图 5-2-5）。

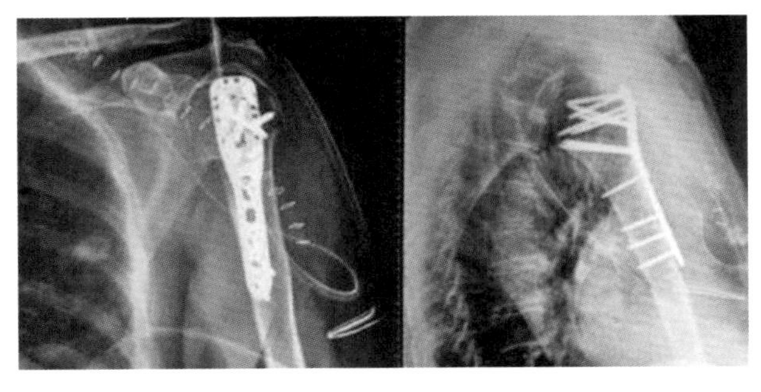

图 5-2-5　术后 X 线

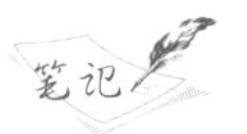

病例分析

肱骨近端骨折是临床常见骨折类型之一，约占全身骨折的5% ～ 9%，多由直接暴力引起，主要因此处为松质骨向皮质骨的过渡段，属力学薄弱区，在遭受外力刺激后易发生骨折。多见于中老年人群，尤其是伴有骨质疏松的老年群体，此类骨折对患者日常生活会造成极大影响，需及时采取有效治疗措施。

Neer 分型：Neer 根据肱骨近端 4 个解剖结构（肱骨头、肱骨干、大结节、小结节）之间的相互移位关系将骨折分为四型，根据所涉及的 4 个解剖结构移位骨折块（大于 1 cm 的骨折移位或大于 45° 的成角）的数量来分型。① Ⅰ 型骨折：一处或多处骨折，相互之间移位小于 1 cm 或旋转小于 45° 。② Ⅱ 型骨折：一处或多处骨折，一处骨折有超过 1 cm 或旋转大于 45° 的移位。③Ⅲ型骨折：两处骨折移位超过 1 cm 或旋转大于 45° ，其中包括肱骨头自关节盂内移位（骨折 – 脱位）。④Ⅳ型骨折：4 个解剖结构及相互关系均有明显移位，包括肱骨头脱位，此时肱骨头成游离状态，其主要血供丧失。

对于移位较小的外科颈骨折，大结节骨折移位小于 5 mm 的患者，经保守治疗可取得满意的效果。但对于存在骨折移位并无法获取稳定复位的老年患者而言，尤其是 Neer 分型Ⅲ、Ⅳ型骨折患者，均需采取手术治疗。手术内固定的目的是实现稳定的解剖结构，减轻疼痛，使骨折能够骨性愈合并且可以早期恢复活动。手术入路包括三角肌胸大肌肌间隙入路和三角肌前束入路。陈福扬等认为经三角肌双间隙入路与传统入路手术治疗肱骨近端骨折疗效相当，但经三角肌双间隙入路具有手术时间短、出血量少、术后恢复快等优点。手术治疗包括经皮克氏针内固定术、髓内钉固定、钢板内固定术、肩关节置换术等方法。治疗肱骨近端骨折目标是缓解或解除患者疼痛症状，最大限度地恢复患者肩关节功能，降低并发症的发生率。传

统克氏针内固定、三叶草型接骨板则存在诸多缺点，不利于患者术后关节功能恢复。非锁定型钢板通常采取肱骨近端钢板或T型钢板置入，但其具有较大体积，术中需剥离较大范围软组织，不仅不利于保护血供，还极易干扰肱二头肌长头，并形成撞击肩峰风险，手术创伤较大，会延缓术后恢复，且术后极易发生螺钉退出或松动现象，导致骨折稳定性较差，从而影响早期功能锻炼，导致肩关节功能恢复缓慢。与非锁定型钢板相比，解剖锁定钢板具有以下优势：①内固定是利用钢板、螺钉锁定，形成固定整体，可于骨折骨内部构成稳定支架结构，对于粉碎性、疏松性骨折，可很大程度增强抓持力，提供有效固定模式，具有充足、坚强的稳定性；②钢板锁定与螺钉松动发生率小，且多枚成角锁定螺钉于肱骨头端采用不同朝向拧入，可形成有效锚合力，抗拔出能力明显增强；③钢板选择根据巩固近端解剖形态设计，符合肱骨近端外侧解剖形状等特点，术中无须采取塑形措施，安放难度较小，可减少手术创伤，利于加快术后恢复；④解剖锁定钢板内固定术中操作对骨面基本不具有压力，无须剥离骨膜，可最大程度保护肱骨头血供，有助于及早进行功能锻炼，从而促进肩关节功能恢复。近年来，有学者使用聚甲基丙烯酸甲酯或含锶羟基磷灰石的螺钉头增强器结合锁定板来固定肱骨近端不稳定骨折，明显减少了并发症的发生率。肩关节置换术近年来已得到很好地应用和推广，对手术治疗失败的老年患者是一种较好的备选治疗方法，但治疗费用高昂，术后功能恢复及远期疗效有待进一步研究。

病例点评

结合患者病史、查体及辅助检查，该病例诊断明确，属于肱骨近端骨折中的Neer Ⅲ型。我们的临床经验：①对于四部分骨折，先

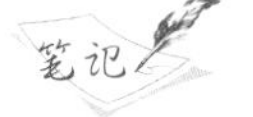

复位固定肱骨头为一个整体，然后再与远端干骺端拼接对位临时固定，安置锁定接骨板；②有一些肱骨近端三部分或四部分骨折，骨折端的内侧壁粉碎或压缩，缺乏支撑，很容易导致术后内固定失效或肱骨头成角畸形，术中需要取整块髂骨条植骨，重建肱骨颈部内侧壁，防止术后肱骨头塌陷；③对于四部分肱骨近端骨折，我们一般用韧带线，将大、小结节固定于钢板上，加强骨折固定的强度。该病例我们采用肱骨近端解剖锁定钢板固定结合术后给予肩部支具吊带固定，取得了良好的临床效果。

参考文献

1. SÜDKAMP N，BAYER J，HEPP P，et al. Open reduction and internal fixation of proximal humeral fractures with use of the locking proximal humerus plate. Results of a prospective, multicenter, observational study. J Bone Joint Surg Am, 2009, 91(6): 1320-1328.
2. WANG J，YANG Y，MA J，et al. Open reduction and internal fixationversus external fixation for unstable distal radial fractures：A meta-analysis. Orthop Traumatol Surg Res，2013，99（3）：321-331.
3. ANTONIOS T，BAKTI N，NZEAKO O，et al. Outcomes following fixation for proximal humeral fractures. J Clin Orthop，2019，10（3）：468-473.
4. MCLAUGHLIN-SYMON I，KENYON P，MORGAN B，et al. A new trapdoor technique for fxation of displaced greater tuberosity fractures of the shoulder. J Hand Microsurg，2015，7（2）：241-243.
5. 陈福扬，徐晓明，周斌，等 . 经三角肌双间隙入路与传统入路手术治疗肱骨近端骨折的疗效比较 . 中国骨与关节损伤杂志，2017，32（3）：294-295.
6. 邱忠鹏，李珂，李刚，等 . Neer 分型二、三部分肱骨近端骨折不同治疗方式的临床经济学随访分析 . 中国组织工程研究，2019，23（8）：1188-1195.
7. WHITING P S. Fractures of the proximal humerus // ROBINSON J D D. Orthopaedic trauma in the austere environment. Berlin：Springer International Publishing，2016.

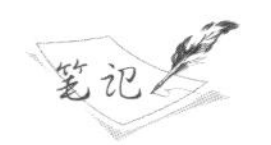

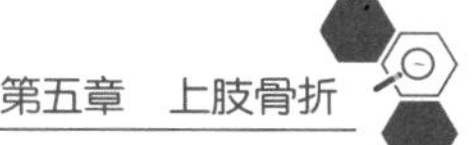

8. 杨智．锁定钢板治疗老年肱骨近端粉碎性骨折的临床疗效分析．世界最新医学信息文摘，2018，18（A3）：100.
9. BIERMANN N，PRALL W C，BÖCKER W，et al. Augmentation of plate osteosynthesis for proximal humeral fractures：A systematic review of current biomechanical and clinical studies. Arch Orthop Trauma Surg，2019，139（8）：1075-1099.
10. CHOW R M，BEGUM F，BEAUPRE L A，et al. Proximal humeral fracture Fixation：locking plate con- struct +/– intramedullary fibular allograft. J Shoulder Elbow Surg，2012：21（7）：894–901.
11. HSIAO C K，TSAI Y J，YEN C Y，et al. Intramedullary cortical bone strut improves the cyclic stability of osteoporotic proximal humeral fractures. BMC Musculoskelet Disord，2017，18（1）：64.

笔记

029 肱骨干骨折

病历摘要

患儿，女性，12 岁。

［主诉］ 摔伤致左肘关节疼痛、肿胀 12 小时。

［现病史］ 患儿于 12 小时前，从双杠上不慎跌落，摔伤左上肢，当时自觉左上臂肿胀、畸形、疼痛，伴左上肢活动受限，就诊于某县人民医院，行 X 线检查示左肱骨干骨折，建议手术治疗。患者及家属为求进一步诊治来我院急诊，行手法复位、石膏临时外固定后，以“左肱骨干骨折”收住我科。

［查体］ 左上臂肿胀，内侧可见大片淤斑，压痛、叩击痛（+），局部可及骨擦音及骨擦感，左上臂活动受限，局部可见异常活动。

［辅助检查］ X 线示左肱骨干中远端骨折移位、粉碎性骨折。（AO 分型 A2 型）（图 5-2-6）。

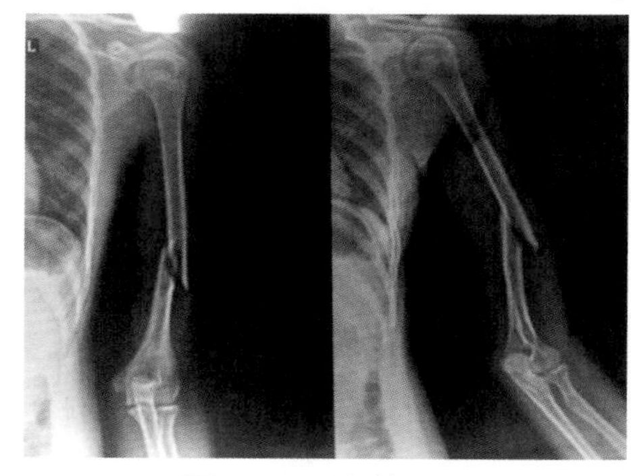

图 5-2-6 术前 X 线

［治疗］ 完善术前检查：①肝肾功能、凝血系列、血尿便常规等均未见异常；②心电图、心脏彩超均正常；③影像学检查确定左肱骨干骨折的诊断；④无高血压、糖尿病、心脏病等；⑤心理状态和心理调节能力正常。

臂丛麻醉，采用左上臂前外侧入路。麻醉后，取仰卧位，左上臂根部绑止血带，常规消毒铺单，左上臂驱血压力固定至 40 kPa，取左上臂前外侧切口，依次切开皮肤、皮下各层组织至骨膜，游离桡神经，皮条牵开保护桡神经，清理断端，轴向牵拉左上肢复位骨折，

使用持骨器将两端骨折复位，C 臂下可见骨折断端对位对线良好。以锁定钢板贴附于肱骨前外侧，依次钻孔、测探、置钉，C 臂下透视见骨折复位满意、内固定物位置及长度合适后，冲洗，留置引流管 1 根，逐层缝合关闭切口。术后早期指导患者进行肘关节适当功能锻炼，术后 X 线检查示骨折对位对线良好，内固定物的位置及螺钉长度适中（图 5-2-7）。

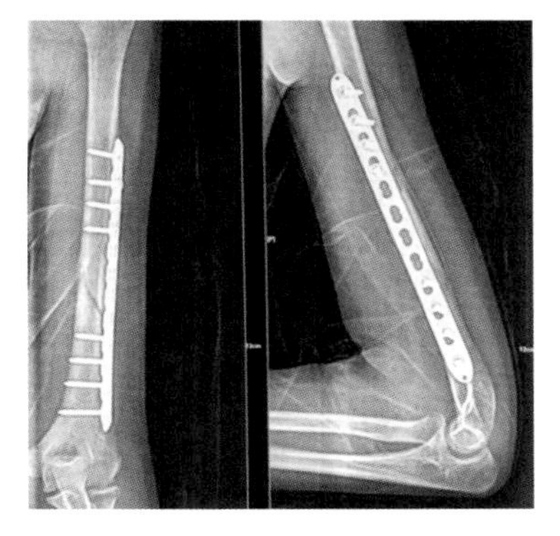
图 5-2-7　术后 X 线

病例分析

肱骨干骨折可由直接暴力或间接暴力导致，约占全身骨折的 3% 左右。直接暴力常因外力击打肱骨干；间接暴力常造成肱骨中下 1/3 骨折，多由手部、肘部着地及投掷、掰腕动作导致。骨折端的移位取决于作用力大小、方向、断端位置，三角肌止点以上的骨折，近折端受胸大肌、背阔肌、大圆肌的牵拉向前内移位，远折端在三角肌、喙肱肌、肱二头肌、肱三头肌的牵拉下向外侧、近端移动；三角肌止点以下的骨折，近折端受三角肌牵拉向前外移位，远折端因肱二头肌、肱三头肌牵拉向近端移位。肱骨干中下 1/3 的骨折易存在成角、短缩及旋转畸形。肱骨干骨折常可合并桡神经损伤，表现为受伤后除上臂症状外，还出现垂腕、手指活动障碍、手背桡侧皮肤感觉减退等症状。

肱骨干骨折分型多采用骨折 AO 分型。① A 型简单骨折：A1 简单螺旋骨折，A2 简单斜形骨折（≥ 30°），A3 简单横形骨折（＜ 30°）；② B 型楔形骨折：B1 螺旋楔形骨折，B2 弯曲楔形骨折；③ C 型粉碎性骨折：C1 粉碎螺旋骨折，C2 节段性粉碎骨折，C3 不规则粉碎骨折。

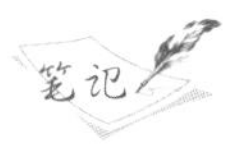

肱骨干骨折的治疗方法包括保守治疗和手术治疗两种，保守治疗的效果满意，愈合率可达 90% 左右，但经手法复位后，需行外固定的时间较长，影响早期功能锻炼，易出现肩肘关节僵硬等并发症，甚至可能出现畸形愈合而影响患肢功能。目前临床上对于明显移位、周围组织损伤严重的肱骨干骨折多提倡早期行手术治疗，主要手术方法包括髓内针内固定、锁定钢板内固定及外固定架治疗。髓内钉固定治疗无须剥离骨折断端骨膜，有助于保留断端血供，促进骨折的愈合，术后可进行早期功能锻炼。髓内钉固定技术包括顺行髓内钉技术和逆行髓内钉技术两种。顺行髓内钉技术主要适用于肱骨干近端 1/3 骨折和肱骨干中段骨折的患者；逆行髓内钉技术主要适用于肱骨干远端 1/3 骨折和肱骨干中段骨折的患者。钢板内固定的适用范围广，复位固定效果好，对邻近关节影响小，可进行早期功能锻炼；但钢板内固定创伤较大，需剥离骨折断端骨膜，会影响骨折愈合。固定方式并不局限于传统的单个钢板螺钉内固定，有研究表明，用双钢板固定肱骨干远端 1/3 骨折有助于术后早期主动运动，且没有显著并发症。MIPO 亦适用于各种类型肱骨干骨折，其具有创伤小、钢板易贴附等优点，术后肩肘关节功能恢复良好。外固定支架治疗使用较少，易引起针道感染和固定针的断裂，现多用于开放性骨折合并感染及无法立即行切开复位的肱骨干骨折的临时治疗。

目前对于肱骨干骨折切开复位内固定材料的选择尚缺乏准确定论，钢板技术一直以来被众多学者认为是肱骨干骨折手术治疗的金标准。但近年来髓内针固定技术在临床上的应用逐渐增多，有文献报道，使用髓内针固定治疗肱骨干骨折，骨折愈合时间显著缩短，并发症发生概率有效降低，更具安全性。曹春风等研究分析，钢板内固定治疗肱骨干骨折可显著降低一系列并发症的发生率，如骨折延迟愈合、再手术、肩部活动性限制等。尽管钢板内固定手术在一定程度上增加了感染的发生，但是综合其对肱骨干骨折术后功能恢

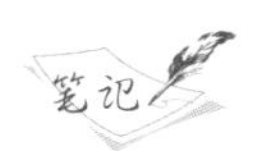

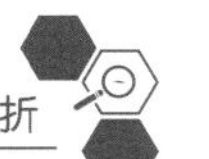

复的益处，其效果要优于髓内针内固定。也有 Meta 分析表明钢板内固定组与髓内钉固定的术后结果相似，无明显统计学差异。Giovan Giuseppe Costa 等所做最新研究表明，大多数患者在使用外固定架治疗肱骨干骨折后，获得了良好的功能，并恢复了正常的伤前运动活动。总的来说，治疗导致术后并发症的发生率较低。外固定架是治疗肱骨干骨折的有效方法。

病例点评

结合患儿病史、查体及辅助检查，该病例诊断明确。我们的经验如下：①肱骨干骨折多为不稳定型骨折，需要手术干预。②对于少数无移位的或手法复位外固定可满足复位要求的情况下，可考虑暂不行手术治疗，定期复查了解骨折愈合情况。③对需要行手术治疗的患者，应于术前完善相关检查，确定骨折分型，制定恰当手术方案，肱骨干移位骨折我们多采用锁定接骨板进行复位固定，预后良好。④髓内针技术虽然微创，但对于肱骨偏近端或远端的骨折而言，也存在相对不稳定、骨折不愈合的风险，而且锁钉时有损伤桡神经的风险。因此，髓内针闭合复位虽可取得良好效果，但并发症概率高，固定方法需结合骨折的移位、分型等，选用合适的固定方法。⑤肱骨干骨折内固定取出，经常有钉板冷焊接、螺钉滑扣失效、接骨板难以取出等风险，因此特别建议患者术后 1 年左右取板，不要时间过长；术中螺钉不要拧得过紧；多使用梅花螺钉，尽量少用六方螺钉；取出螺钉时，螺丝刀头应贴紧螺帽，方向一致，轴向反顶，缓慢用力，缓缓拧出。⑥肱骨干骨折手术，尤其下 1/3 的骨折，桡神经损伤的风险增加，因此显露骨折端前应先游离出桡神经，这就能保证在骨折手术全程监控桡神经的牵拉及是否造成损伤等情况，以期尽可能避免桡神经的损伤。

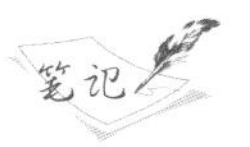

参考文献

1. EKHOLM R，ADAMI J，TIDERMARK J，et al. Fractures of the shaft of the humerus. An epidemiological study of 401 fractures. J Bone Joint Surg Br，2006，88（11）：1469-1473.

2. EKHOLM R，TIDERMARK J，TÖRNKVIST H，et al. Outcome after closed functional treatment of humeral shaft fractures. J Orthop Trauma，2006，20（9）：591-596.

3. 尹鹏，唐佩福．肱骨干骨折的手术治疗．中华肩肘外科电子杂志，2013，11（1）：57-60.

4. RUTGERS M，RING D.Treatment of diaphyseal fractures of the humerus using a functional brace. J Orthop Trauma，2006，20（9）：597-601.

5. 赵学忠．肱骨干骨折髓内针固定和钢板固定的疗效观察．中国伤残医学，2018，26（20）：41-42.

6. 曹春风，马坤龙，栾和旭，等．钢板内固定与髓内钉治疗肱骨干骨折的 Meta 分析．中国矫形外科杂志，2016，24（12）：1080-1087.

7. LIU G D，ZHANG Q G，OU S，et al. Meta analysis of the outcomes of intramedullary nailing and plate fixation of humeral shaft fractures. Int J Surg，2013，11（9）：864-868.

8. COSTA G G，ALOJ D C，CERBASI S，et al. External fixation as a definitive treatment for humeral shaft fractures. Radiographic and functional results with analysis of outcome predictors. Journal of Orthopaedic Trauma，2019，33（7）：354-360.

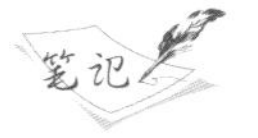

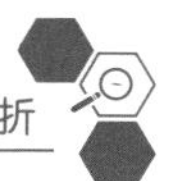

030　肱骨远端骨折

病历摘要

患者，女性，48 岁。

［主诉］ 摔伤致右肘部疼痛、肿胀伴活动受限 2 小时。

［现病史］ 患者于 2 小时前不慎摔伤，当时自觉右肘部疼痛伴活动受限，就诊于我院急诊，行 X 线检查示右肱骨远端骨折，建议手术治疗，急诊以“右肱骨远端骨折”收住我科。患者自受伤以来，精神、食欲可，大小便正常。

［查体］ 右肘部肿胀伴活动受限，局部压痛及叩击痛（+），有骨擦音及骨擦感，右桡动脉可触及，末梢血运、感觉可。

［辅助检查］ 术前行 X 线检查示肱骨远端粉碎性骨折，移位显著（AO 分型 A3 型）（图 5-2-8）；CT 检查示肱骨远端粉碎性骨折，移位显著（AO 分型 A3 型）（图 5-2-9）。

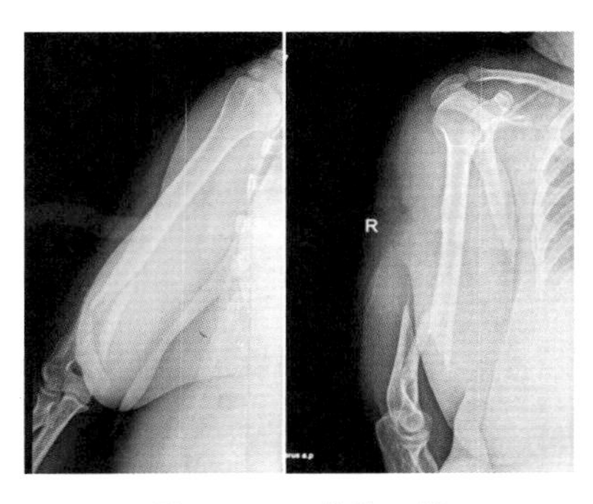

图 5-2-8　术前 X 线

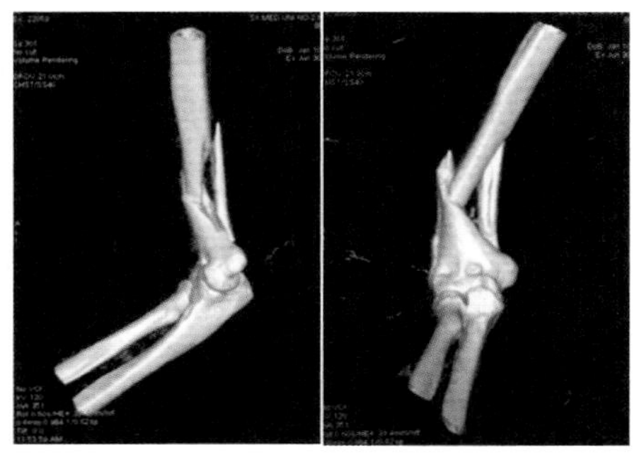

图 5-2-9　术前 CT

［治疗］ 采用臂丛神经阻滞麻醉，手术入路为右尺骨鹰嘴为中心取肘后正中纵形切口长约 15 cm。患者仰卧位，患肢屈肘置于胸前，上臂近端上止血带，采用上臂肘后正中入路。经尺骨鹰嘴向近端取后正中纵形切口，游离皮下浅筋膜，先显露肱骨后内侧，游离尺神

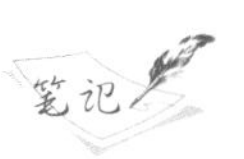

经并用橡皮条保护，然后经皮下浅筋膜到肱骨后外侧，两侧向肱骨近端游离，充分显露骨折端，可见肱骨远端骨折端呈螺旋形劈裂，有碎骨块，用持骨器对端复位骨折，用多根克氏针临时固定。先将2块肱骨远端解剖接骨板分别置于肱骨远端的内、外侧，并用持骨器固定，C型臂下透视骨折复位良好，对位对线尚可，先固定内侧接骨板，然后固定外侧板，保证接骨板良好贴附于肱骨远端，依次钻孔、测探、置钉，C臂下透视见骨折复位满意。然后将尺神经前置于肘前内侧筋膜下，冲洗伤口，放置负压引流管，逐层缝合切口。

术后X线示骨折复位良好，内置物位置良好（图5-2-10）。术后24～48小时拔除引流管，术后24小时内进行肌肉收缩锻炼，疼痛缓解后，进行肘关节小范围被动伸屈锻炼，2周后进行主、被动协同锻炼。

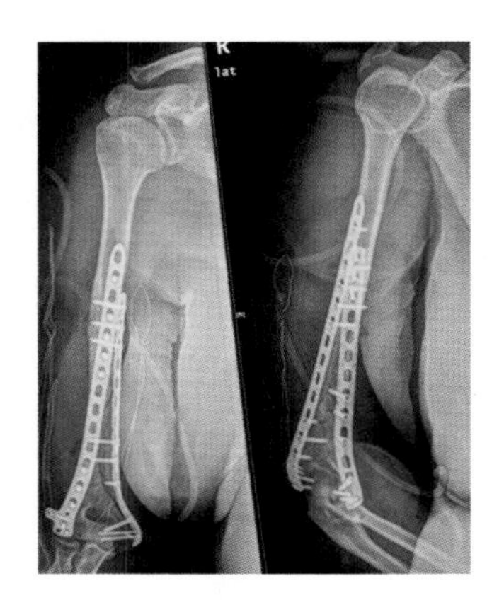

图 5-2-10　术后 X 线

病例分析

肱骨远端骨折是肘部常见骨折之一，发生率呈上升趋势。肱骨远端骨折主要包括有肱骨髁上、髁间及单纯的累及内外髁的骨折，这一部位具有解剖结构的特殊性和复杂性，此外由于骨质疏松，其一旦发生骨折，多为关节和干骺端的粉碎性骨折，处理起来非常棘手。近年来双接骨板内固定治疗肱骨远端骨折，术后功能优良率可达89%～100%。肱骨远端骨折术后康复锻炼应及早介入，以使肘关节能够得到最大程度恢复。

目前国际上普遍使用的肱骨远端骨折分类方法是AO分类，其将肱骨远端骨折分为关节外骨折（A型）、部分关节内骨折（B型）

笔记

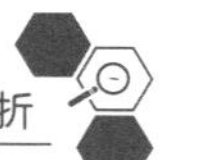

及完全关节内骨折（C型），其中A型中的A1型为骨突撕脱骨折，A2型为简单干骺端骨折，A3型为干骺端粉碎骨折。B型中的B1型为外侧矢状面的部分关节内骨折，B2型为内侧矢状面的部分关节内骨折，B3型为累及前面的冠状位的部分关节内骨折。C型中的C1型为简单关节内、简单干骺端骨折，C2型为关节内简单、干骺端粉碎骨折，C3型为关节内粉碎、干骺端粉碎骨折。其中每一种亚型又可以进一步细分。

肱骨远端骨折中髁间骨折的固定最为复杂，常用固定方法有克氏针张力带法、Y形钢板法及双钢板法。双钢板法因可提供较好的稳定性及坚韧性而成为临床上最实用的主流内固定方式。以往研究指出，建议将1/3管型钢板放置于患者内侧柱尺侧部位，在外侧柱可给予重建钢板进行固定，但是我们认为，近年来锁定接骨板的应用，尤其是内外侧解剖型平行或垂直锁定接骨板的使用明显优于以前的重建钢板或者管型钢板，而且固定牢固，患者可以早期进行功能锻炼。另外，我们认为术中应将尺神经尽量显露出来并充分保护，以免肱骨显露固定时造成误伤等情况。

肱骨中下段骨折是十分常见的一种骨折类型，肱骨中段以下逐渐变细，下1/3逐渐变成扁三角状，营养动脉从肱骨中段穿入并向近端分布，因此中段以下发生骨折常会因为血供不足影响愈合。Y形钢板的缺点在于术中钢板塑形困难，且贴附肱骨远端有一定的难度，单平面固定对复杂C型骨折患者来说也难以达到加压固定的作用，钢板的分叉角度恒定，在对两侧柱进行固定后，不能够完全吻合肱骨远端的空间解剖结构，占据了部分鹰嘴窝的空间，导致肘关节伸直时出现疼痛或发生功能障碍。垂直型或平行的双侧锁定钢板内固定术符合肱骨远端骨折固定的力学要求，可紧密贴合骨面，其通过增加内固物的形式支撑骨折部位，具有良好的把持力，且不易松动、稳定性好。

病例点评

结合患者病史、查体及辅助检查，该病例诊断明确。我们的经验：①肱骨远端骨折，若不涉及髁间的粉碎性骨折，可以采用肘后上臂后正中入路，不做鹰嘴截骨，从浅筋膜下游离至两侧，分别显露内、外侧骨面，进行复位固定；②肱骨远端骨折，显露内侧骨面前，需首先游离显露尺神经，并做保护；③肱骨远端粉碎性骨折，一般要采用垂直或平行的双锁定解剖接骨板，单平面钢板容易出现固定后不稳或失效的情况；④骨折向近端延伸较长时，一定要考虑到桡神经，若能游离或找到桡神经，就能对其做保护，避免术中损伤。对于老年肱骨远端骨折患者，尤其是伴有骨质疏松或类风湿关节炎的患者，可考虑全肘关节置换术，众多文献已陆续报道了该治疗方法的优越性。总而言之，肱骨远端骨折治疗方案的选择需根据术前正确的分型和诊断，结合影像学分析，并对患者体质状况进行评估，再辅以经验，如此方能得出最好的诊疗计划以达到最佳的手术效果。

参考文献

1. GALANO G J，AHMAD C S，LEVINE W N. Current treatment strategies for bicolumnar distal humerus fractures. J Am Acad Orthop Surg，2010，18（1）：20-30.
2. 姜保国. 肱骨远端骨折的治疗进展 . 中国骨与关节外科，2008，1（2）：145-148.
3. THEIVENDRAN K，DUGGAN P J，DESHMUKH S C. Surgical treatment of complex distal humeral fractures：Functional outcome after internal fixation using precontoured anatomic plates. J Shoulder Elbow Surg，2010，19（4）：524-532.
4. 侯晓玲，李凤兰，刘莉慧，等 . 肱骨远端骨折术后早期康复影响因素的临床护理研究 . 华西医学，2014，29（1）：118-120.
5. 马益善，颉强，雷伟，等 . 闭合复位经皮交叉克氏针内固定治疗儿童肱骨髁上骨折 .

中华创伤骨科杂志，2013，15（2）：173-175.
6. 水小龙，张建军，孔建中，等 . 急诊手法复位石膏固定后延期经皮克氏针固定治疗儿童Ⅲ型肱骨髁上骨折 . 中华小儿外科杂志，2014，35（3）：208-211.
7. 李凡，勘武生，徐剑，等 . 有限切开复位与闭合复位治疗儿童 Gartland Ⅲ型肱骨髁上骨折的疗效比较 . 中华创伤骨科杂志，2013，15（4）：298-302.
8. 袁斌，葛保健 . 三种克氏针固定方式治疗严重 Gartland Ⅲ型儿童肱骨髁上骨折的疗效比较 . 中华手外科杂志，2017，33（6）：455-457.
9. 李凡，李明静，刘郁东，等 . 两种手术方法治疗儿童不可复性肱骨髁上骨折的疗效比较 . 中华手外科杂志，2016，32（2）：94-96.
10. 石建宏 . 肘关节尺骨鹰嘴骨折术后早期康复治疗的疗效分析 . 现代医药卫生，2012，28（11）：1626-1627.
11. 邹平生，龚志平，王斌，等 . 上臂后切口双钢板内固定治疗肱骨中下段骨折术后骨不连的疗效分析 . 实用中西医结合临床，2015，15（9）：50-51，55.
12. 刘涛 . 锁定加压钢板内固定治疗肱骨中下段骨折的临床效果 . 中国社区医师，2017，33（4）：85-86.
13. 蒲川成，覃勇志，夏先学，等 . 内、外侧肱骨远端解剖钢板手术治疗肱骨髁上及髁间粉碎性骨折 . 现代生物医学进展，2013，13（21）：4111-4113，4158.
14. 田军，夏春 . 双钢板固定治疗肱骨下段骨折及骨不连 22 例总结 . 中国伤残医学，2014，22（12）：68-69.
15. 章鹏，郭林新，马岩，等 . 前侧微创入路锁定加压钢板内固定治疗肱骨中下段骨折 . 中国骨与关节损伤杂志，2016，31（5）：470-472.
16. 陈春冉 . 切开复位双锁定钢板内固定治疗肱骨远端 C 型骨折 . 河南外科学杂志，2018，24（3）：109-110.
17. 蒋正武，谢跃，赵越 . 双锁定钢板内固定术治疗成人肱骨间骨折疗效观察 . 山东医药，2013，53（40）：73-75.

031 尺骨鹰嘴骨折

病历摘要

患者，男性，42 岁。

［主诉］ 摔伤致左肘疼痛、肿胀伴活动受限 1 天。

［现病史］ 患者 1 天前不慎摔伤，左肘部着地，当时自觉左肘部疼痛伴活动受限，就诊于当地医院，行 X 线检查示左尺骨鹰嘴骨折，行支具外固定。为求进一步治疗，收住入院。

［查体］ 左肘部肿胀、隆起明显，局部淤青，皮温略高，局部压痛及叩击痛（+），左肘关节呈半屈状，伸屈功能活动受限，末梢血运、感觉可。

［辅助检查］ 术前 X 线检查示左尺骨鹰嘴粉碎性骨折，移位显著（Schatzker 分型 A 型）（图 5-2-11）。

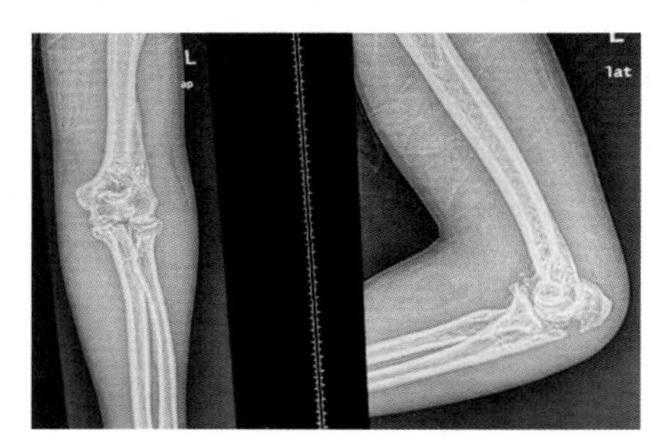

图 5-2-11 术前 X 线

［治疗］ 完善各项相关检查，在臂丛麻醉下行左尺骨鹰嘴骨折切开复位内固定术。患肢取仰卧位，患肢置于胸前，左肘后正中切口。自鹰嘴后突近端 2 cm 处向远端尺骨嵴纵向延长，长约 10 cm，切开皮肤即可暴露骨折端，清除关节内积血。沿尺骨嵴切开骨膜并向两侧剥离，显露骨折两端骨皮质。将肘关节略伸展至 120° ～130° 位置，放松肱三头肌，清理骨折端，复位鹰嘴滑车关节面和骨折两端骨皮质，临时克氏针固定，术中 C 臂检查见骨折对位对线尚好，关节面平整，然后放置尺骨鹰嘴解剖接骨板，贴附良好，先固定骨折近端，然后骨折远端先用 1 枚普通钉加压固定，之后依次打入螺钉固定，再次 C 臂检查见骨折对位对线良好，内置物长度、位置良好。冲洗伤口，肘后留置负压引流管 1 根，伤口逐层缝合。术后 X 线示骨折对线对

笔记

位良好，关节面平整，内固定物的位置及螺钉长度适中（图 5-2-12），术后 1 周逐步开始进行早期肘关节功能锻炼。

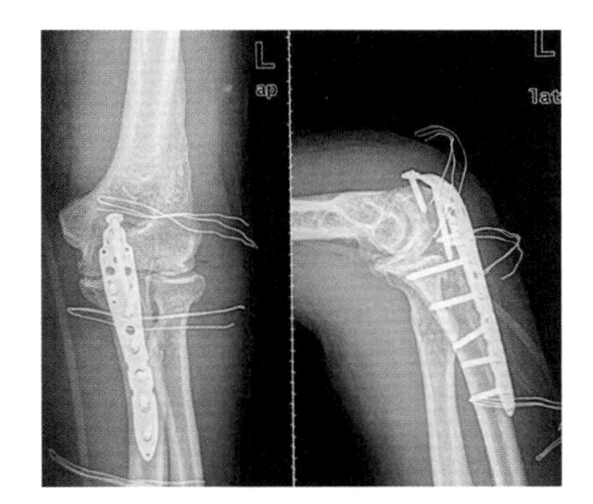

图 5-2-12 术后 X 线

病例分析

尺骨鹰嘴骨折是肘部较常见的损伤，约占全身骨折的 1.17%，占上肢骨折的 10%，成年人多见。多由于肘部直接暴力打击所致，如跌倒时肘尖部着地，偶尔因肘关节伸直位间接暴力引起。除少数尺骨鹰嘴尖端撕脱骨折外，大多数病例为骨折线波及半月状关节面的关节内骨折。由于肘关节伸、屈肌的收缩作用，骨折很容易发生分离移位。因此在治疗时，恢复鹰嘴关节面的正常解剖关系及稳定的固定是获得良好功能的重要措施。如果关节面对合不整齐，日后可能引起创伤性关节炎，导致关节疼痛和功能受限。

尺骨鹰嘴骨折分型：最常用的是 Schatzker 分型和 Mayo/Morrey 分型。Schatzker 分型是 Colton 分型的改良，该分型结合骨折生物力学特征，有助于选择手术方式及确定内固定的放置位置，是目前应用最广泛、最实用的分型。A 型：简单横形骨折；B 型：横形压缩性骨折；C 型：斜形骨折；D 型：粉碎性骨折；E 型：远端斜形骨折（非粉碎性稳定骨折及超过滑车切迹 50% 的骨折）；F 型：骨折 – 脱位型（合并肘关节脱位，常合并 Mason Ⅲ桡骨头骨折）。Mayo/Morrey 分型（图 5-2-13）是基于移位、粉碎和稳定性提出的尺骨鹰嘴骨折的分型方法。Ⅰ型：无移位（Ⅰa 型为非粉碎性骨折，Ⅰb 型是粉碎性骨折）；Ⅱ型：有移位，移位＞ 3 mm，稳定型骨折，侧副韧带完整，前臂相对于肱骨稳定（Ⅱa 型为非粉碎性骨折，Ⅱb 型为粉碎性骨折）；Ⅲ型：有移位，不稳定型骨折，又分为Ⅲ a 型即非粉碎性粉碎，Ⅲ b 型即粉碎性骨折。

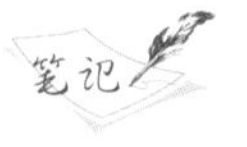

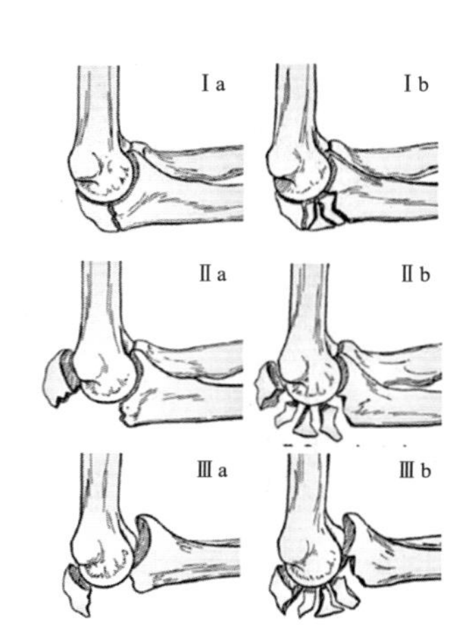

图 5-2-13　尺骨鹰嘴骨折 Mayo/Morrey 分型

根据骨折的不同形态，可采用不同的内固定方法进行治疗，如螺钉固定、克氏针张力带技术固定、张力带螺钉固定、钢板螺钉内固定等。传统克氏针加张力带钢丝是治疗尺骨鹰嘴简单横行或短斜行骨折的经典术式。张力带固定技术曾被广大医师所接受,甚至被认为是治疗该骨折的“金标准”，但对于粉碎性或长斜行的尺骨鹰嘴骨折，由于其不能耐受持续加压作用，会导致尺骨鹰嘴半月切迹的医源性短缩移位，也达不到关节面解剖复位的要求，甚至会发生钢丝断裂，克氏针滑出，内固定失效，针尾刺激皮肤引起疼痛的情况。尺骨鹰嘴钢板在治疗尺骨鹰嘴骨折脱位中有以下优势：①尺骨鹰嘴钢板与尺骨的解剖学外形相近，无须进行钢板塑形，缩短了手术时间；②术中无须切断肱三头肌，减少了软组织损伤，同时减少对骨折端血供的破坏，使骨折延迟愈合和不愈合的情况减少；③牢靠的内固定可让患者早期功能锻炼，从而减少骨化性肌炎的发生；④由于钢板本身的特点，可以治疗合并尺骨近端的骨折，无须另外增加内固定。

尺骨鹰嘴骨折的治疗大部分采用手术切开复位内固定的方法，仅少数无移位的骨折采用石膏外固定保守治疗，因该骨折多涉及关节面，而且关节面多有台阶，甚至粉碎分离，大多只有采用手术的方法，才能达到尽量接近解剖复位的效果，还可减少术后肘关节屈伸功能障碍，及术后创伤性关节炎的发生。具体的治疗策略依据骨折类型而选用。①尺骨鹰嘴骨折 Schatzker A 型或 Mayo Ⅰa 型，即横形稳定型骨折，可以选用克氏针张力带技术。②对于 Schatzker B 型或 Mayo Ⅱb 型，即横形压缩性骨折，我们的经验一般要求恢复尺骨的长度及关节面的正常弧度，复位后最好用克氏针临时固定，尤其对关节面内小的游离骨块（die punch 骨块），最好用 1.5 mm 克氏针

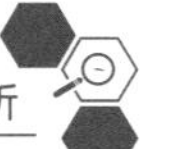

临时固定，使关节面台阶＜ 1 mm，以防止上锁定接骨钛板时挤压小骨块，使关节面台阶增大。然后上锁定接骨钛板及螺钉进行固定。③ Schatzker C 型或 Mayo Ⅱ a 型，即斜形骨折，可采用克氏针张力带进行固定，为了防止骨折端移位，在应用张力带固定前应垂直于骨折线置入 1 枚拉力螺钉进行辅助固定；也可使用钢板螺钉进行固定。④ Schatzker D 型或 Mayo Ⅲ b 型，即粉碎性骨折或合并冠状突骨折，需首先恢复冠状突的完整性，背侧面用钢板 螺钉进行固定。⑤ Schatzker E 型或 Mayo Ⅱ a 型，即远端斜形骨折（非粉碎性稳定骨折涉及超过滑车切迹 50%），推荐使用解剖锁定接骨钛板，因为解剖接骨钛板近端的 2 枚螺钉可以与其他螺钉成 90° 角，在骨折的局部形成三维固定效果，这样增加了接骨板抗旋转、张力、剪切力及拉力的作用，是其他内固定难以实现的。⑥ Schatzker F 型或 Mayo Ⅲ a 型，即骨折脱位型，推荐使用解剖锁定接骨钛板或接骨板联合螺钉及张力带技术综合使用。

尺骨鹰嘴切除及肱三头肌腱成形术，此种方法较少使用，仅用于极少数骨折粉碎严重，但侧副韧带、桡骨头及冠状突与半月切迹远端完整的老年患者，此类骨折可行骨折块切除，但肱三头肌腱止点处应保留一层骨皮质，以利于其和远端断面缝合。若不能保留一层骨皮质，则可将肱三头肌腱向下翻转固定到远端钻孔内。 骨折固定后需做肘关节稳定性的应力试验，如果肘关节存在内、外翻不稳定，必须修复桡侧或尺侧副韧带。也可使用肘关节铰链式外固定支架，以便早期开始功能锻炼。

病例点评

结合患者病史、查体及辅助检查，该病例诊断为尺骨鹰嘴骨折明确。我们术中经验技巧：①先将肘关节略伸展至 120° ～ 130° 位置，放松肱三头肌，复位鹰嘴滑车关节面和骨折两端骨皮质，使

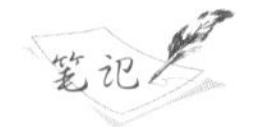

用复位钳和克氏针做临时固定，术中C臂确定骨折复位满意，然后放置贴附良好的尺骨鹰嘴锁定接骨板；②先固定骨折近端，然后骨折远端先用一枚普通钉加压固定，然后依次打入螺钉固定；③术中锁定板固定好后，一定要屈伸肘关节，一方面测试尺骨鹰嘴骨折固定是否稳定，若很稳定，允许术后进行早期肘关节功能锻炼，另外，测试肘关节屈伸是否有摩擦，以确定关节腔内是否有小骨块阻挡。

参考文献

1. 难治性骨折的治疗研究课题组. 尺桡骨近端骨折的治疗建议. 中华创伤骨科杂志，2011，13（2）：152-154.
2. WOOD T，THOMAS K，FARROKHYAR F，et al. A survey of current practices and preferences for internal fixation of displaced olecranon fractures.Can J Surg，2015，58（4）：250-256.
3. 徐毅 . 观察早期运动康复对肘关节骨折后功能恢复的影响 . 当代医学，2019，25（1）：132-133.
4. 姚龚，于沈敏，蔡兵，等 . 两种手术方案治疗尺骨鹰嘴骨折伴肘关节脱位的疗效观察 . 浙江创伤外科，2018，23（4）：661-663.
5. LISTER J. An address on the treatment of fracture of the Patella.Br Med J，1883，2（1192）：855-860.
6. BRINK P R，WINDOLF M，DE BOER P，et al.Tension band wiring of the olecranon：is it really a dynamic principle of osteosynthesis.Injury，2013，44（4）：518-522.
7. 张博，刘林涛，东靖明 . 解剖型钩钢板治疗尺骨鹰嘴骨折 . 中国矫形外科杂志，2018，26（14）：1249-1253.
8. DELSOLE E M，EGOL K A，TEJWANI N C. Construct choice for the treatment of sisplaced，comminuted olecranon fractures：Are locked plates cost effective? Iowa Orthop J，2016，36：59-63.
9. 蒋正武，谢跃，赵越 . 双锁定钢板内固定术治疗成人肱骨间骨折疗效观察 . 山东医药，2013，53（40）：73-75.

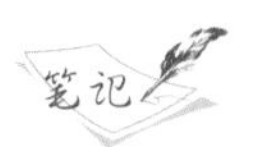

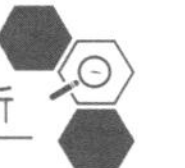

032　肘关节恐怖三联征

病历摘要

患者，男性，38 岁。

[主诉]　摔伤致左肘部疼痛、肿胀伴活动受限 4 小时。

[现病史]　患者于 4 小时前骑电动车不慎摔伤，左肘着地，患者当时自觉左肘关节疼痛、肿胀伴活动受限，受伤当时意识清楚，无头晕、头痛、胸憋、气紧等症状，就诊于当地医院，行 X 线检查示左肘关节骨折伴脱位，给予手法复位及石膏固定，建议转上级医院进一步治疗，患者为求诊治，就诊于我院急诊，以“左肘关节恐怖三联征”收住我科，患者自发病以来，精神、食欲可，睡眠差，大小便正常。

[查体]　左上肢石膏固定，打开石膏见左肘部肿胀明显，皮肤完整、无擦伤，肘关节环形压痛及叩击痛（+），有骨擦音及骨擦感，左肘关节屈伸活动受限，左手各手指无麻木，左尺桡动脉搏动好，末梢血运好，余肢体未见明显异常。

[辅助检查]　X 线检查示左尺骨冠状突骨折(Regan/Morrey 分型: Ⅰ型），左桡骨头骨折（Mason-Johnston 分型Ⅱ型）（图 5-2-14）；CT 示左尺骨冠状突基底骨折（Regan/Morrey 分型Ⅰ型），左桡骨头骨折（Mason-Johnston 分型Ⅱ型）（图 5-2-15）。

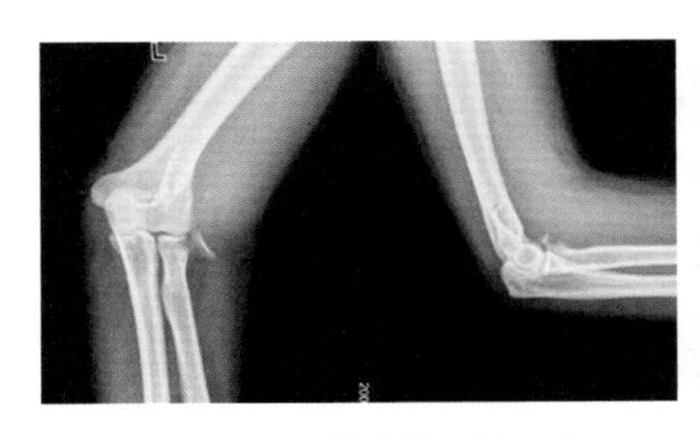

图 5-2-14　术前肱骨远端 X 线示肱骨远端粉碎性骨折，移位显著

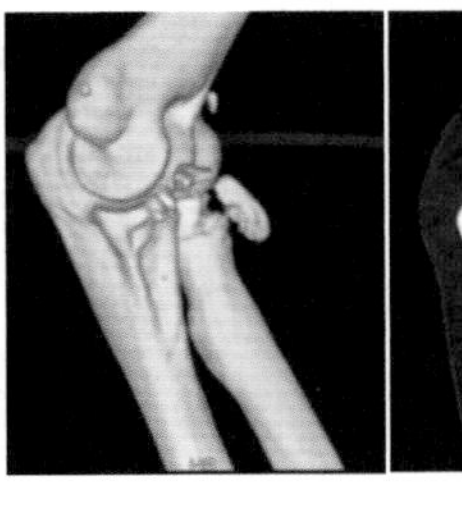

图 5-2-15　术前肱骨远端三维 CT 重建示肱骨远端粉碎性骨折，移位显著

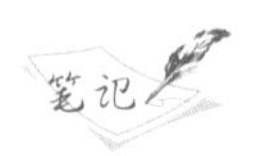

［治疗］ 臂丛麻醉，采用肘关节后外侧入路＋前内侧入路。麻醉后，左肘关节外侧应力试验阳性，考虑有外侧副韧带损伤。取平卧位，左上肢根部绑驱血带，术区常规消毒铺单，驱血后加压至40 kPa，取左肘关节后外侧纵切口，长约8 cm，依次切开皮肤、浅筋膜，将尺侧腕屈肌向前方拉开，可见桡侧副韧带部分撕裂，切开环状韧带，可见桡骨小头呈粉碎性骨折，桡骨小头关节面骨折塌陷，关节窝内数枚小骨块，清理较小骨折块，向内探查可见冠状突粉碎性骨折，复位固定困难。遂取肘前内切口约6 cm，依次切开皮肤、皮下，向前方游离后，显露肱二头肌肌腱，牵开肌腱，显露正中神经、肱动脉，游离正中神经后予以保护，暴露肘关节，见关节前方软组织撕裂，冠状突呈粉碎性骨折，清理骨折断端，复位冠状突骨块，2枚克氏针于骨块两侧分别向肘后钻孔，腰穿针引导钢丝穿向肘后，用钢丝固定冠状突骨块，C臂透视可见骨折复位良好。再于桡侧切口清理桡骨小头骨折端，复位塌陷关节面，给予3枚克氏针固定，C臂透视可见骨折复位满意，拧入1枚螺钉固定，再次C臂透视，桡骨小头骨折复位良好，肘关节复位满意，用大量生理盐水冲洗切口，于肱骨外侧髁裸区拧入锚钉两枚，修复桡侧副韧带，修复肘关节囊及环状韧带。查器械无误后，留置负压引流管两根，逐层缝合，敷料包扎固定妥。术后给予患肢石膏固定，左前臂呈功能位，术后X线检查骨折对位对线良好，内固定物的位置及螺钉长度适合（图5-2-16）。

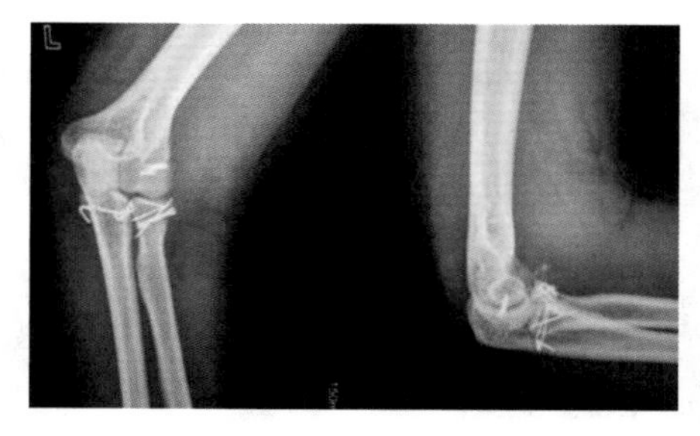

图5-2-16 术后X线

病例分析

肘关节恐怖三联征是指肘关节后脱位合并桡骨头骨折、尺骨冠状突骨折，临床中并不多见。有文献报道称，其年发生率为0.006% ～ 0.008%，其中合并有骨折的约占 49%。往往是因肘部受到高能量损伤，由上肢伸展位的剪切暴力、轴向压力及前臂处于旋后位的外翻力共同作用的结果。肘关节恐怖三联征临床预后较差，常导致肘关节再脱位、异位骨化、关节僵硬、创伤性关节炎和关节退变等并发症，严重影响肘关节功能。此类患者如果不能得到及时的治疗将对肘关节产生严重影响。对于肘关节恐怖三联征的治疗目的是复原并维持肘关节的同心圆稳定结构，使其能够尽早活动并进行早期行功能锻炼，减少并发症，满足日常生活需要。

对于肘关节恐怖三联征损伤手术入路的选择，存在一定的争议。手术入路一般分为以下几种：外侧入路（此入路目前广泛使用）、后侧入路、内侧入路、内外联合入路及其他入路。

临床上治疗肘关节恐怖三联征有保守治疗和手术治疗两种方法。以往这些损伤大多采用保守治疗，预后差，治疗失败率高，而且保守治疗采用的手法复位和石膏外固定只能纠正脱位而不能改变骨折移位，不能修复损伤的软组织且固定时间长，容易出现再脱位、关节不稳定、关节僵硬等，后遗症比较多。所以目前多主张早期手术治疗。手术的目的是重建肘关节的正常解剖结构、恢复其稳定性，尽可能使骨折牢固固定，争取术后早期功能锻炼。修复的顺序依次是：尺骨冠状突骨折→肘前关节囊→桡骨头骨折→外侧副韧带→伸肌总腱起点。尺骨冠状突是肘关节前柱稳定最重要的骨性结构，是防止肘关节后脱位的第一因素，即使较小的骨折块也会对肘关节稳定性产生一定的影响。尺骨冠状突根据 Regan-Morrey 分型分为三种类型。Ⅰ型：冠状突尖部的撕脱骨折，又分为ⅠA 即无肘关节脱位的骨折和

Ⅰ B 即伴有肘关节脱位的骨折。Ⅱ型：单一骨折或多发骨折，骨折部分少于冠状突的 50%，又分为Ⅱ A 即无肘关节脱位的骨折和Ⅱ B 即伴有肘关节脱位的骨折。Ⅲ型：骨折超过冠状突的 50%，又分为Ⅲ A 即无肘关节脱位的骨折和Ⅲ B 即伴有肘关节脱位的骨折。尺骨冠状突骨折的固定包括螺钉固定、锚钉固定、经骨钻孔缝线拉索修复和接骨板螺钉固定等。大骨折块应采用无头挤压螺钉内固定，小骨折块通常采用缝线套索或带线锚钉固定。微型接骨板内固定能将骨碎块进行一体化牢固固定，可满足关节内骨折所需的坚强内固定，术后可早期行关节功能锻炼，且术中操作简便，固定时不易造成骨块碎裂。

桡骨小头也是一个重要的肘关节稳定结构，可阻止肘关节外翻和后脱位。桡骨小头骨折是最常见的肘部损伤类型，约占肘部骨折的 30%。桡骨小头骨折根据 Mason-Johnston 分型可分为四型：Ⅰ型桡骨小头骨折，无移位；Ⅱ型桡骨小头骨折，移位，骨折涉及桡骨小头的 30% ～ 50%；Ⅲ型桡骨小头粉碎骨折，涉及整个桡骨小头；Ⅳ型桡骨小头骨折，合并肱桡关节脱位。对于桡骨小头骨折，应尽可能进行解剖复位和牢固固定，以获得平整的关节面，便于维持桡骨小头的完整性和获得稳定的骨性解剖结构。目前一些学者认为，桡骨小头能够增加肘关节的稳定性，手术治疗肘关节恐怖三联征时不能单纯切除桡骨小头。如果桡骨小头固定后仍不能获得稳定的肘关节，应考虑进行桡骨小头置换。

肘关节恐怖三联征中，外侧副韧带通常从肱骨外上髁的附着点区撕脱。外侧副韧带特别是外侧尺骨副韧带在维持肘部内翻稳定性中起重要作用，术中应用带线锚钉修复，修复时要尽量达到等张修复，锚钉放在肘关节的旋转中心，坐落于外上髁肱骨小头曲率的中心，以防止出现任何内翻或后外侧不稳定。如果修复尺骨冠状突、桡骨头和外侧副韧带后肘关节仍不稳定，则需要修复内侧副韧带，若仍

不稳定，则应放置外固定架，外固定架在保护骨折复位和韧带修复的同时能确保肘关节的稳定性，允许在受保护的运动范围内进行早期肘关节屈伸及旋转活动，以降低二次僵硬的风险。

病例点评

结合患者病史、查体及辅助检查，该病例诊断明确，我们的经验：①对肘部损伤的，若有桡骨小头骨折或伴脱位，一定要警惕是否有恐怖三联征，是否有外侧副韧损伤和尺骨冠状突骨折；②对有尺骨冠状突骨折的患者，一定要做肘关节三维 CT，排除桡骨小头骨折和内外侧副韧带的损伤；③对有单纯尺骨近端骨折的，要警惕孟氏骨折，看是否合并外侧副韧带损伤或桡骨小头骨折伴脱位；④恐怖三联征的治疗，除了骨折的复位与固定，外侧副韧带损伤一定要一期修复。尺骨冠状突骨折我们多采用经骨钻孔缝线拉索修复，桡骨头采用空心钉 + 克氏针固定，锚定修复外侧副韧带。术后复查功能恢复良好，取得了良好的临床效果。

参考文献

1. 杨晋 . 后外侧入路联合前内侧入路治疗肘关节恐怖三联症的疗效分析 . 银川：宁夏医科大学， 2017.
2. 李若东，张鹏，赵北 . 肘关节 “恐怖三联征” 治疗中的争议问题 . 国际骨科学杂志，2018，39（3）：145-149.
3. MATHEW P K. ATHWAL G S，KING G J. Terrible triad injury of the elbow：current concepts. J Am Acad Orthop Surg，2009，17（3）：137-151.
4. 居建文，叶峥，朱剑，等 . 肘关节恐怖三联征损伤的手术治疗研究 . 中华骨与关节外科杂志，2017，10（5）：412-416.
5. CHEN N C，RING D. Terrible triad injuries of the elbow. The Journal of hand surgery，2015，40（11）：2297-2303.
6. 李强 . 15 例肘关节恐怖三联征的手术治疗体会 . 世界最新医学信息文摘，2018，

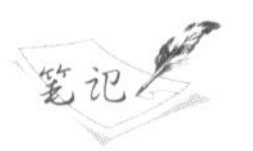

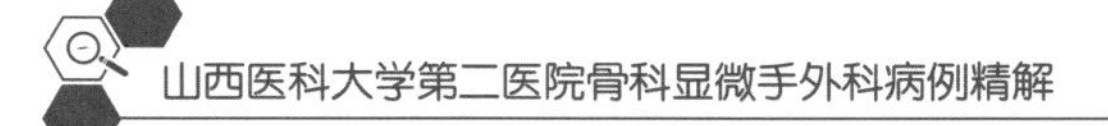

18（24）：160，162.

7. KANI K K，CHEW F S. Terrible triad injuries of the elbow. Emergency radiology，2019，26（3）：341-347.
8. 潘阳阳，陈纪伟，封海，等．单纯外侧入路手术治疗肘关节恐怖三联征．中国骨与关节损伤杂志，2018，33（7）：762-764.
9. CHEMAMA B，BONNEVIALLE N，PETER O，et al. Terrible triad injury of the elbow：How to improve outcomes? Orthop Traumatol Surg Res，2010，96（2）：147-154.
10. YANG W H，TIAN X S，LI B T，et al. Progress on the treatment of terrible triad injury of elbow joint. Zhongguo Gu Shang，2018，31（6）：582-586.

笔记

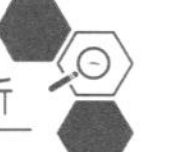

033 桡骨远端骨折

病历摘要

患者，男性，40 岁。

［主诉］ 重物砸伤致右侧腕部疼痛、活动受限 3 天。

［现病史］ 患者于 3 天前不慎被重物砸伤右手腕，当时自觉右腕关节疼痛伴活动受限，就诊于我院急诊，行 X 线检查示右桡骨远端骨折，建议手术治疗，急诊以“右桡骨远端骨折”收住我科。

［查体］ 右腕关节肿胀伴活动受限，局部淤青，压痛及叩击痛（+），可触及骨擦音及骨擦感，末梢血运、感觉正常。

［辅助检查］ 术前 X 线检查示右桡骨远端骨折涉及关节面，有移位（AO 分型 B1.2 型）（图 5-2-17）；CT 检查示右桡骨远端骨折涉及关节面，有移位（AO 分型 B1.2 型）（图 5-2-18）。

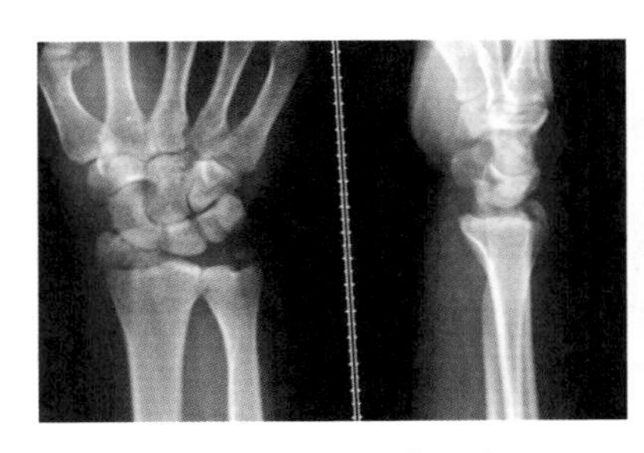

图 5-2-17 术前 X 线

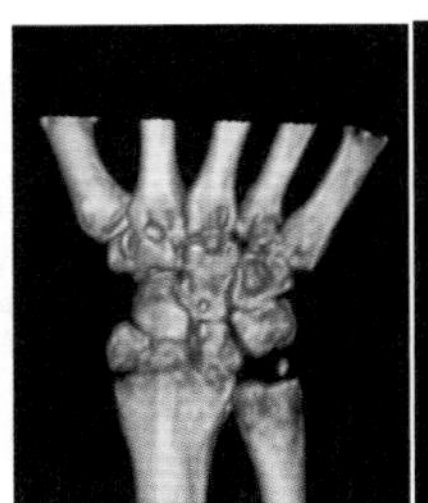
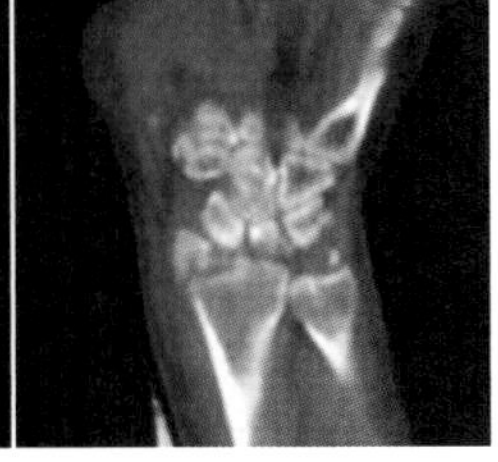

图 5-2-18 术前 CT

［治疗］ 臂丛麻醉，采用桡骨远端掌侧入路。完善术前检查，麻醉后，右上臂绑气压止血带，驱血后止血带充气至 40 kPa。术中建立腕关节镜通道，从腕背侧 3/4 通道入路插入腕关节镜进行顺序腕关节探查，从腕背侧 4/5 通道入路插入刨刀，6U 处用针头建立关节排水通道，依次探查桡舟头韧带、桡月韧带、桡月三角韧带、舟月骨间韧带及三角纤维软骨复合体，舟状骨、月骨、桡骨远端骨折块，

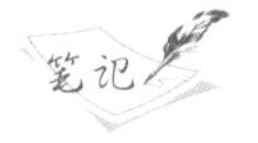

关节面等情况，然后用刨削器清除增生的滑膜组织，清理骨折断端淤血，清除小的关节内的游离碎骨块、游离软骨碎屑，充分显露桡骨远端骨折缝合关节面台阶（图 5-2-19）。

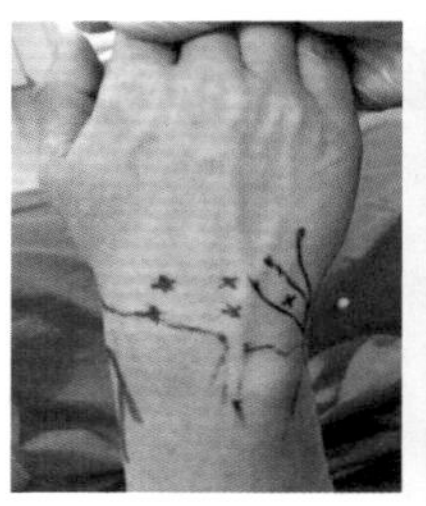

A：腕背侧腕关节镜入路标记

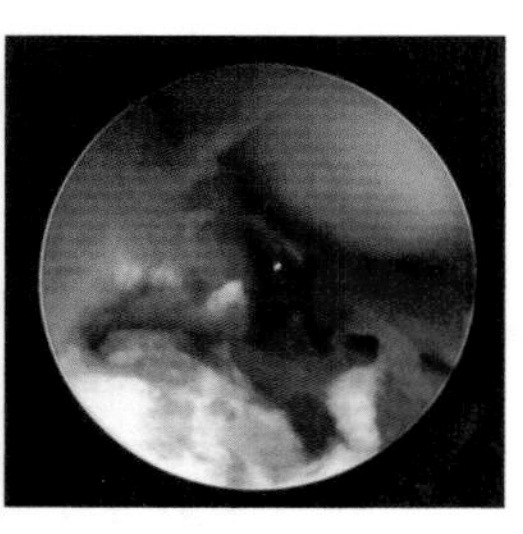

B：桡骨远端骨折腕关节镜下骨折粉碎程度和骨折台阶

图 5-2-19　关节镜检查

术中使用探针撬拨结合腕关节牵拉和尺桡端挤压等方式，试图在腕关节镜直视下准确复位桡骨远端骨折端，尽量减少关节面台阶，减少骨折缝之间间距，复位良好后，用多根 1.2 mm 的克氏针对桡骨远端骨块进行固定。然后取右桡骨远端掌侧纵向切口，长约 6 cm，沿桡侧腕屈肌腱切开深筋膜后，显露并切开旋前方肌，放置桡骨远端解剖钢板，螺钉固定，术后 X 线见骨折复位满意，固定位置长度适宜，远端尺桡关节无分离，复位满意（图 5-2-20）。随访 1 年 5 个月，根据 Mayo 肘关节功能评分标准和 Green-O'Brien 上肢功能临床评分，从患者肘、腕关节疼痛、运动功能、稳定性、日常活动、握力、X 线检查表现等方面评分 96 分，为优。

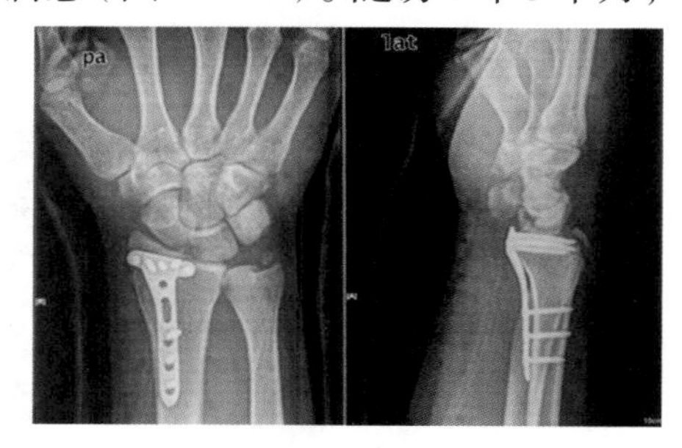

图 5-2-20　术后 X 线

病例分析

桡骨远端骨折发生在桡腕关节面近侧 2 ～ 3 cm 处。桡骨远端骨折为临床常见的上肢骨折，约占急诊就诊骨折的 16%。桡骨远端骨折好发于儿童及老年人，且多见于老年女性人群，与该人群绝经后激素水平改变引起的骨质疏松有关。目前随着人口老龄化的到来，桡骨远端骨折的发病率将会呈现上升趋势。随着医疗技术的发展和

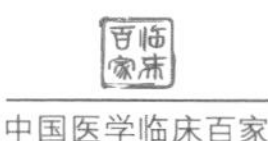

人们对桡骨远端骨折不断深入的认识，腕关节镜因其可在直视下对关节内情况进行精确评估及在维持关节面平整度等方面的优势逐渐在治疗桡骨远端关节内骨折中得到了广泛应用。

目前桡骨远端骨折分型仍以 AO 分型为主。AO 分型为：A 型（关节外骨折）、B 型（部分关节内骨折）和 C 型（完全性关节内骨折），在每种类型中，又根据骨折的严重程度，分为 3 个亚型，共 27 种小亚型。对于桡骨远端骨折，其解剖复位，尤其是关节面的平坦度，是腕关节稳定性的基础，对桡骨远端骨折的预后和腕关节的功能尤为重要。对于 A 型无移位、稳定或通过复位可维持稳定的桡骨远端骨折首选石膏或夹板外固定；对于部分 B 型和 C 型不稳定性桡骨远端骨折（背倾 20° ～ 25° ，骨折端背侧缘粉碎，桡骨短缩＞ 5 mm，关节内粉碎，关节面移位＞ 2 mm），多选择手术治疗。

手术治疗包括经皮克氏针固定、外固定架固定、切开复位钢板内固定等，目前切开复位钢板固定在临床实践中被广泛使用，目前该技术发展相对成熟，切开复位钢板内固定因固定稳定可靠，可早期行腕关节功能锻炼，适用于大多数桡骨远端骨折。桡骨远端关节内粉碎性骨折在临床较常见，往往累及患者关节面，对该骨折采取非手术治疗较难达到精确的骨折对位和维持固定，且经治疗后有可能引起患者腕关节的畸形僵直，从而影响患者腕关节的正常活动。目前临床多主张采取手术方法治疗桡骨远端关节内粉碎性骨折，以获得良好的治疗效果并帮助恢复骨折关节面光滑性。对于粉碎的、涉及关节面的不稳定的骨折，仅采用闭合复位及石膏外固定方法往往难以恢复关节面平整，对桡骨短缩的纠正维持效果也较差。由于骨折严重粉碎或高龄患者具有骨质疏松现象，骨折部位会由于内固定物的缺乏而难以实现稳固的复位，而且术后早期功能锻炼中容易发生再次移位。

腕关节镜于 1992 年首次应用于桡骨远端关节内骨折的治疗，有

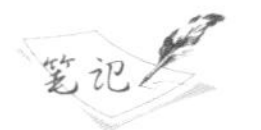

研究采用腕关节镜辅助治疗桡骨远端C型骨折，取得了良好效果。作为一种微创技术，腕关节镜除有微创治疗方式所具有的优点外，其在临床骨科治疗的广泛应用中起到了修复韧带、切除滑膜、治疗腕骨骨折及诊断腕关节病变等多种作用。用腕关节镜辅助治疗桡骨远端关节内粉碎性骨折，可直视对关节内骨折块移位的台阶及镜下复位效果，微创辅助复位固定。镜下可清除凝血块、骨与软骨小碎粒，可同时进行腕部其他韧带与软骨损伤的诊断与修复，如三角纤维软骨复合体、舟月韧带及其他腕部韧带的损伤。研究表明治疗后腕关节镜组腕关节活动度的测定指标包括掌屈、背伸、桡偏、尺偏、旋前、旋后角度均显著高于传统手术组，且腕关节镜组患者术后的疼痛及Gartland-Werley腕关节功能评分、腕关节活动度明显优于传统手术组，术后患者的关节面不平整及腕关节炎的发生情况明显减少。腕关节镜作为一种微创技术，对于腕部关节内骨折，可直观地在镜下诊断一些影像学和临床难于诊断的损伤，并利于镜下辅助关节内粉碎骨折的复位和固定，清除关节内的骨和软骨的碎片及增生的滑膜，检查关节内韧带和三角纤维软骨复合体的完整性，并争取在镜下完成一期微创修整或缝合。腕关节镜技术的应用，极大地避免了对桡骨远端骨折软组织损伤的忽视，降低骨折愈合后出现腕关节功能障碍的概率。微创小切口腕关节镜辅助下治疗桡骨远端关节内粉碎性骨折安全有效，微创利于腕关节功能的早期康复。

病例点评

结合患者病史、查体及辅助检查，该病例诊断为桡骨远端B1.2型骨折明确。我们应用腕关节镜辅助治疗桡骨远端关节内骨折的经验：①对于涉及关节面的粉碎性骨折，我们采用腕关节镜辅助结合掌侧入路切开复位内固定术，能在镜下，直视骨折块移位情况，通

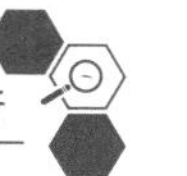

过镜下牵拉、撬拨复位，使关节面的台阶小于 1 mm，减少术后腕管炎的发生率；②使用腕关节镜辅助技术，可以同时在镜下诊断及处理一些影像学和临床难以诊断的腕部损伤，如 TFCC 损伤、舟月韧带损伤、腕骨关节软骨损伤等，并能同时治疗这些损伤，以达到一期修复，最大程度减少腕部并发症的发生率；③对于桡骨远端关节面和干骺端的严重粉碎性骨折，可以在腕关节镜下，争取一期达到关节面的平整复位和克氏针固定，并酌情辅以外固定，或一期选择远排多孔的掌侧钢板的稳定固定。

参考文献

1. 刘波，陈山林，朱瑾，等 . 腕关节镜辅助微创治疗延误诊治的舟骨骨折 . 中华手外科杂志，2016，32（4）：250-253.
2. 魏利成，雷光华，易汉文，等 . 腕关节镜监视经皮螺钉内固定治疗新鲜腕舟骨骨折的初步临床疗效研究 . 中国内镜杂志，2016，22（2）：57-60.
3. EDWARDS C C 2ND，HARASZTI C J，MCGILLIVARY G R，et al. Intra-articular distalradius fractures：Arthroscopic assessment of radiographically assisted reduction. J Hand Surg Am，2001，26（6）：1036-1041.
4. INAGAKI K，KAWASAKI K. Distal radius fractures? Design of locking mechanism in plate system and recent surgical procedures. J Orthop Sci，2016，21（3）：258-262.
5. 杨顺，程亚博，徐文东，等 . 腕关节镜下腕三角纤维软骨复合体 Palmer ⅠB 型损伤的诊断和治疗 . 中华手外科杂志，2016，32（4）：283-285.
6. 王立，邵新中，张哲敏，等 . 腕关节镜下滑膜切除术治疗慢性腕关节炎的疗效分析 . 中华手外科杂志，2015，31（3）：209-211.
7. 王立，邵新中，张哲敏，等 . 腕关节镜辅助下闭合复位外固定治疗桡骨远端骨折 . 中华手外科杂志，2014，30（5）：324-326.
8. 褚云峰，王全震，万圣祥，等 . 腕关节镜辅助下治疗复杂桡骨远端关节内粉碎性骨折 . 实用手外科杂志，2017，31（4）：417-419.
9. CHLORUS G D，SHEN J，MAHIROGULLARI M，et al. Wrist arthroscopy. J Surg

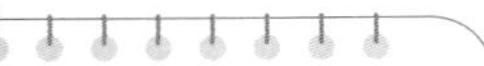
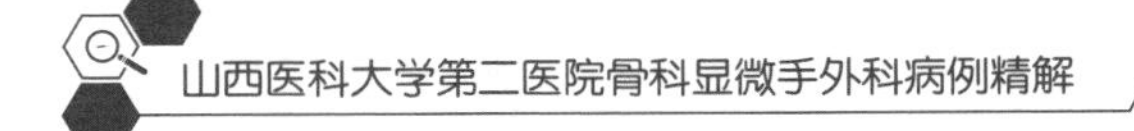

Orthop Adv，2007，16（2）：49-61.

10. 谢仁国，汤锦波，邢树国，等 . 腕关节镜掌侧入路的程式化建立 . 中华手外科杂志，2012，28（3）：148-150.

11. 徐文东，沈云东，蒋苏，等 . 腕关节镜视下治疗三角纤维软骨复合体损伤 . 中华手外科杂志，2011，27（5）：259-262.

12. 杨顺，张清，王冠，等 . 腕关节镜下不同手术方式治疗各型三角纤维软骨复合体损伤疗效观察 . 中国运动医学杂志，2015，34（4）：366-369.

13. 雷芳，张宏，李熙明，等 . 腕关节镜下闭合复位应用空性螺钉治疗桡骨远端部分关节内骨折的临床观察 . 河北医药，2016，38（14）：2200-2202.

14. 窦邦现，李红卫，白晨平，等 . 微创腕关节镜辅助下治疗桡关节内粉碎性骨折的临床分析 . 创伤外科杂志，2019，21（3）：210-213.

15. 陆剑锋，朱晓波，祁连港，等 . 腕关节镜下治疗三角纤维软骨复合体损伤的临床疗效分析 . 实用手外科杂志，2017，31（4）：411-413.

16. 王拥军，杨卫兵，高雁卿，等 . 比较人工关节置换与切复内固定治疗高龄不稳定型股骨粗隆间骨折的疗效分析 . 中国伤残医学，2016，24（18）：19-20.

17. WRIGHT T W，HORODYSKI M，SMITH D W. Functional outcome of unstable distal radius fractures：ORIF with a volar fixed-angle tine plate vers usexternal fixation. J Hand Surgery Am，2005，30（2）：289-299.

18. Cosman F，de Beur S J，Le Boff M S，et al. Clinician’s guide to prevention and treatment of osteoporosis. Osteoporos Int，2014，25（10）：2359-2381.

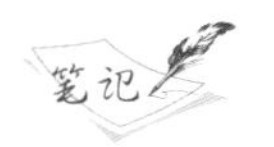

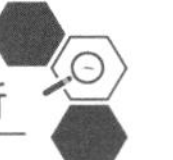

034　掌骨骨折

病历摘要

患者，男性，26 岁。

[主诉]　碰伤致左手背疼痛、肿胀 12 小时。

[现病史]　患者于 12 小时前打篮球时碰伤致左手背疼痛，伴手背肿胀，环指、小指活动受限。就诊于我院急诊科，X 线检查示左手第五掌骨骨折，以“左手第五掌骨骨折”收住院。

[查体]　左手背尺侧肿胀、淤青，环指、小指活动受限，左手背尺侧局部压痛、叩击痛(+)，左手掌、背侧感觉正常，桡动脉搏动可触及，末梢血运可，余肢体活动未见明显异常。

[辅助检查]　术前 X 线检查示左手第五掌骨骨折，有移位（AO 分型 A2.2 型）（图 5-2-21）。

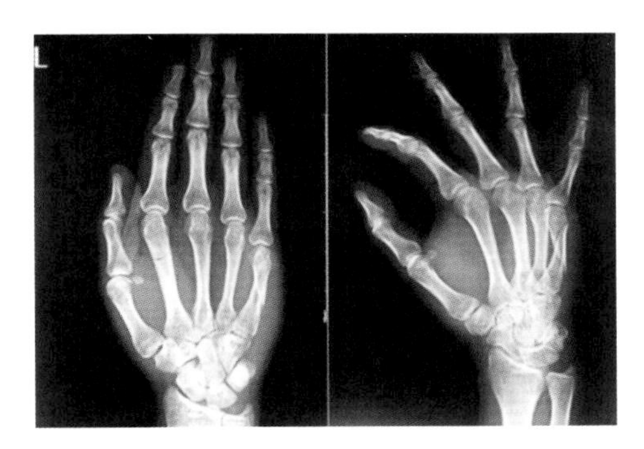

图 5-2-21　术前 X 线

[治疗]　臂丛麻醉，采用手术入路为左手第五掌骨背侧正中切口。麻醉后，患者取平卧位，左上肢根部绑止血带，术区常规消毒铺单。止血带驱血后加压至 35 kPa。取左手第五掌骨背侧正中切口长约 5 cm，依次切开皮肤皮下及浅筋膜，向尺侧游离显露第五掌骨骨质，可见第五掌骨斜形骨折，清理骨折断端软组织，点式复位钳钳夹复位后，钻孔置入可吸收棒材料（图 5-2-22），C 臂透视见骨折对位对线良好。冲洗，松止血带，逐层缝合，包扎切口。术后 X 线检查示骨折复位良好（图 5-2-23），术后指导患者早期功能锻炼。

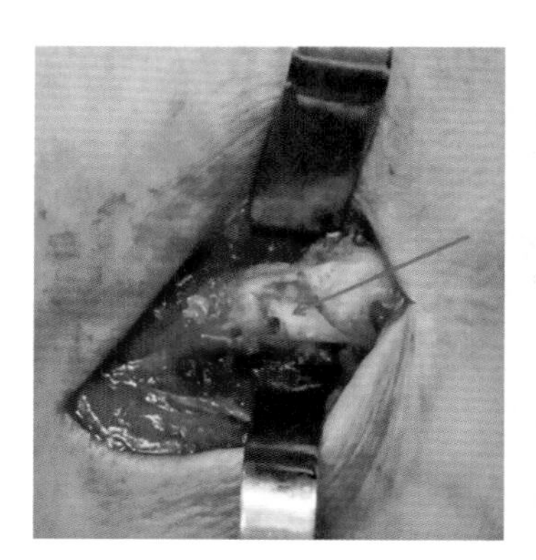
图 5-2-22　术中使用可吸收棒材料固定第五掌骨骨折外观

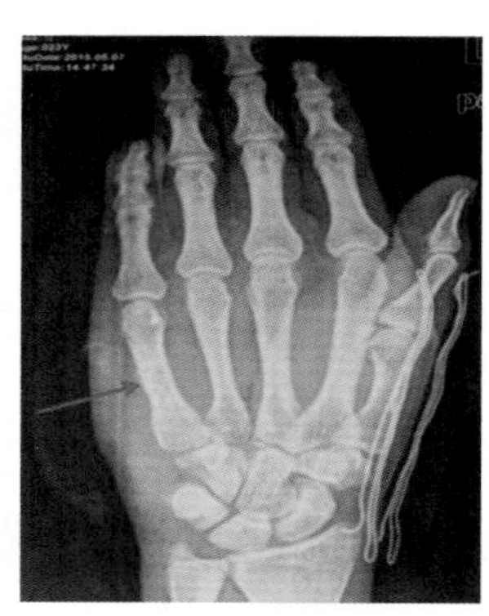
图 5-2-23　术后可吸收棒材料固定第五掌骨骨折，对位对线良好

病例分析

临床上掌骨骨折是上肢最常见的损伤之一，约占全身骨折的10%。手部的复杂结构及功能对掌骨骨折的复位要求较高，对于骨折断端移位大及伴有旋转、侧方成角及掌背侧＞10° 成角的掌骨骨折，早期复位固定有利于术后早期的功能锻炼与康复。

掌骨骨折的 AO 分型如下。A 型掌骨近端或远端关节外骨折或掌骨干简单骨折：A1 掌骨近端关节外骨折，又分为 A1.1 关节外简单骨折和 A1.2 关节外楔形或粉碎骨折；A2 掌骨干简单骨折，又分为 A2.1 螺旋骨折、A2.2 斜形骨折、A2.3 横形骨折；A3 掌骨远端关节外骨折，又分为 A3.1 关节外简单骨折和 A3.2 关节外粉碎骨折。B 型掌骨近端或远端部分关节内骨折或掌骨干楔形骨折：B1 掌骨近端部分关节内骨折，又分为 B1.1 撕脱或劈裂骨折、B1.2 压缩骨折、B1.3 劈裂伴压缩骨折；B2 掌骨干楔形骨折，又分为 B2.1 螺旋楔形骨折、B2.2 弯曲楔形骨折、B2.3 楔形骨块粉碎骨折；B3 掌骨远端部分关节内骨折，又分为 B3.1 撕脱或劈裂骨折、B3.2 压缩骨折、B3.3 劈裂伴压缩骨折。C 型掌骨近端或远端完全关节内骨折或掌骨干粉碎骨折：C1 掌骨近端完全关节内骨折，又分为 C1.1 关节内或干骺端非粉碎骨

笔记

折、C1.2 关节内非粉碎干骺端粉碎骨折、C1.3 关节内粉碎骨折；C2 掌骨干粉碎骨折，又分为 C2.1 节段骨折、C2.2 复杂粉碎骨折；C3 掌骨远端完全关节内骨折，又分为 C3.1 简单关节内或干骺端骨折、C3.2 关节内简单干骺端粉碎骨折、C3.3 关节内粉碎骨折。掌骨骨折后，易造成内、外在肌失衡，手部力量下降，影响手指功能。手法复位多不稳定，因此目前多采取手术治疗。掌骨骨折的手术内固定物包括克氏针、微型钢板及可吸收棒。

克氏针固定治疗掌骨骨折具有组织损伤小、避免二次手术取出内固定等优点，但此种固定方法术后需进一步石膏外固定，影响术后早期功能锻炼，且采取克氏针固定大多会采取多根克氏针交叉固定，易累及掌指关节面，诱发掌指关节炎的发生。此外，克氏针固定伴随组织肿胀的消退会出现骨折断端固定松动等情况，造成骨折的畸形愈合，有二次手术的风险。

微型钢板内固定可根据骨折部位、分型等选用合适型号，具有固定牢靠、贴合紧密、不易松动等优点，术后可进行早期功能锻炼，是较为理想的内固定方法。微型钢板内固定与克氏针相比，可对骨折部位进行多方位、双平面固定，且钢板螺钉与人体周围组织相容性好，这使骨折部位缝隙更小，复位后固定更牢固，骨折愈合更快，不易发生骨移位、骨不连等并发症。另外，术后第 2 天即可进行被动功能训练，有利于早期功能恢复，是一种较为理想的内固定方法。但微型钢板内固定需剥离骨膜，易造成骨折断端血供减少，影响骨折愈合，且需二次手术取出内固定物，增加手术费用。可吸收棒内固定治疗掌骨骨折近年来在临床上应用增多。可吸收棒在置入骨折断端后可出现径向膨胀，可增加内固定处的稳定性。同时可吸收棒可自行在体内降解，相较于微型钢板内固定可避免进行二次手术取出内固定。术中需达解剖复位，钻孔时只能一次成功，多余可吸收棒应去除，使之与关节软骨面相平。陈勇、常文凯等认为可吸收棒

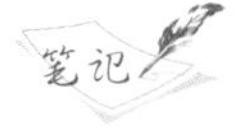

治疗闭合性掌骨骨折，操作方便简单，其内固定强度能达到骨折内固定的要求，无异物感及应力遮挡，在骨折愈合后内固定材料能逐渐被吸收，避免再次手术，是一种理想并且有效的治疗方法，临床上值得推广应用。可吸收棒材料具有一定的强度，和人体骨的弹性模量较为接近，能对骨折部位进行可靠内固定，25 周之后，可吸收棒的强度逐渐接近正常的骨质水平，有利于预防应力遮挡，有助于骨折部位的骨质重建。陈文雄所做的最新研究也表明了对掌骨骨折的患者给予可吸收棒治疗后的总有效率高于给予微型钢板治疗的总有效率。

病例点评

结合患者病史、查体及辅助检查，该病例诊断明确，治疗恰当。临床医师需根据掌骨骨折的部位、损伤程度等进行临床分型，按分型制定科学合理的治疗方案。我们的经验：①掌骨骨折使用锁定接骨板固定牢固，但容易干扰肌腱，有肌腱粘连、术后患指功能受限的并发症；②使用可吸收棒材料做掌骨固定，经我们临床证实，固定牢固，可以早期行功能锻炼，而且半年左右固定棒材料吸收，省去二次手术的痛苦及费用，具有明显优势；③可吸收棒固定方向，一般位于掌骨尺侧或桡侧，固定端突出骨皮质不超过 1 mm，对肌腱及其他组织干扰较少。手术方法应根据患者实际情况，选择合适的内固定物及手术方法，术中应谨慎操作，以期更好地恢复手部功能。

参考文献

1. 刘云江，戚剑，李智勇，等．微型外固定支架治疗掌指骨骨折．实用手外科杂志，2004，18（1）：25-26.
2. OUELLETTE E A，FREELAND A E. Use of the minicondylar plate in metacarpal and phalangeal fractures. Clin Orthop Relat Res，1996（327）：38-46.

笔记

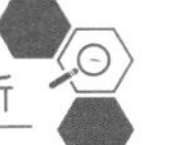

3. 岳学军 . 微型钢板内固定术对掌骨骨折患者术后骨折愈合时间及并发症发生率的影响 . 临床合理用药，2017，10（20）：131-132.
4. 陈勇，常文凯 . 可吸收棒和微型钢板内固定治疗掌骨斜形骨折的疗效比较 . 中华手外科杂志，2017，33（ 3 ）：180-182.
5. CHA S M，SHIN H D. Antegrade intramedullary pinning in subacute fifth metacarpal neck fracture after failed conservative treatment：A prospective comparative study with acute fracture. Ann Plast Surg，2018，80（4）：347-352.
6. POGGETTI A，NUCCI A M，GIESEN T，et al. Percutaneous intramedullary headless screw fixation and wide—awake anesthesia to treat metacarpal fractures：Early results in 25 patients. J Hand Microsurg，2018，10（1）：16-21.
7. 陈文雄 . 可吸收棒与微型钢板治疗掌骨骨折的近远期疗效及掌指关节功能对比研究 . 国际医药卫生导报，2019，25（2）：239-242.

笔记

035 舟状骨骨折

病历摘要

患者，男性，25 岁。

［主诉］ 高空坠落致右腕疼痛、肿胀伴活动受限 5 小时。

［现病史］ 患者于 5 小时前因高空坠落伤致右手腕疼痛、肿胀伴活动受限，伤后 1 小时就诊于当地医院，行 X 线检查示右腕关节经舟骨、月骨周围脱位，患者为求进一步治疗，于受伤后 4 小时就诊于我院急诊，行右腕关节三维 CT 重建示右腕关节经舟骨、月骨周围脱位，以“右腕关节经舟骨月骨周围脱位，右正中神经损伤”收住我科。

［查体］ 右上肢支具外固定，拆除支具可见右腕部肿胀、畸形明显，无开放性伤口，腕前侧、内侧、外侧局部压痛及叩击痛（+），右腕关节屈伸及桡偏、尺偏活动受限，右手指指间关节屈曲状态，各指间关节屈伸活动受限，右手拇指、示指、中指稍麻木，末梢血运可。

［辅助检查］ 术前 X 线检查示右腕经舟骨、月骨周围脱位，右腕舟状骨骨折（Herbet 分型 B4 型）（图 5-2-24）；CT 检查示右腕经舟骨、月骨周围脱位，右腕舟状骨骨折（Herbet 分型：B4 型）（图 5-2-25）。

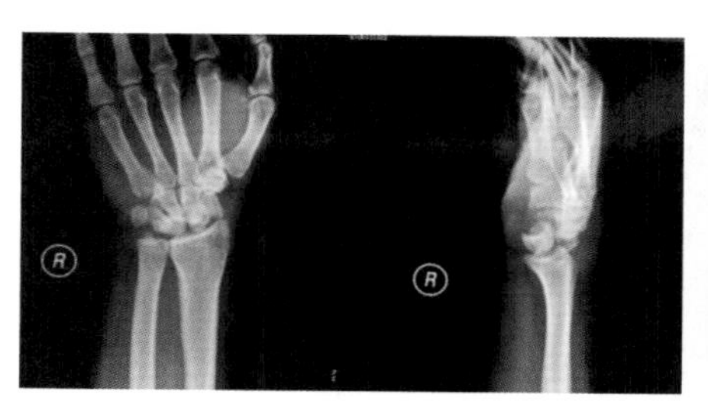

图 5-2-24　术前 X 线

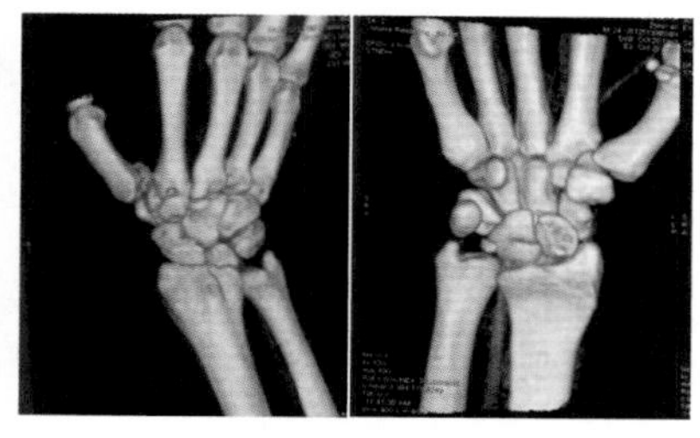

图 5-2-25　术前肱骨远端三维 CT 重建

［治疗］ 完善术前相关检查：①肝肾功能、凝血系列、血尿便常规等均未见异常；②心电图、心脏彩超均正常；③腕影像学检查确定右腕关节经舟骨、月骨周围脱位；④心理状态和心理调节能力正常。

采用桡腕关节入路和腕中关节入路，在臂丛麻醉下行腕关节镜辅助右腕关节经舟骨月骨周围脱位闭合复位内固定术。麻醉后，右上臂绑气压止血带，驱血后止血带充气至 40 kPa。术中建立关节镜通道，从腕背侧 3/4 通道入路及桡侧腕中关节入路穿刺，插入腕关节镜进行腕关节探查，6U 处用针头建立关节排水通道，依次探查桡舟头韧带，桡月韧带、桡月三角韧带、舟月骨间韧带及三角纤维软骨复合体，用刨削器清除增生的滑膜组织，进入找到舟骨骨折的具体部位，可见舟骨骨折，舟状骨近极与月骨向掌侧脱位，头状骨向背侧脱位，舟月韧带完整，月三角韧带断裂，清理骨折断端淤血，在腕关节镜下先清理阻挡复位的部分桡舟头韧带，然后通过小的骨膜剥离子撬拨复位头状骨与月骨、舟骨骨折近端，复位后以克氏针临时固定以稳定脱位的骨折端。于腕掌侧舟骨结节沿舟骨长轴钻入 1 枚 1.0 mm 克氏针，C 型臂透视，确定导针位于舟骨长轴，选择合适长度的直径 2.4 mm 的 Herbert 螺钉固定，关节镜监视下确定骨折端对位良好，经皮打入 2 枚克氏针，分别固定三角骨、月骨及远排腕骨，C 臂透视见骨折复位满意，各腕骨关系正常（图 5-2-26）。术后 X 线检查示骨折及各腕骨复位良好，内固定位置满意（图 5-2-27）。

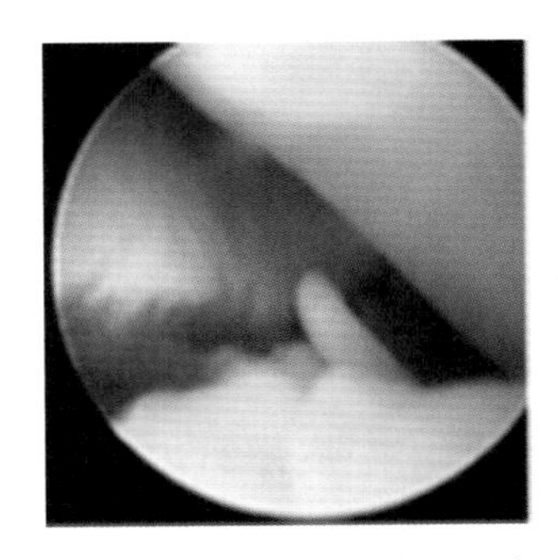
图 5-2-26　桡骨远端骨折腕关节镜下骨折粉碎程度和骨折台阶

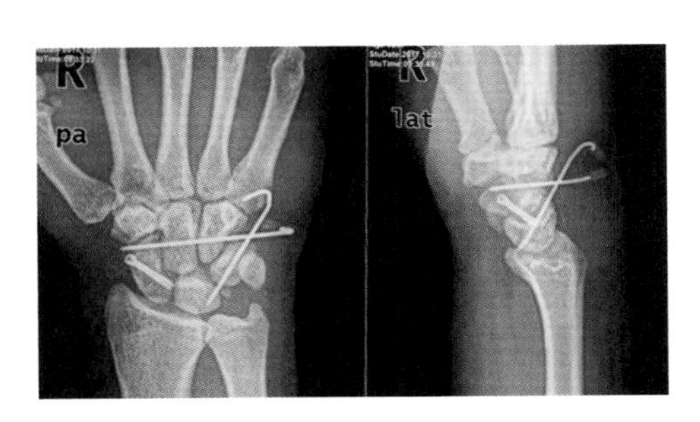

图 5-2-27　术后 X 线片

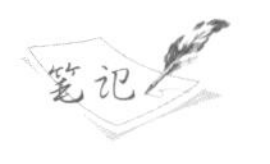

病例分析

舟状骨骨折是腕骨最常见的骨折，通常见于青年男性，占全身骨折的 2% ～ 7%，占腕部骨折的 70% ～ 80%。舟状骨位于远近排腕骨之间，像连接杆一样连接着远近排腕骨的运动，多由于腕背伸，手掌着地后损伤，表现为伸屈腕时疼痛，鼻烟壶处肿胀，背伸腕部时疼痛加重，被动伸拇、示指时患部疼痛。舟骨的血运主要来自桡动脉，70% ～ 80% 的骨内血运及所有舟骨近端血供来自桡动脉于舟骨背侧峭处的分支。此血管及分支沿舟骨远端及背侧部走向。桡动脉腕背支走行至舟骨背嵴，其主干进入舟骨腰部并延续为骨内动脉。桡动脉掌支供应占舟骨 20% ～ 30% 舟骨远端结节部，在掌背侧分支之间有良好的侧支循环。舟状骨特殊的解剖结构、脆弱的血液供应及舟状骨表面 80% 为关节软骨所覆盖，导致舟状骨极易发生不愈合。如未及时治疗，晚期可发生舟骨不愈合、畸形愈合、腕中关节不稳、关节炎合并腕塌陷、部分握力的永久丧失等并发症。

舟状骨骨折分型一般按 Herbert 分型。A 型：（急性稳定骨折），分为 A1 型结节骨折; A2 型腰部无移位骨折。B 型:（急性不稳定骨折），分为 B1 型远端 1/3 斜行骨折；B2 型腰部移位骨折；B3 型近端骨折；B4 型骨折伴腕关节；脱位 B5 型粉碎性骨折。C 型：延迟愈合的骨折。D 型：骨折不愈合，分为 D1 型纤维性不愈合骨折；D2 型坏死性不愈合骨折（假关节形成）。

对于 Herbert A 型稳定型舟状骨骨折，很多学者主张保守治疗，但是考虑到保守治疗固定时间长，对于一些从事体育运动及特殊工作的人来说难以接受，且长时间的石膏固定可能导致腕关节僵硬及部分握力的永久消失等并发症，近年来主张采用经皮螺钉内固定治疗腕舟骨骨折，可以早期功能锻炼，并取得了满意的效果。手术入路包括掌侧入路及背侧入路，具体的选择要根据骨折的部位及手术

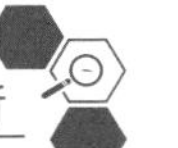

者的爱好，一般我们建议舟骨近极骨折采用背侧入路，远极骨折采用掌侧入路，腰部骨折掌背侧入路均可。近年来一些学者在腕关节镜辅助下经皮 Herbert 固定治疗舟状骨骨折，并取得了较好的疗效，其可使患者更早地投入到工作和学习中，且具有极低的骨不愈合率。

腕关节镜是一种微创技术，可直接观察腕关节面，明确是否存在腕部韧带、纤维软骨损伤，并给予相应治疗，检查陈旧性骨折愈合情况；通过关节镜可在放大的屏幕上，直视下检查骨折端硬化情况，刨削去除硬化骨后还可直接观察断端出血情况，因而可以认为是判断舟骨血运的“金标准”，同时还便于掌握去除硬化骨的范围；通过关节镜完全可以完成以往开放手术进行的松质骨移植，避免开放性手术对舟骨周围韧带造成的破坏，尽可能多地保护和保留舟骨血运，这对于陈旧性舟骨骨折的愈合尤为关键；将加压螺钉置入舟骨中轴，重建骨的支撑是经皮内固定技术的要点和难点，配合术中 X 线透视，关节镜下可看到骨折线随着螺钉拧入逐渐减少并将植骨压实，能控制加压的强度，同时避免螺钉误入关节腔。

腕关节镜手术入路包括桡腕关节入路和腕中关节入路，桡腕关节入路包括 1/2 入路，位于桡腕长伸肌腱桡侧和桡骨远端远侧，常用作辅助操作入路 3/4 入路；位于拇长伸肌腱与指伸肌腱之间、Lister 结节远端 1 cm 的“软区”，在舟骨和月骨之间，为最常用和最方便的入路，除了尺侧远端结构外，它几乎能到达桡腕关节任何区域；4/5 入路，位于指伸肌腱与小指伸肌腱之间，因为手术器械能达到腕关节尺侧和桡侧，使其非常便于关节内操作；6–R 入路，位于手背第 6 间隔、尺侧腕伸肌腱的桡侧，能够进行清创和修复 TFCC 损伤；6–U 入路，尺侧腕伸肌腱的尺侧，通常用作出水口；腕中关节入路包括腕中关节桡侧入路，腕背桡侧进路远侧 1 cm，拇长伸肌腱尺侧，是腕中关节检查最常用的入路；腕中关节尺侧入路，与桡侧进路同一平面，伸指总肌腱尺侧，用作引流或手术器械的进出入路； 舟大

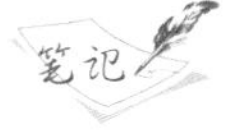

小多角关节入路和三角钩关节入路，前者适宜作入水口或处理舟骨病变，后者由于结构紧密，相对少应用。

开放性手术创伤大，容易破坏舟骨周围韧带组织和血供，造成舟骨不稳定和不愈合，因此疗效并不理想。与传统开放手术相比，经皮内固定技术等已广泛用于舟骨骨折的治疗。这些微创技术可最大程度减少对舟骨血供的干扰，同时减少创伤，缩短患者术后恢复时间，同时腕关节镜既是检查手段，也是治疗方法，近年来已被引入舟骨骨折的治疗中，与经皮固定联合应用可最大程度发挥微创的优势，进而扩大经皮固定的应用范围，使以往只能通过开放性手术治疗的病例转为微创手术治疗。

以往对于 1 ～ 2 周内的经舟骨、月骨周围脱位的新鲜损伤主张采用保守治疗，后来发现保守治疗效果差，有数项研究报道单纯保守治疗会导致舟骨不愈合、骨间节段性不稳定和不利的腕关节炎。后来多采用切开复位内固定治疗经舟骨、月骨周围脱位且已达成共识，并取得了良好的疗效，近年来，由于微创的腕关节镜的应用，人们渐渐从临床病例治疗中发现，腕关节镜下闭合复位内固定治疗经舟骨、月骨脱位的病例有着微创、对关节囊和韧带破坏小、医源性损害小、尽可能地保留舟骨血运等理论优势，现已为大多数学者逐渐接受。

病例点评

结合患者病史、查体及辅助检查，该病例诊断明确，治疗恰当。我们经验认为：①舟状骨骨折早期漏诊率极高，对于有鼻烟窝局限压痛，且屈腕时加重，尤其有轴线压痛及叩击痛者，除了腕关节标准正侧位 X 线检查外，还应包括腕舟状骨轴位 X 线检查，如仍不易看清，可行 CT 或腕 MRI 检查，以排除舟状骨骨折的可能；②对于新鲜的无移位的舟状骨骨折，我们多采用腕关节镜辅助经皮 Herbert

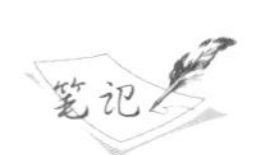

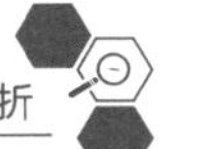

螺钉固定，其具有手术简单、固定稳定可靠、早期活动、愈合率高、并发症少等优点；③对于腕关节镜辅助治疗舟状骨骨折或经舟骨月骨周围脱位，可以最大限度减少切开复位手术中破坏血供及软组织损伤等缺点，且能够较早功能锻炼，固定确切，但手术技术要求较高，一般需要医师在完全掌握切开复位手术技术后才建议开展。

参考文献

1. CHEUNG J P，TANG C Y，FUNG B K. Current management of acute scaphoid fractures：A review. Hong Kong medical journal，2014，20（1）：52-58.
2. AL-ASHHAB M E，ELBEGAWI H E A. Percutaneous screw fixation for scaphoid fractures. Orthopedics，2017，40（4）：e729-e734.
3. ERNST S M C，GREEN D P，SAUCEDO J M. Screw fixation alone for scaphoid fracture nonunion. J Hand Surg Am，2018，43（9）：837-843.
4. JANOWSKI J，COADY C，CATALANO L W 3rd. Scaphoid fractures：Nonunion and malunion. J Hand Surg Am，2016，41（11）：1087-1092.
5. HAYAT Z，VARACALLO M. Scaphoid wrist fracture//Stat Pearls. Treasure Island（FL）：Pears Publishing，2019.
6. ACAR B，KOSE O，KATI Y A，et al. Comparison of volar versus dorsal screw fixation for scaphoid waist fractures：A finite element analysis. Orthop Traumatol Surg Res，2018，104（7）：1107-1113.
7. 韩峰，曲巍 . 腕关节镜在腕关节损伤中的应用 . 国际骨科学杂志，2017，38（4）：233-236.
8. MATHOULIN C. Treatment of dynamic scapholunate instability dissociation：Contribution of arthroscopy. Hand Surg Rehabil，2016，35（6）：377-392.
9. LIU B，CHEN S L，ZHU J，et al. Arthroscopic management of perilunate injuries. Hand Clinics，2017，33（4）：709-715.

（李永平）

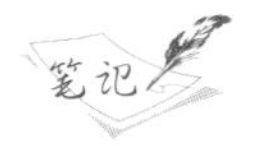

第六章

手足先天畸形

第一节 概述

先天性手足畸形的治疗非常困难，哪怕是看起来相似的病例，也很难有一个标准化的治疗流程。畸形可表现为单侧或双侧；可能是一个独立的疾病，也可能是某一畸形综合征或骨骼发育异常的单一表现。应注意手足畸形可能的遗传方式，并在适宜条件下对患儿及家长进行医学知识的科普。先天性手足畸形不同于后天的创伤性畸形或物理因素造成的畸形，儿童生长带来的强大代偿作用，一方面可能削弱畸形造成的负面影响，但另一方面也有可能反而引起周围组织的级联反应造成更严重的后果。各方因素均对手外科医师提出了严峻挑战。对于手足先天畸形的治疗，可以在新生儿期或以后的儿童发育期进行，通常尽量在学龄前完成，以免对儿童心理发育造成影响。因篇幅所限，本章难以全面囊括所有畸形的治疗术式，只介绍较为常见的几种情况。

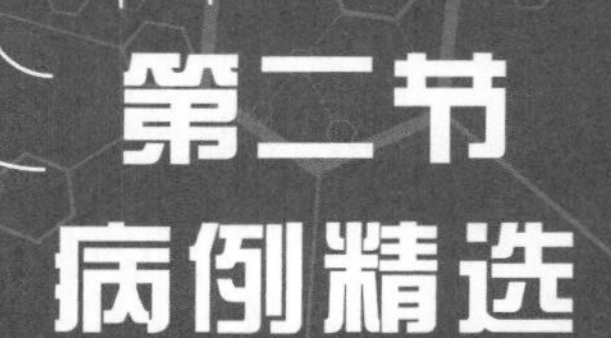

036　先天性拇指发育不良

病历摘要

患儿，男性，12 岁。

［主诉］　右拇外展活动受限 12 年。

［现病史］　患儿出生后即被发现右拇指虎口区狭窄，拇指灵活性较差，未行特殊治疗。现患儿右拇指呈内收位，对掌、外展功能差，屈伸功能可（图 6-2-1），为求进一步诊治入我院，行手部正侧位 X 线

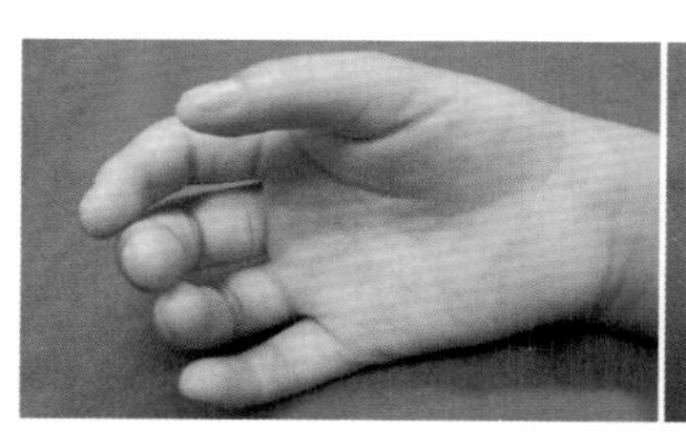
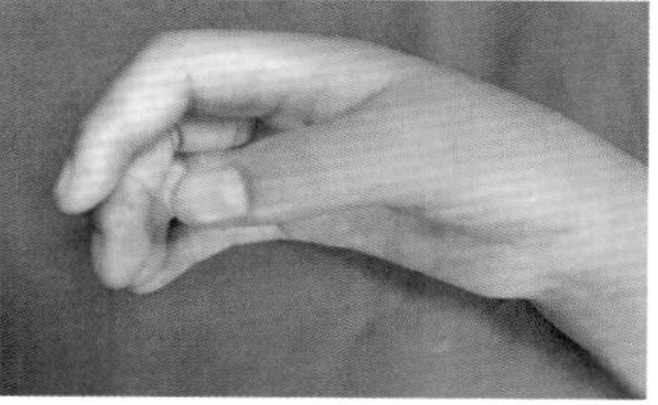

图 6-2-1　术前外观

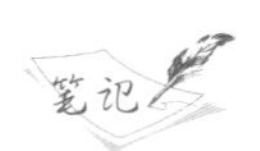

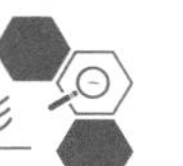

检查示骨质无明显异常（图 6-2-2），以“右拇发育不良（Ⅲ型）”收入我科。

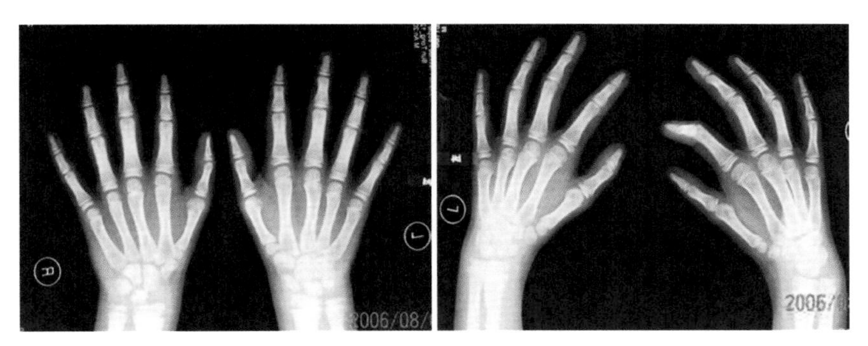

图 6-2-2　手部正侧位 X 线

［治疗］　全麻下行右拇指外展功能重建术。术中探查见患儿右拇指拇长屈肌腱走行偏向桡侧，掌长肌腱粗大，近腕部水平即有肌腹（与拇长屈肌共腹）（图 6-2-3）。将掌长肌腱向尺侧改道并短缩，通过掌腱膜钻孔造成的滑车后，穿过皮下通路至拇指桡侧，缝合于掌骨头上，缝合时保持足够张力以获得合适的拇指外展（图 6-2-4）。

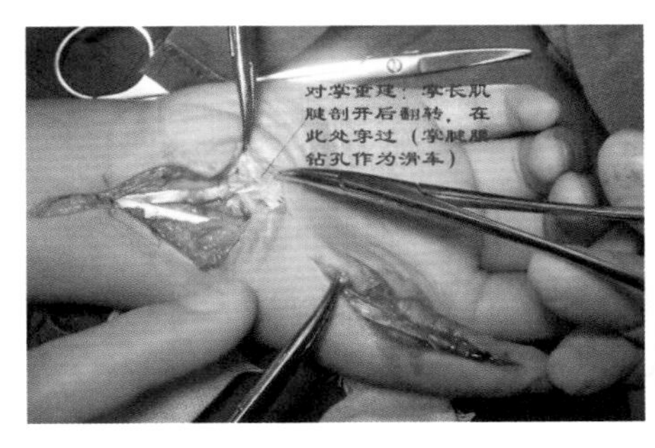

图 6-2-3　术中探查

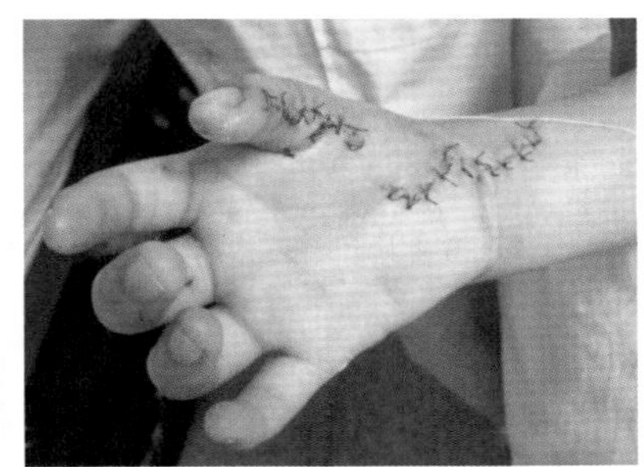

图 6-2-4　术后

病例分析

拇指发育不全一般指拇指解剖结构的任一成分不同程度的发育不全，如骨、肌肉、肌腱等。轻者仅比正常的长度短缩，但仍有功能，严重者拇指可全部缺失。拇指发育不良的种类众多，病因也不同。

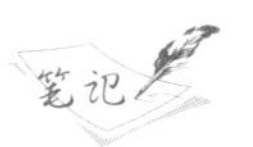
笔记

许多畸形为散发，有些可以遗传，有些是综合征的一部分。根据畸形的表现和发育不良的结构，通常将拇指发育不良分为五型。Ⅰ型：轻微的发育不良。Ⅱ型：大鱼际内在肌缺如、虎口狭窄、尺侧副韧带发育不良。Ⅲ型：Ⅱ型基础上合并外在肌和肌腱异常、骨骼发育不良，①腕掌关节稳定；②腕掌关节不稳定。Ⅳ型：漂浮拇。Ⅴ型：拇指缺如。

本例患儿为Ⅲ型，由于大鱼际肌发育不良，拇长展肌缺如，导致拇指对掌、外展功能障碍，并伴有拇指缩短变尖，大鱼际肌扁平，虎口发育不良。这类患儿常有拇长屈肌缺如，拇指掌指关节桡侧副韧带也可缺如，这种畸形通常为常染色体显性遗传，一般单侧出现。手术重建的目的是纠正拇指内收挛缩和恢复对掌功能。

主要并发症：①收缩的或纤维变性的肌肉如松解不充分，可导致拇指从掌心位松解不充分。②肌腱转位术后粘连可导致患指术后活动范围减小。③转位肌腱张力调节不合适及不正确的力线可导致拇外展和对掌功能恢复不满意。④掌指关节不稳定会导致肌腱转位失败。

病例点评

本例患儿诊断明确，手术处理方案科学合理，但仍需注意术后主、被动康复锻炼，防止移位的肌腱瘢痕粘连，积极随访。拇指发育不良者病情复杂多变，术前应仔细斟酌，选择恰当术式，真正实现个体化治疗。

值得注意的是，肌骨超声和高分辨率 MRI 的逐渐普及对解剖结构的术前评估和手术方案的制定有重要的指导意义。

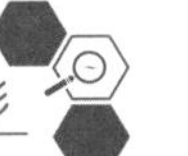

037 先天性扳机拇

病历摘要

患儿，女性，4 岁。

[主诉] 双拇伸直受限 2 年。

[现病史] 患儿 2 年前晨起时出现双拇伸直受限，并伴弹响，无其他不适，未重视。症状进行性加重，为求进一步治疗，就诊于我院，诊断为“双侧先天性扳机拇”。

[查体] 双拇指间关节屈曲畸形，双拇掌指关节掌侧可触及硬结，双拇指间关节活动度：屈曲 30° ～ 80° （左），屈曲 25° ～ 70° （右），主、被动伸直均受限。双拇掌指间关节活动可（图 6-2-5）。

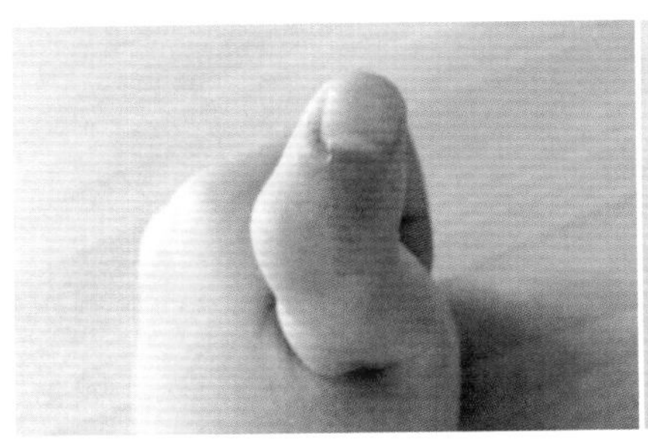
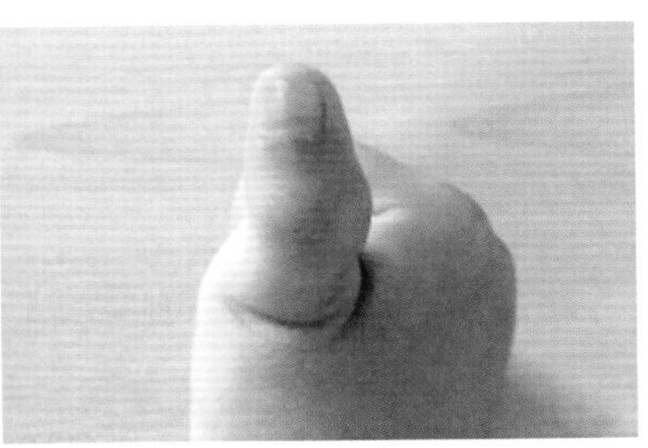

图 6-2-5 术前外观

[辅助检查] 双拇正侧位 X 线检查示双拇指间关节屈曲，近节指骨远端关节面向桡掌侧倾斜（图 6-2-6）。

[治疗] 术中探查见双拇指掌指关节处腱鞘明显增厚，拇长屈肌腱近端膨大，被动活动患指可见肌腱滑动困难。彻底切开 A1 滑车，切除部分增厚腱鞘，患指活动范围恢复正常（图 6-2-7），探查血管神经束未见明显卡压，逐层缝闭手术切口。

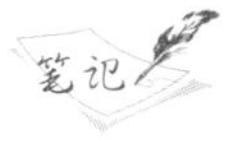

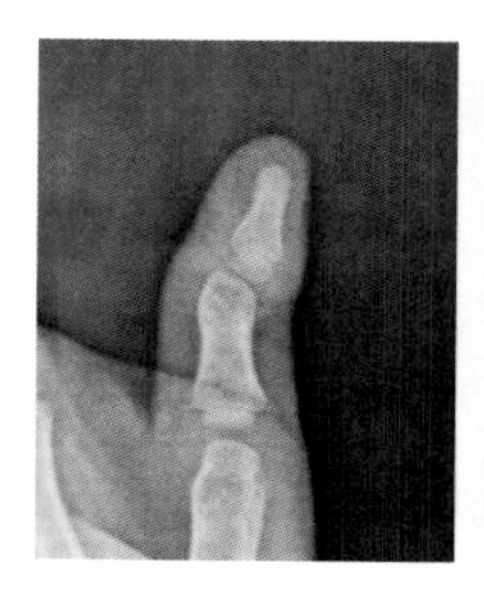 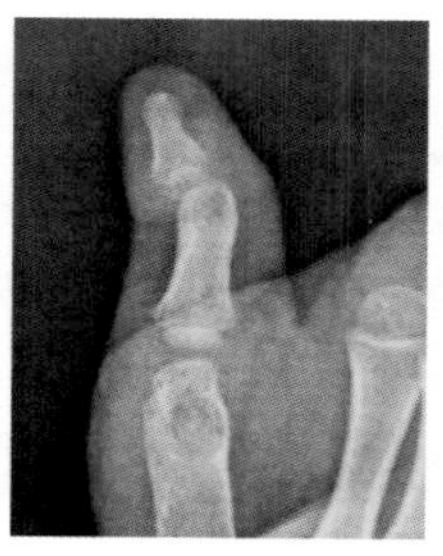 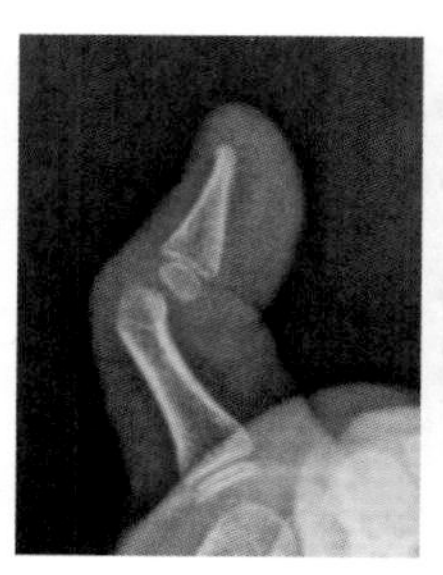 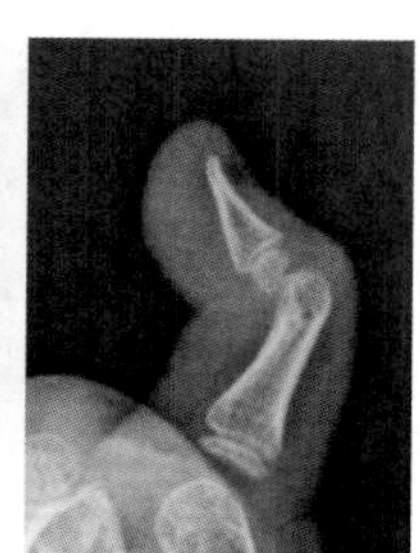

图 6-2-6　双拇正侧位 X 线

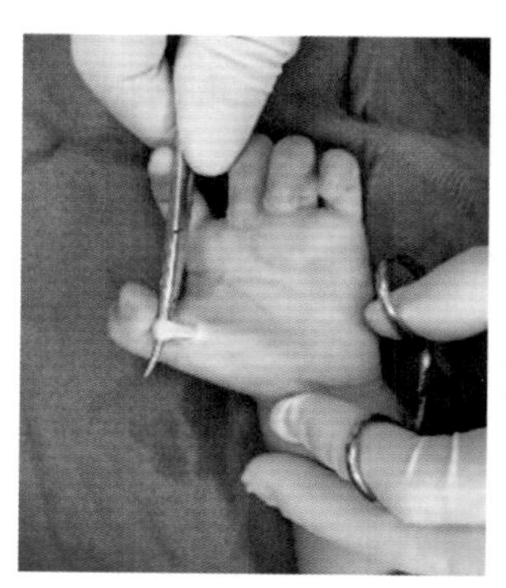 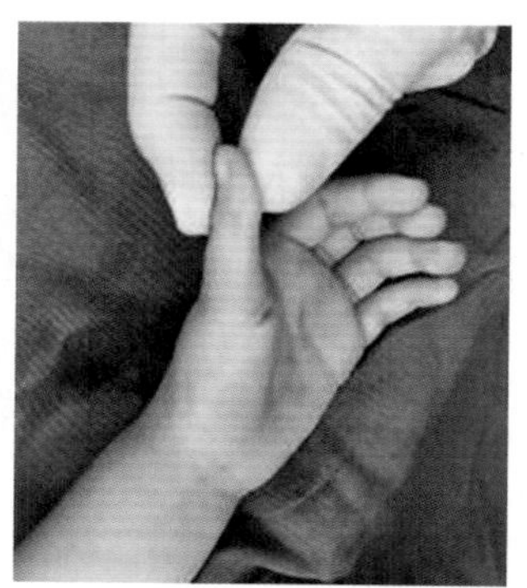

图 6-2-7　术中及术后

病例分析

指屈肌腱滑行时在屈肌腱鞘中受到阻挡，即出现先天性扳机指畸形，通常表现为手指持续性屈曲畸形，人群中仅占 2.3%，最常见于拇指，25% 为双侧性、散发，通常不伴其他畸形，但有报道称部分病例伴发第 13 号染色体三倍体异常。该病与黏多糖沉积症有关，常见慢性炎症发生，病理解剖可见腱鞘狭窄、变厚，偶尔有腱鞘囊肿，在第 1 个滑车近端可有肌腱内结节，类似于 Notta 结。

Sugimoto 将扳机拇畸形分为 4 期：Ⅰ期（肿块型）表现为局部 Notta 结节，但指节关节屈伸活动时没有弹响；Ⅱ期（主动弹响型）表现为指间关节主动背伸时发生弹响；Ⅲ期（被动弹响型）表现为指间关节不能主动伸直，被动伸直时存在弹响；Ⅳ期（僵硬型）表现为指间关节不能被动伸直（即固定屈曲畸形）。

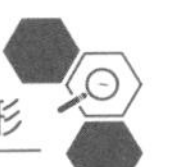

治疗方面，在 1 岁之内出现明显症状的患儿 30% 可自行缓解，应进行观察和轻柔手法治疗，不宜对肌腱进行长期屈伸活动刺激，此时夹板固定成功率约为 92%，若没有自行缓解，则建议手术松解。手术治疗效果更加可靠、恢复更快，但必须避免神经意外损伤，该疾病充分松解 A1 滑车后一般不会复发。如果在 3 岁以前消退或矫正则不会有固定挛缩。对于双侧扳机拇或具有持续性弹响和固定屈曲畸形（Ⅱ～Ⅳ期）的患儿，非手术治疗通常疗效不佳，应该考虑尽早手术（1 岁左右）。

病例点评

结合患儿病史、查体及辅助检查，初步诊断可明确。患儿双拇扳机指畸形，主、被动伸直受限并伴关节弹响，属于Ⅳ期（僵硬型），并伴有关节发育畸形，应尽快行手术治疗。本例患儿嘱其定期复查 X 线，观察关节畸形恢复情况，必要时手术矫形。先天性扳机拇术后允许正常功能活动，通常不需要进行康复治疗。先天性扳机拇行松解术后疗效通常都比较满意，很少有复发者。并发症并不常见，主要与手术技术有关，例如屈肌腱鞘松解不彻底所致的持续弹响、皮肤瘢痕（可通过“Z”字形切口尽量避免）、松解滑车后导致肌腱弓弦样绷起，及指神经损伤后造成的麻木等。

笔记

038 先天性并指畸形

病历摘要

患儿，男性，2 岁 6 个月。

[主诉] 右手中指、环指、小指并指畸形一期手术后 1 年。

[现病史] 患儿出生后即被发现右手中指、环指、小指并指畸形，曾于 1 年前就诊于我院，行右手中指、环指分指、指蹼成形术，环指、小指并指畸形待二期手术处理。手术至今已 1 年，为求进一步治疗，再次就诊于我院。

[查体] 右手环指、小指并指伴屈曲挛缩畸形，中指、环指指蹼可见双三角形手术瘢痕（图 6-2-8）。X 线检查示右手环指、小指并指，中节指骨缺如伴指间关节屈曲畸形（图 6-2-9）。

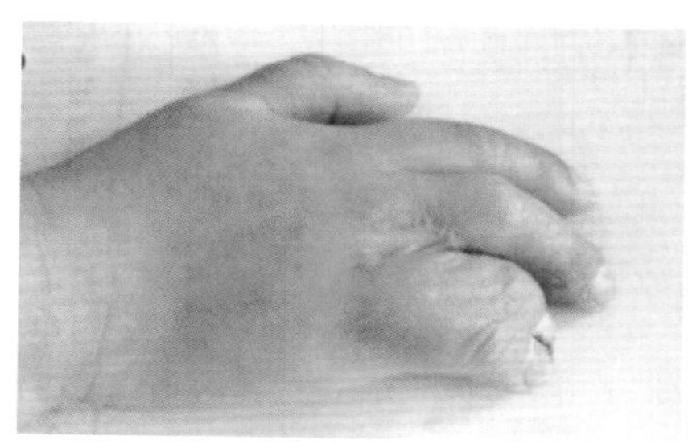
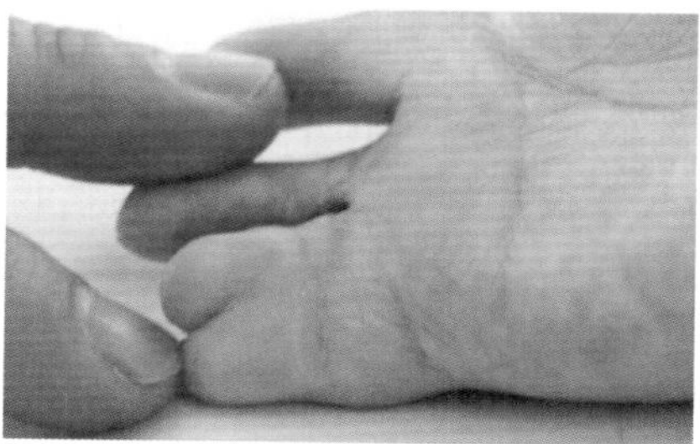

图 6-2-8 术前外观

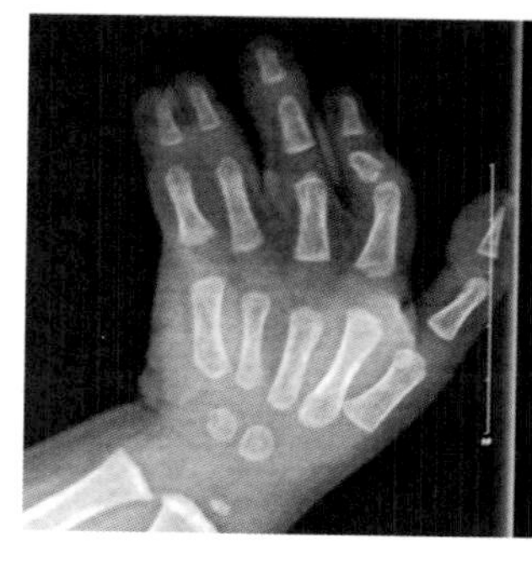
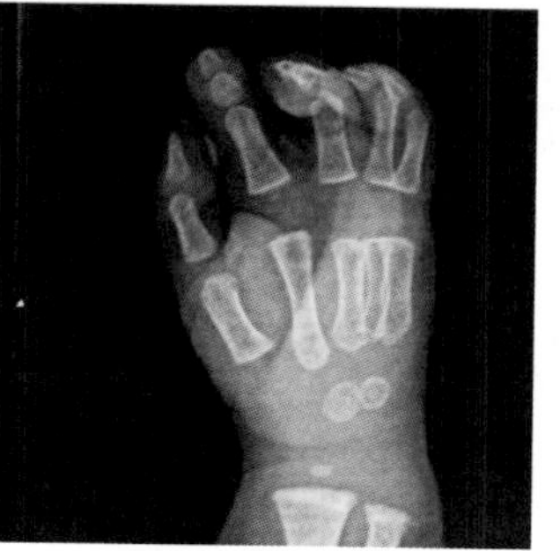

图 6-2-9 术前 X 线

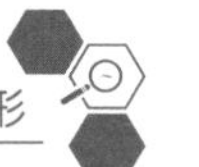

［治疗］ 全麻下行手术治疗，设计右手环指、小指间连续“Z”字形切口，保护血管神经，分离患指，腹股沟区切取全厚皮片覆盖缺损区，闭合供区创口。

病例分析

并指是指相邻手指未能分开，又称“蹼状指”，是最常见的先天性手畸形，其发生率为1/(2000～2500)，第3指蹼最常受累(50%)，其后依次为第4（30%）、第2（15%）、第1指蹼（5%）。并指畸形可单独存在，亦可伴随其他疾病，如波兰综合征、阿佩尔综合征和缩窄带综合征。

先天性并指畸形可根据并指的累及范围及共用组织的特征来分类。完全并指延伸至指尖，而不完全并指止于指尖近端。简单并指是手指之间仅有皮肤和软组织连接，复杂并指则共用骨性结构，且指间可存在附属指骨或异常骨。简单并指由多少不一的皮肤和软组织连接，甲板可融合，也可不融合，通常受累手指的关节、韧带及肌腱都正常，但指动脉及神经的分支在远端常有异常。本例属于简单并指畸形。

（1）非手术治疗：简单并指畸形若各指活动范围尚可，仅影响美观，对生长和功能无明显危害，可观察畸形进展情况，必要时行手术治疗。复杂并指畸形若手术松解后恢复功能困难的病例，亦可选择非手术治疗。

（2）手术治疗：此病无自愈可能，推荐手术治疗，可恢复独立的手指功能。长短不一的并指畸形可导致患指生长受限，较长的手指会屈曲挛缩，并向较短的手指处偏移，此种并指畸形应尽早分离。一次手术只可松解单个手指的一侧，防止血运障碍。应使用锯齿形切口，预防切口长轴瘢痕挛缩。适当地切除皮下脂肪便于关闭皮肤，

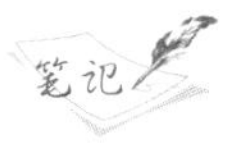

降低皮肤张力，使重建后手指更美观。若并指畸形松解后存在裸露区域，可采用全厚皮片覆盖。

（3）手术时机：Flatt 经过长期随访证实，出生后 18 个月时手术效果较为理想，但如果出现骨性偏斜或畸形进行性加重，可提早进行手术，学龄前应完成所有的外科治疗。多个手指并指畸形一般行两期手术，一期术后 3 个月进行二期手术。第一次手术时可同时进行所有并指指端和远节指骨骨性融合部分的分离，以减少两次手术期间骨性融合对并连手指的影响。

病例点评

应向患儿父母讲明即使重建手术的设计和操作都很成功，仍可能出现畸形复发和成角畸形，将来或需再次修复。已有报道，50%伴有严重畸形的患儿和30%以并指为原发畸形的患儿需要再次手术。并指重建术的最常见并发症是指或蹼的瘢痕畸形，特别是 18 个月以前手术的儿童，可发生指蹼爬移（制动困难，及很难保持合适的移植张力）。同时，手指松解术后可因线性瘢痕而导致挛缩或成角畸形，一般需要进一步手术松解（重新植皮或行“Z”字成形术）。

通过分指手术，简单并指一般可获得能够满足基本需求的独立的手指运动功能，但复杂并指畸形由于畸形严重、分离后皮肤软组织严重缺损、手术后大量瘢痕形成及有限的运动功能恢复，分离后的效果有时不甚满意。

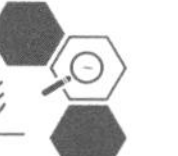

039　巨趾畸形

病历摘要

患儿，女性，5 岁。

[主诉]　右踇进行性增大、增粗 5 年余。

[现病史]　患儿出生后即被发现右踇发育较大，未做特殊处理，后进行性异常增大，穿鞋困难，无其他特殊不适，尚不影响行走。家属为求进一步治疗，就诊于我院，诊断为“先天性右踇巨趾畸形”，收住入院。

[查体]　右踇发育较大，约为对侧 1.5 倍大小，可触及软组织、骨发育明显异常，患趾感觉、运动未见明显异常（图 6-2-10）。行双足 X 线检查见右踇趾骨较对侧明显增大（图 6-2-11）。

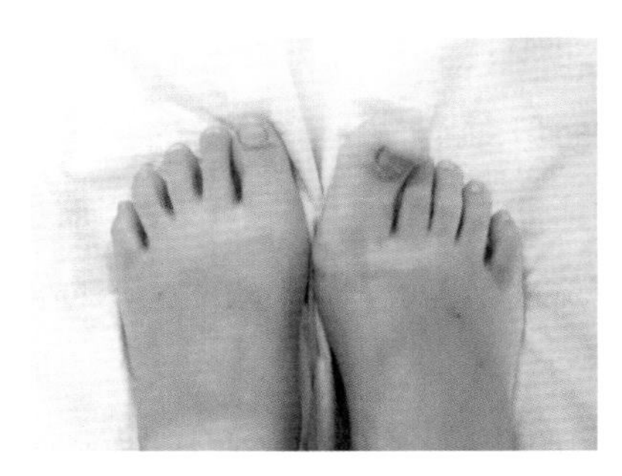

图 6-2-10　术前外观

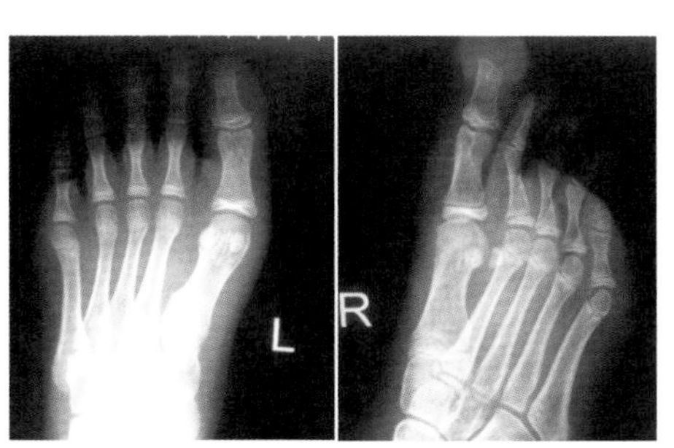

图 6-2-11　双足 X 线

[治疗]　完善术前各项相关检查后，在全麻下行巨趾短缩 Tsuge 术（图 6-2-12）。术中探查见趾骨明显增大，软组织肥厚，行远节趾骨的冠状位截骨，切除跖侧部分，从剩余的背侧骨块中做横行截骨切除骨骺，再切除近节趾骨的背侧部分，将远节趾骨的 1/3 与近节趾骨的 2/3 部分固定并做肌腱附着，切除跖侧多余软组织并缝合伤口（图 6-2-13）。术后 2 天，观察切口无感染，院外对症支持治疗。

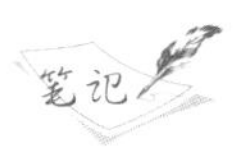

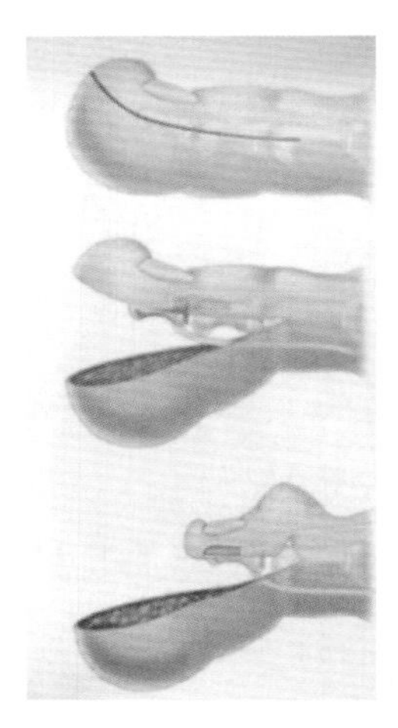
图 6-2-12　巨趾短缩术（Tsuge 术）

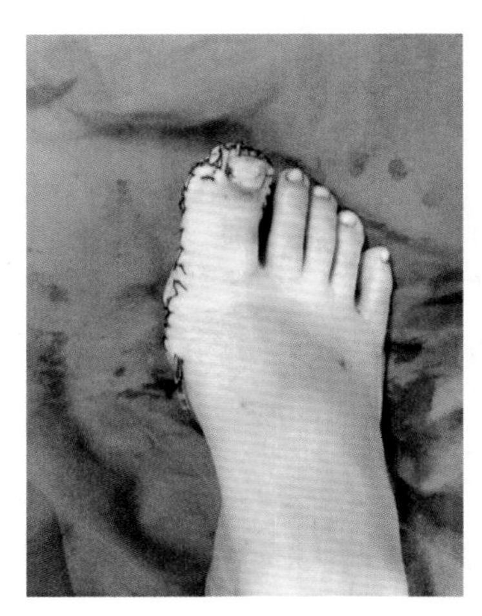
图 6-2-13　术后外观

病例分析

巨趾（指）是指 1 个或 1 个以上足趾或手指肥大，与相邻足趾或手指相比，体积明显增大，临床相对少见。最常见的并存疾病为神经纤维瘤病、血管瘤病与先天性脂肪纤维瘤病。手术目的在于解决功能性症状（疼痛或者穿鞋困难），同时改变足趾的异常外形，并获得与对侧大小相似的足趾以达到美容效果。手术方式主要有以下几种。

（1）软组织切除联合截骨或骨骺阻滞术（单趾巨趾的初期治疗）。

（2）截趾术。

（3）趾列切除术：从趾尖到跖骨基底画出将要切除的趾列及皮瓣轮廓。从跖趾关节表面开始做背侧及跖侧切口，在相邻趾间的趾蹼做连续切口，向近端的背侧及跖侧延长，直到要切除的跖骨的基底部。

（4）趾列短缩：沿着被短缩的趾列背侧做皮肤切口，可沿跖骨及趾骨做一个长切口或多个小切口。切除冗余的纤维脂肪组织，注

笔记

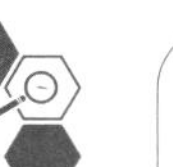

意保护趾神经血管束。截断跖骨颈，切除合适长度节段以缩短跖骨，使之与其他跖骨相匹配。在跖骨头平面固定骺板。可对任何趾骨进行同样手术操作，使足趾缩短到正常长度。用 1 根克氏针从趾尖纵向插到跖骨基底部以使跖列成直线。

（5）巨趾短缩术（Tsuge 术）：做跖侧近端的鱼嘴样切口，行远节趾骨的冠状位截骨，从剩余的背侧骨块中做横行截骨切除骨骺，切除跖侧部分，截骨移除中节趾骨的背侧部分，将远节趾骨的 1/3 与中节趾骨的 2/3 部分固定并做肌腱附着，足趾短缩后，残余的纤维脂肪组织形成一个背侧隆起，切除跖侧多余软组织并缝合。

巨趾术后复发率近乎 100%。跖列切除术联合多次的软组织切除被广泛推荐，或行 Kotwal、Faroque 分阶段的手术方法：先切除趾一侧的脂肪（通常在凸侧），使其厚度减少 10% ～ 20%，3 个月后再切除趾对侧的脂肪，并进行趾骨的短缩手术。当足或足趾增大不很严重时，建议巨趾长到成年人足趾体积大小时，再进行足趾骨骺阻滞，必要时多次进行软组织切除。对于趾骨及软组织明显增大者有进行趾列切除指征；趾列切除术也是并趾缩小或软组织切除后严重复发病例的首选治疗方法。

病例点评

结合患儿病史、查体及辅助检查，初步诊断可明确。本例患儿巨趾明显增大，穿鞋困难，建议手术干预，防止其进一步增大并提高生活质量。值得注意的是，巨趾畸形术后复发率高，加之考虑患儿处于生长发育高峰，瘢痕处存在继发性畸形可能，须与家属充分沟通，密切观察病情，必要时二次手术治疗。巨趾畸形病情复杂，常合并其他疾病，建议充分考虑患儿病情，定制个体化治疗方案，选择合适术式或不同术式联合治疗，以达到最佳治疗效果。

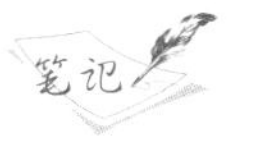

040 蟹爪样畸形

病历摘要

患儿，女性，4 岁。

[主诉] 左拇多指畸形 4 年余。

[现病史] 患儿出生后即被发现左拇多指畸形，未行特殊诊治，近觉影响美观，就诊于我院，诊断为“左拇蟹爪样畸形”。

[查体] 患儿左拇呈分叉样（图 6-2-14），尺侧发育较好，指间关节活动度屈曲 0° ～ 30° ，余感觉、运动未见明显异常。左拇正斜位 X 线检查示左拇近节、远节指骨重复（Wassel 分型Ⅳ型）（图 6-2-15）。

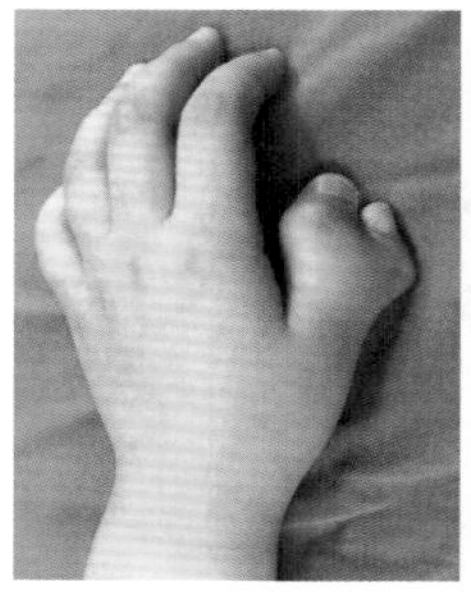
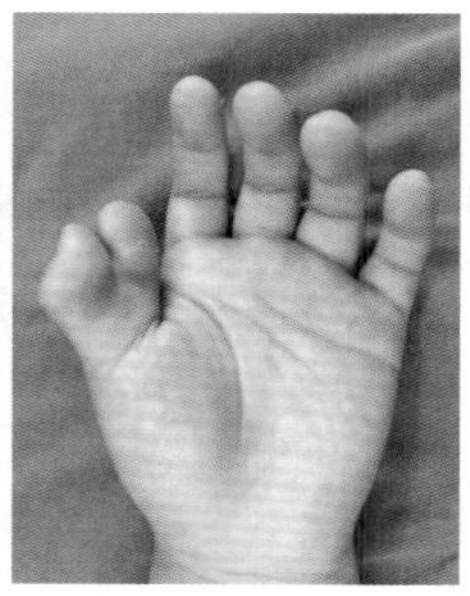

图 6-2-14 术前外观

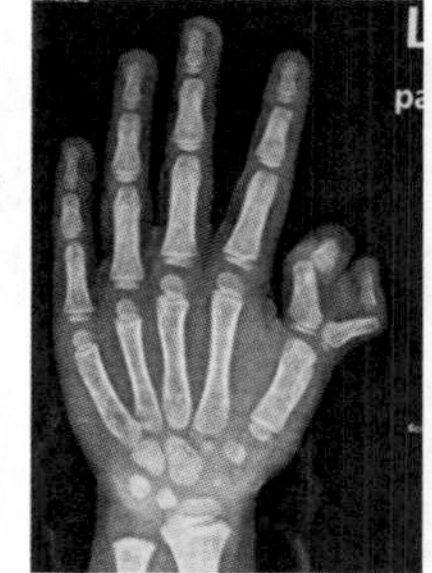
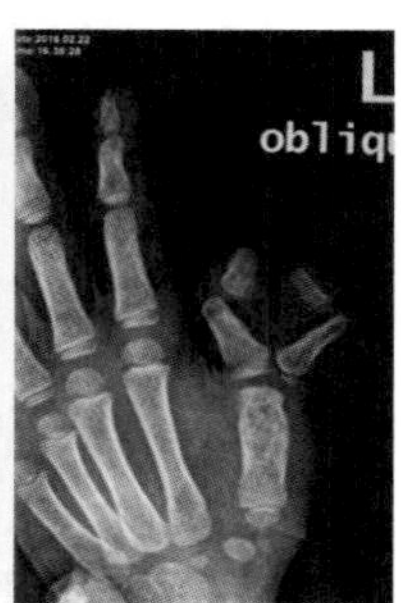

图 6-2-15 术前 X 线

[治疗] 收住我院后，全麻下行 Lamb+Marks+Bayne 术，锁定板 + 克氏针固定。术后 2 天切口无感染，院外对症支持治疗。术后 X 线检查示锁定板及克氏针固定妥当（图 6-2-16）。患者术后外形恢复满意（图 6-2-17）。

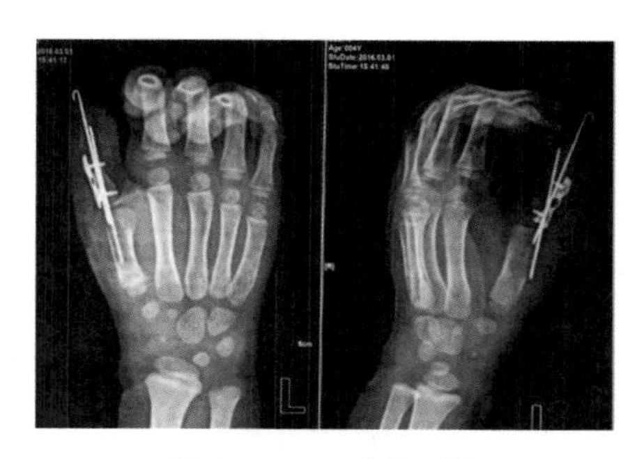

图 6-2-16 术后 X 线

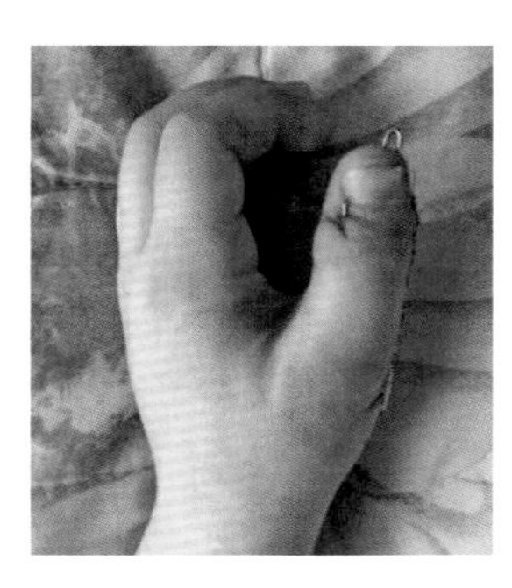
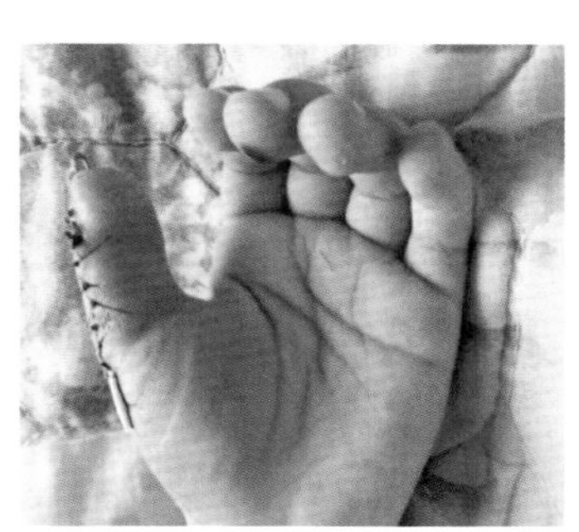

图 6-2-17　术后外观

病例分析

拇指多指畸形为拇指的完全或部分重复，是最常见的多指畸形，发生率为新生儿的 1/1000，多为单侧性。病因不清楚，大多为散发。典型拇指蟹爪样畸形为孤立畸形，偶尔有报道伴内脏畸形的，特别是手 – 心综合征或 Holt-Oram 综合征。

该病分类一般按照 Wassel 分类方式：Ⅰ型，远节指骨部分重复，共有一个骨骺；Ⅱ型，远节指骨完全重复，各有独立的骨骺；Ⅲ型，远节指骨完全重复，近节指骨分叉；Ⅳ型，远节指骨和近节指骨都完全重复；Ⅴ型，远、近节指骨完全重复伴有掌骨分叉；Ⅵ型，掌骨和指骨都完全重复；Ⅶ型，不同程度地重复伴有三节拇指。

Ⅳ型多指最常见（47%），本病例为蟹爪样畸形，属于Ⅳ型。

该病几乎都适合手术矫正，手术不仅可以明显改善外形，还可改善功能，手术方式（Lamb+Marks+Bayne 术）：

（1）在发育最差的拇指（多为桡侧指）上做“球拍 " 形切口，切口尾端做“Z”字形或弧形延长以充分暴露。

（2）暴露拇短展肌腱在最桡侧拇指近节指骨的附着点，小心保护肌腱。如果切除的为尺侧拇指，则应暴露并保护拇内收肌。

（3）从待切除指骨上切断侧副韧带远端，如有需要，可将与侧副韧带相连的骨膜一起剥离。将侧副韧带近端从掌骨或指骨上连同

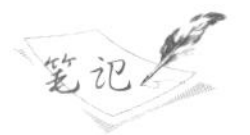

骨膜一起剥离，使关节暴露清楚。

（4）将赘指连同与其形成关节的部分掌骨或指骨一并切除。

（5）检查掌骨头是否增宽或分叉，用手术刀或骨刀将其变窄。注意保护近侧副韧带止点。

（6）评估拇指力线，必要时对掌骨或近节指骨行闭合或开放截骨，克氏针固定。

（7）将正常拇指置于关节面中央，将侧副韧带和内在肌腱牢固地缝合到指骨上。

（8）克氏针纵行穿过关节保持对线。

（9）检查指伸、屈肌腱的对线，保证位于手指的中央，可能需要部分切除或转移肌腱以使其位于中央。

（10）术后拇指制动 4 ～ 6 周，然后去除克氏针，开始功能锻炼。需保护性夹板再固定 3 ～ 4 周。

病例点评

近年来，3.0 T MRI 可早期发现软骨发育中心，更有利于手术方案的制定。

一般在患儿 18 个月时手术治疗，尽可能不晚于 5 岁，因可出现进行性的成角畸形和关节不稳定。单纯切除赘指的结果大多不满意，可能需要在 8 ～ 10 岁进行二期的翻修手术，来治疗后期成角畸形和不稳定。应告知患儿父母，术后拇指的功能及外形一般来说将比正常拇指差。

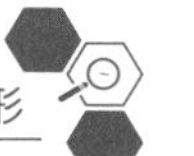

041　赘指术后复发“S”形畸形

病历摘要

患儿，女性，7 岁。

［主诉］　左拇赘指切除术后，拇指进行性尺偏畸形伴掌骨头突出 5 年。

［现病史］　患儿出生后即被发现左拇多指畸形，5 年前于外院行左拇赘指（Ⅳ型）切除术，术后拇指进行性尺偏畸形伴掌骨头突出，为求进一步治疗，就诊于我院。

［查体］　左拇尺偏 65°，掌指关节膨大突出，桡侧可见弧形手术瘢痕，拇指各关节活动可（图 6-2-18）。

［辅助检查］　X 线检查示左拇掌骨头增大，多余的桡侧关节面仍存在，拇指指骨向尺侧偏斜（图 6-2-19）。

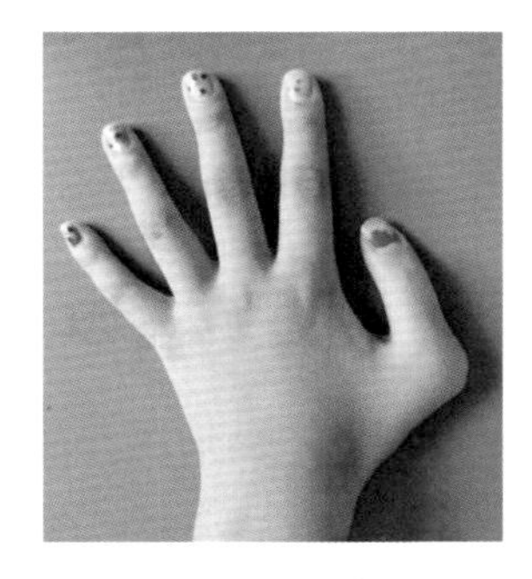

图 6-2-18　术前查体

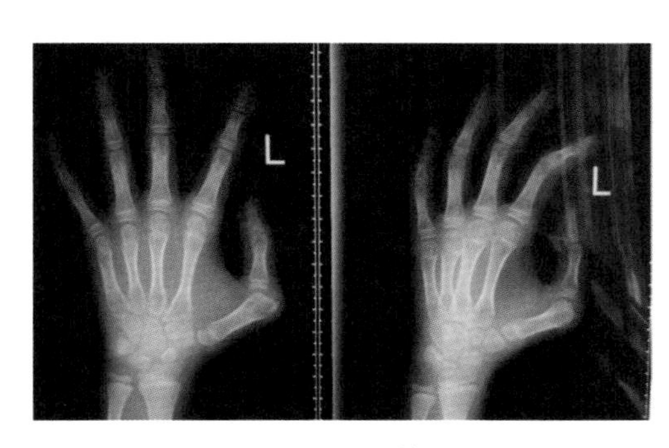

图 6-2-19　术前 X 线

［治疗］　全麻下行手术治疗，沿原手术切口切开，将桡侧副韧带近端从掌骨上剥离，并随之剥离一条骨膜，暴露关节，切除多余关节面及掌骨，修整后评估力线，于掌骨颈及近节指骨基底处分别行楔形截骨，矫正拇指力线，克氏针固定（图 6-2-20），紧缩重建桡侧副韧带，检查拇指伸、屈肌腱止点位置无异常，缝合关闭切口（图 6-2-21）。

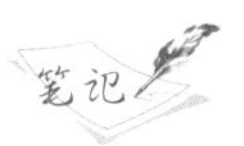

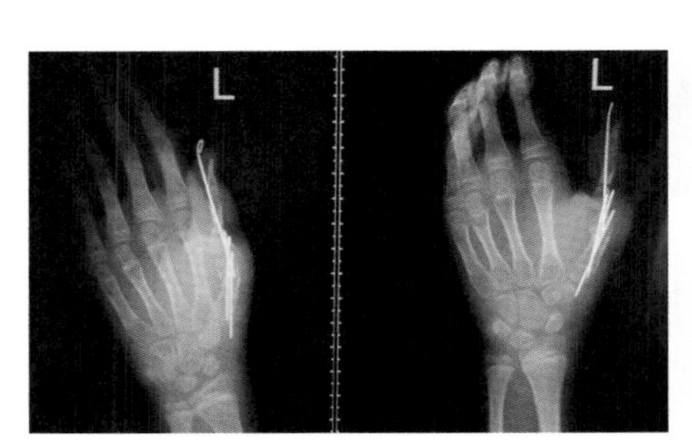

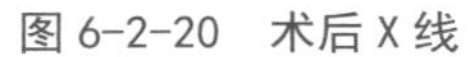
图 6-2-20 术后 X 线

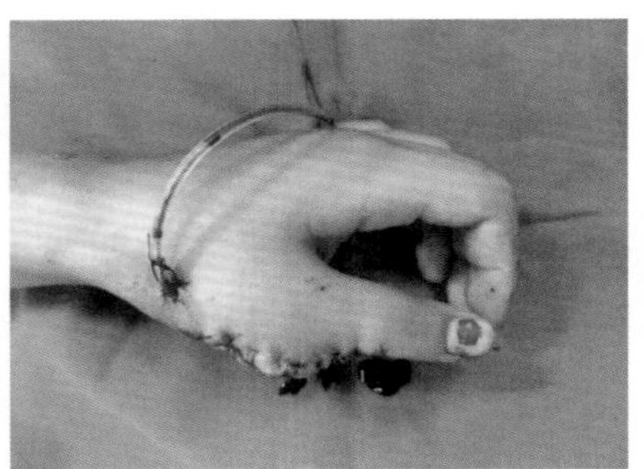
图 6-2-21 术后外观

病例分析

掌指关节增大与正常拇指的“S”形畸形，是Ⅳ型重复拇畸形的常见术后并发症，其原因为幼儿期切除赘指时未能切除足够关节面和未重建侧副韧带及关节囊，从而随生长发育产生进行性加重的正常拇指“S”形畸形。治疗需要将多余关节面及掌骨一并切除，必要时对掌骨或近节指骨行开放或闭合截骨，以恢复关节面间的平行状态，重建关节稳定性及正常的力线。术中需注意修复侧副韧带和关节囊，以防术后关节不稳。

病例点评

严重的“S”形畸形可影响手指发育，甚至造成严重短缩。该患儿拇指尺偏角度较大，单纯掌骨或近节指骨截骨难以达到满意力线，且术后任何骨、肌腱力线异常或关节不稳，均会导致手术效果不满意。同时需更长时间制动，易导致后期掌指关节及指间关节僵硬，为后续功能锻炼带来困难，对术者、患儿、家属都是巨大挑战。

（陈　治）

第七章

手外科肿瘤

第一节 概述

手部结构紧凑而复杂，冗余组织较少，这对手部肿瘤的早期发现较为有利，但同时对诊断和手术切除提出了较高的要求。诊断方面，由于组织空间有限，即使单一组织来源的占位性病变也很容易由于挤压邻近组织产生复杂的临床症状，给初步诊断带来了一定干扰。治疗上紧密的相邻关系要求术者对解剖结构高度熟悉；同时，对恶性肿瘤安全切除边界的争议在手外科一直存在，有限的体量常常不可能做到和大肢体一样的充足切除范围，特殊的骨骼肌－肌腱通路又为恶性肿瘤细胞的跨区域播散提供了解剖条件。

综上所述，手外科肿瘤除了具备常规肿瘤的一般规律，还要注意“手”这一人类特殊功能器官的特殊性，手术不仅要达到病灶清除、缓解压迫、降低复发的三大目的，还要兼顾其功能要求，即手术治疗过程中需要兼顾切口设计、术中微创操作、功能重建；术后需要康复训练和远期复发监测。本章节将结合我科近年来诊治的手部肿瘤病例的临床资料，以病例分析的方式从以上几点介绍手外科肿瘤

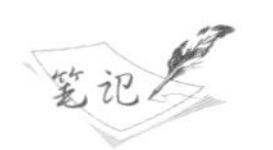

的诊断和治疗，希望对广大临床医务人员和初学者起到抛砖引玉的作用。由于手部肿瘤尤其一些恶性肿瘤的发病率极低，临床诊治经验积累有限，谨以文献综述的形式将相关理念予以罗列并尽量提供来源出处，以使本章节对读者的临床工作更具参考性。

（一）手外科肿瘤的诊断

手部肿瘤的初步判断需要临床医师对该部位常见肿瘤的性状特点有基本了解，通过仔细询问病史和系统体格检查，同时观察判断肿块与皮肤、肌腱、神经、血管及骨骼的关系，可初步判断组织来源。进一步的辅助检查包括：X线、超声检查、CT、MRI等，必要时血管造影、淋巴管造影、核医学检查也能为诊断治疗提供指导。

1. 对手部肿瘤的基本了解是正确诊断的第一前提

作为临床医师要有基本的知识储备，要有必要的学习和积累。不了解疾病本身的特点和疾病的流行病学特点就不可能真正做到正确诊断。

2. 全面而准确的病史采集是正确诊断的第二前提

包括首发症状、发展速度、主观感受、疼痛性质、诱发和缓解因素、放射痛及放射部位的分布特点，既往内科疾病情况、家族史、外伤史等，这些都是非常有意义的参考信息。

3. 详细而条理的体格检查是手部肿瘤诊断的重要依据

肿瘤大小、所在部位、瘤体质地、移动度、体表被覆组织颜色、触碰时是否有诱发症状、邻近关节活动度的改变、对邻近血管或神经的影响等都是判断其组织来源的重要特征，对回流淋巴结的检查则是侵袭性肿瘤分级和外科分期的依据。

4. 辅助检查结果的分析可使诊断进一步完善，也是循证医学为主导的医疗体系下做出诊断的必要环节

开单医师要了解各种检查手段的适应证和优缺点，有条件时和

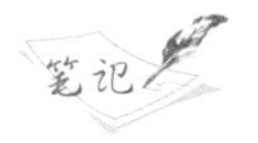

医技科室有效沟通能得到有针对性的检查和结果。有些检查具有创伤性，更需做到循序渐进和有的放矢。

（1）X线检查：是手部肿瘤诊断中简单而重要的检查手段，尤其DR高清胶片可以发现软组织肿瘤对骨骼的压迹、软组织内的钙化、骨膜反应、骨质的破坏或增生，可为手部肿瘤特别是骨肿瘤的诊断提供重要的依据。因此，除了在通过病史、查体而确定不需要的情况下，一般都应把X线检查列为常规检查。

（2）超声诊断：Hoglund（1997年）报道了手和前臂软组织肿瘤的超声诊断，通过50例软组织肿瘤超声诊断与组织病理结果比较，对前瞻性资料和每种肿瘤的第一和第二诊断予以预测，并将前瞻性资料与96例肿瘤回顾性资料联合进行分析。其结果显示前瞻性资料的敏感性为84%，联合资料第一诊断的正确诊断率为56%，如包括第二诊断则达79%。因此，超声检查是手部软组织肿瘤诊断的一种有效方法。

（3）CT或MRI检查：应在常规检查的基础上进行，以解决常规检查不易达到的检查目的。一般来说，CT对于软组织肿瘤的诊断具有重要的价值，可以清楚地显示肿瘤的部位、大小、范围及与周围组织的关系，并可根据CT值判断肿瘤的性状，如囊性、实质性、脂肪、钙化等。对骨肿瘤的诊断，CT检查虽不能替代X线检查，但可提供一些有价值的诊断资料。MRI检查，由于肿瘤与正常组织之间对比强烈，可以大大提高肿瘤的检出率。但是，由于一些有鉴别诊断价值的形态学与信号特征有时也并不可靠，因此，一般来说MRI检查也难以准确区分良性与恶性肿瘤。对于手部肿瘤也有采用CT和MRI检查者，甚至身体最小的肿瘤，手指甲下的血管球瘤，亦有采用MRI检查来帮助诊断的。

（4）血管造影和淋巴管造影：前者主要用于血管瘤和动静脉瘘的检查，以了解肿瘤病变的范围、与主要血管和周围组织的关系，

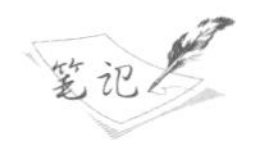

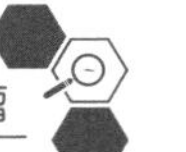

以供确定治疗方案时参考。后者可提供肿瘤发生淋巴道转移的征象，但在手部肿瘤中极少采用。

（5）核素扫描：可提供核素在骨内活动的图像，描绘新骨形成的变化，从而可判断肿瘤的部位和范围。如手部骨的囊性瘤样改变、骨样骨瘤等表现出 ^{99}Tc（锝-99）摄取明显增加，甚至有报道手指远节的骨样骨瘤，骨扫描亦能明显地显示出核素摄取增加的影像，从而有效地协助肿瘤的诊断和定位。因此，核素骨扫描对于手部骨肿瘤的诊断有重要价值。

（6）肌肉神经电生理检查：对神经组织来源肿瘤的判断有不可替代的临床意义，但也有其局限性，仅限于神经功能出现障碍时才能有所表现。

（7）活检：由于属于细胞形态学检查，可以起到确诊的作用。操作前应该做好前期预案，一旦结果是恶性、侵袭性肿瘤，应该作为正式治疗的一部分，两者间隔不应该太长时间。通常包括表面刮取活检、穿刺抽吸活检、切开活检、切除活检。

（二）手外科肿瘤的外科分期、治疗和原则

手部肿瘤的治疗原则和其他部位一样，规范的治疗应该以外科分期为依据。

1. 肿瘤的外科分期

肿瘤的外科分期取决于几个因素：肿瘤的组织病理分级（G）、肿瘤的部位和大小（T）及转移（M）。

（1）肿瘤的组织病理分级（G）：肿瘤的病理分级主要根据活检组织的细胞学形态恶性程度来进行，结合复发和远处转移，普遍使用的分类方法如下。

G0：良性。

1 期潜伏期：通常不需要治疗，有的自愈或保持无变化。

2 期活动期：良性肿瘤在有限区域内生长，或被包含在天然屏障内。如果需要手术治疗，在大多数情况下，采取瘤内切除或边缘性切除就能够解决问题。

3 期侵袭期：良性肿瘤生长突破天然屏障，为了治愈需要扩大切除或整块切除。

G1：低度恶性。

细胞少，间质多，少量坏死，每个高倍视野少于 5 个有丝分裂；全身转移少，局部复发多。

G2：高度恶性。

细胞多，间质少，大量坏死，不成熟细胞，每个高倍视野多于 10 个有丝分裂；容易血行转移。

（2）肿瘤的部位和大小（T）：不论肿瘤的大小，只要肿瘤局限在一个筋膜室内，就可以彻底切除予以保肢，比如手指末端或其他肢体末端的恶性肿瘤，筋膜室的天然屏障可以暂时延缓肿瘤的扩散。骨内肿瘤包围在骨皮质内或局限于髓腔内，可以看作是筋膜室内肿瘤，如果突破皮质进入周围组织，就看作是筋膜室外肿瘤，CT 和 MRI 可以相对准确地界定肿瘤的部位和侵袭程度，以做出正确判断。

手部肿瘤中比较特殊的情况是侵犯肌腱的肿瘤，它们会沿着肌腱 – 肌肉通道跨关节播散到远隔部位，而肌腱的往复抽动理论上会使这一过程更加快速，这一点需要引起临床医师的警惕。

（3）转移（M）：远处转移是恶性肿瘤的特性，也是使治疗效果变的不可控制的重要原因。对于怀疑恶性肿瘤的病例逐级检查淋巴回流的各个阶段淋巴结对准确判断外科分期和实施彻底治疗非常重要。

在组织学分级的基础上，结合肿瘤的部位和大小（T）、有无全身转移（M）对肿瘤进行外科分期。可供参考的广为接受的肿瘤

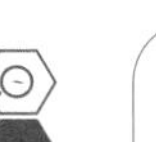

外科分期有 Enneking 分期系统（表 7-1-1）、AJCC（American Joint Committee on Cancer，美国癌症联合委员会）对软组织肉瘤的分期体系（表 7-1-2）、AJCC 对骨肉瘤的分期体系（表 7-1-3）。已有学者提出上述体系不能完全适用于手部恶性肿瘤，但在有更合适的分期体系出台前，熟悉这些分期体系同时结合手部和上肢生理、解剖特点，这对手部恶性肿瘤的综合治疗无疑是有益的参考。

表 7-1-1　肌肉骨骼良恶性肿瘤 Enneking 分期系统

	分期	肿瘤特点		
良性	1 期潜伏期	通常不需要治疗，有的自愈或保持无变化		
	2 期活动期	良性肿瘤在有限区域内生长，或被包含在天然屏障内		
	3 期侵袭期	良性肿瘤生长突破天然屏障		
	分期	分级 G	部位 T	转移 M
恶性	ⅠA	G1	间室内	无
	ⅠB	G1	间室外	无
	ⅡA	G2	间室内	无
	ⅡB	G2	间室外	无
	Ⅲ	任何分级	任何部位	局部或远处转移

表 7-1-2　AJCC 对软组织肉瘤的分期系统

分期	分级 G	大小	深度	转移 M
Ⅰ	G1	任何大小	任何深度	无
Ⅱ	G1	＜ 5 cm	任何深度	无
	G2	＞ 5 cm	浅在	无
Ⅲ	G2	＞ 5 cm	深在	无
Ⅳ	任何分级	任何大小	任何深度	局部或远处转移

表 7-1-3　AJCC 对骨肉瘤的分期系统

分期	分级 G	大小	转移 M
ⅠA	低度恶性	≤ 8 cm	无
ⅠB	低度恶性	＞ 8 cm	无
ⅡA	高度恶性	≤ 8 cm	无
ⅡB	高度恶性	＞ 8 cm	无
Ⅲ	任何分级	任何大小	跳跃性转移
ⅣA	任何分级	任何大小	肺转移
ⅣB	任何分级	任何大小	非肺源性转移

2. 肿瘤的手术边界

（1）依据 Enneking 分期的肿瘤切除边界，具体介绍如下。

①囊内切除术：手术时进入肿瘤内，对肿瘤进行囊内切除，具体的手术可以是诊断性活检、良性肿瘤刮除术或一些重要部位肿瘤的次全刮除术。病灶内手术对良、恶性肿瘤均适用，只是手术效果不同。②界限性切除术或边缘性切除术：沿着肿瘤包膜或假包膜整个切除肿瘤，对良性肿瘤行边缘切除可以达到治愈的目的，而对于恶性肿瘤，则可能在假性包膜内遗留卫星式瘤岛，或遗留同一间隙内远处跳跃式病灶。③广泛性切除术：在间室内解剖，将肿瘤连同其边界周围一层健康组织做整块切除，跳跃式转移灶可能遗留。对ⅠA 期肿瘤，是较合适的手术方式，而对ⅠB 期肿瘤，因已在间室外，如果包裹了神经血管，应以截肢为妥。④根治性切除术：手术解剖在间室外进行，包括将肿瘤连同整个间室做整体切除，在纵的方向上，手术解剖经过或超过受累骨的远侧及近侧关节、受累肌肉近侧及远侧附着处；在横的方向上，解剖要超越毗邻连接该间室的筋膜层和骨膜外（图 7-1-1、表 7-1-4）。

笔记

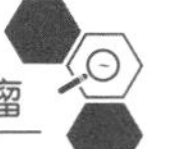

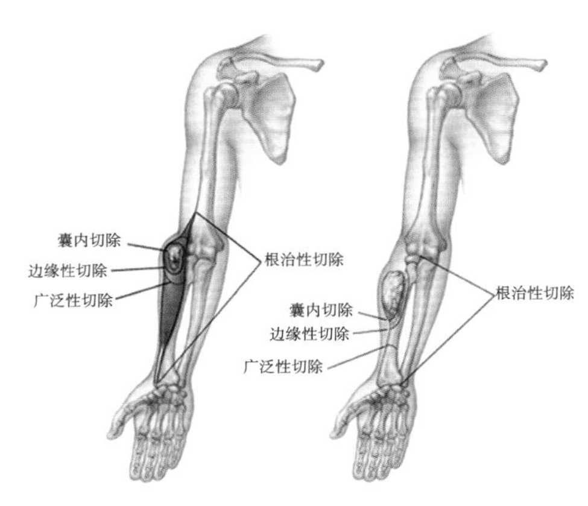

图 7-1-1　肿瘤切除边界（依据 Enneking 分期）

图片来源：Trumble T E. Principles of hand surgery and therapy//Benign and malignant neoplasms of the upper. 3rd ed. Philadelphia：WB Saunders，2016：598.

表 7-1-4　肢体肉瘤的手术治疗

边缘	手术方式		分离界面	镜下表现
	保肢	截肢		
瘤内切除	瘤体减小，一块一块切除 / 刮骨术	经病变截肢	在肿瘤内（姑息性手术）	所有边缘有肿瘤
边缘切除	经边缘整块切除	经过边缘截肢	在肿瘤的“反应区”内	反应组织（肿瘤浸润）
扩大切除	扩大整块切除	扩大截肢	经过正常组织，但是在筋膜室内	正常组织（跳跃性病变）
根治性切除	整块切除整个筋膜室	关节外离断	筋膜室外正常组织	正常组织

（2）良性肿瘤：对于良性肿瘤采取边缘切除或瘤内切除认为是足够的切除范围。骨性瘤体病灶采取病灶刮除，要求刮除瘤腔内异常结构组织直到正常骨质。软组织瘤体则沿着病灶周围自然包膜整块切除，尽量不要破损其自然包膜。不应该提倡的是在术中切取瘤体后即刻将瘤体剖开以验证预期判断或单纯为满足好奇心的做法，毕竟存在瘤体细胞播散种植的风险。在开放创面附近的病灶组织切除，宛如一枚随时能被引爆的炸弹，必须谨慎小心地尽快隔离。性质不明的或恶性肿瘤手术中更应该秉持这种观点。

（3）恶性肿瘤：针对恶性肿瘤的治疗更能全面体现一名手外科医师的综合能力，需要做到兼顾挽救生命和保留肢体功能的最佳平衡。在具体实施和评估治疗结果时往往没有一个统一的标准可供遵循。美国肉瘤学会（Musculoskeletal Tumor Society，MSTS）推荐的Enneking 分期法有助于医师之间的技术交流。

根据 MSTS 的标准，筋膜室切除和根治性切除不完全适用于手部，很多手部肿瘤发生在组织间隙而非筋膜室内。比如Ⅰ A 期和Ⅱ A 期的骨肿瘤，掌骨切除术就可以切除一个筋膜室，而如果肿瘤来源于一个手指屈肌，则需要切除整个屈肌表面或者行肘上截肢才能切除一个筋膜室。目前认为 MSTS 的观点不适用于治疗生长在手足部位的肿瘤。拇指和小指的屈肌腱滑膜相连，示指、中指、环指的滑膜相连，在治疗不同部位的肿瘤时必须要考虑其所在位置的这类解剖学特点。重建手功能时如果需要则尽量采取游离移植，而要避免使用带蒂组织移植，以免造成肿瘤通过蒂部的跨区转移。

3. 格林手外科手术学关于手部恶性肿瘤切除的一般建议

手部恶性肿瘤发病率非常低，即使是专业手外科医师，要完成一定数量的病例积累也很困难，更难总结出可靠的临床经验。除软组织肉瘤和恶性黑色素瘤有相关的手术切除标准可供遵循外，合理界定一般性恶性肿瘤的安全切除平面对于临床医师都是比较困难的。现将格林手外科学关于这一内容的治疗建议罗列如下，以供临床参考，有条件的医疗机构建议应用 Mohs 显微手术切除技术，因其能在更大程度保证手术安全切除平面的同时兼顾功能保留。

（1）手指末节：手指末节的恶性软组织肿瘤通常要求从远侧指间关节处截指，如果是比较浅表且生长缓慢的，可只切除末节的一小部分，可用掌侧或背侧的皮肤覆盖（图 7-1-2），如果末节指骨及掌背侧皮肤都受到侵犯，就需要从中节水平截指。通常建议在切缘的近端取样行术中冰冻切片检查，以指导切除范围。

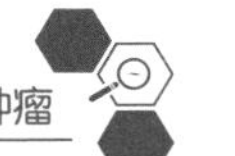

如为恶性骨肿瘤，从远节指间关节截指后还需要切除周围一定范围的软组织袖，一般建议范围是 1 ～ 2 cm，最终结果可能是中节指骨的截指。如果合并病理骨折，则认为肿瘤侵犯到间隔外，建议从近节指骨或近节指间关节截指，甚或行指列截指术。

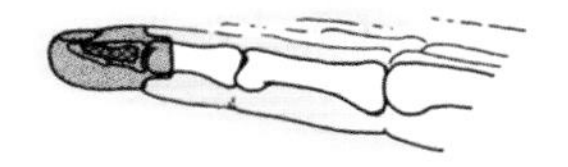

A：末节指骨骨内恶性肿瘤在远指间关节或者以近截指，用掌侧和背侧皮瓣闭合伤口

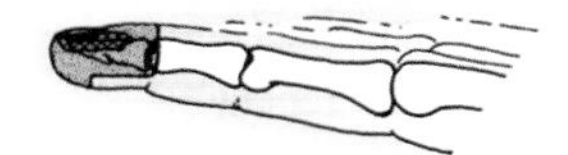

B：切除背侧肿瘤用掌侧皮瓣闭合伤口

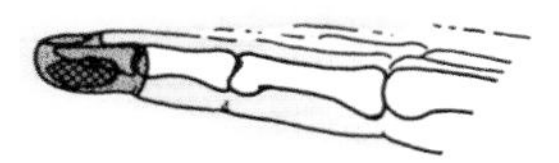

C：切除掌侧肿瘤用背侧皮瓣闭合伤口

图 7-1-2　手指末节恶性肿瘤切除范围

（2）手指近、中节：对手指中节及在远指间关节近侧的恶性和侵袭性软组织肿瘤，需要从掌指关节或掌骨截指，或施行指列截指术（图 7-1-3）。相比较而言，如果从掌指关节离断至少要保留 2 ～ 3 cm 正常组织边缘，从功能和美观方面看，指列截指术更好。

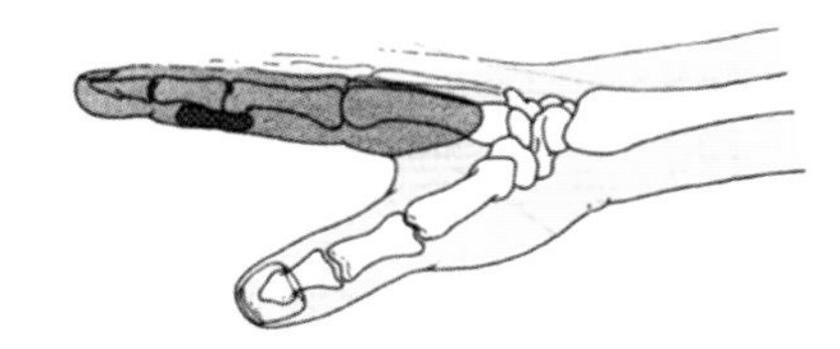

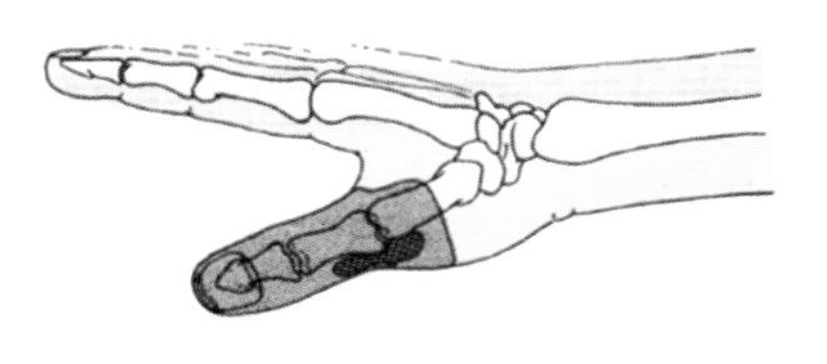

指骨中段及近节指间关节水平软组织恶性肿瘤最好行指列切除，拇指掌指关节附近的恶性软组织肿瘤需要经掌骨切除，更具侵袭性的肿瘤需经指列截指。

图 7-1-3　手指近节、中节肿瘤切除范围

在理论上，对中节和近节指骨肿瘤，如果肿瘤没有侵袭性且没有蔓延到软组织内，可以切除瘤骨，然后游离植骨。如果中节和近节指骨同时受到侵犯，指列截指术最合理。对于因骨折或缓慢、渐进性扩展而扩散至骨外的恶性肿瘤，毫无疑问应选指列截指术。从掌指关节离断不并不安全，且从实用性、功能性和美观角度考虑均非最佳。

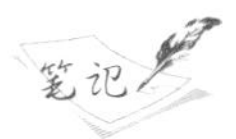

拇指肿瘤需要特殊对待，对指间关节以远的肿瘤施行截指术，对指间关节近侧的肿瘤可以施行扩大切除、修复重建术。只要遵守肿瘤治疗的原则，这样做是安全可行的。修复重建需要用游离组织移植。

（3）掌骨：对第 1 掌骨骨内的恶性肿瘤采取骨切除加自体骨或异体骨移植。切除瘤骨后，从周围软组织取标本进行病理分析，以排除在周围软组织内有肿瘤细胞侵犯，同时认真分析掌骨以确定有无肿瘤穿透。重建第 1 掌骨可以用自体髂骨、腓骨、异体跖骨或掌骨等。自体植骨要用单独一套手术器械、手术衣、手套，以免肿瘤细胞交叉污染供区。需要融合第 1 腕掌关节以保持拇指稳定性。

如果第 1 掌骨的恶性肿瘤突破到软组织内，为获得安全的边缘，需要切除第 1 列及部分虎口，甚至切除第 2 掌骨（图 7-1-4A）。如果第 2 掌骨被切除，漂浮的示指可以用来重建拇指，即示指拇化（图 7-1-4）。

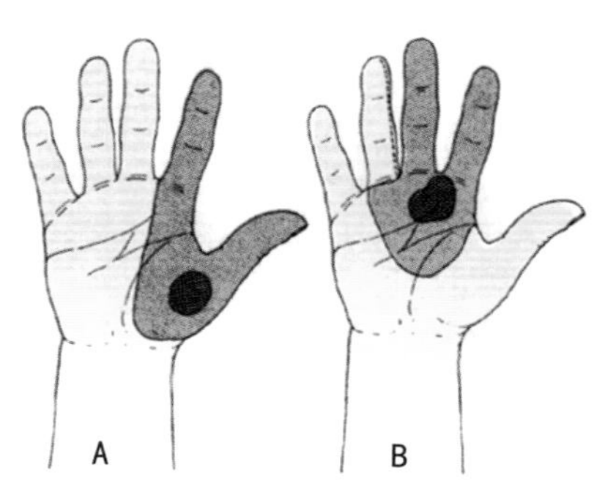

A、B：位于第 1 和第 2 掌骨之间的肿瘤可能需要同时切断两个指列以获得足够的局部控制。第 2 和第 3 掌骨之间的肿瘤需要同时切除两个指列

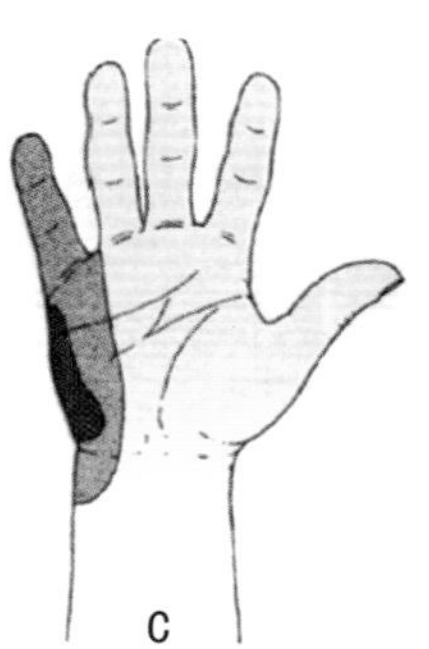

C：手尺缘病变可通过切除第 5 指列及局部皮瓣或皮片闭合治疗

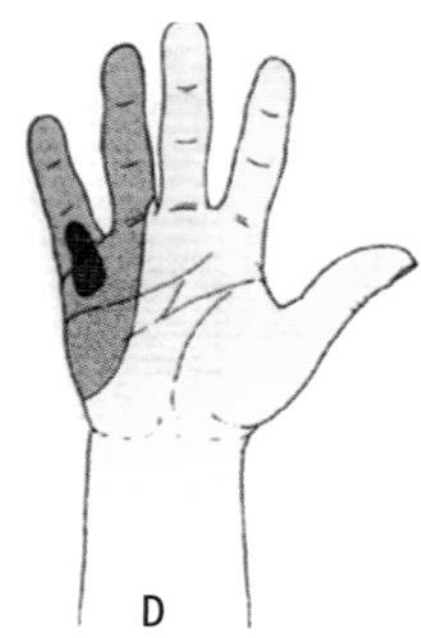

D：更大的、更具侵袭性的病变或向指列外扩展的病变可能需要同时切除第 4 和第 5 指列

图 7-1-4　手掌部恶性软组织肿块切除

发生于第 2 ～第 5 掌骨的侵袭性或恶性骨肿瘤通常需要整块切除。需要考虑单纯切除一根掌骨、还是切除一个指列或者切除相邻

两指列。对于第 2 或第 5 掌骨肿瘤，一般认为指列截指术是最好的（图 7-1-5）。除了有移位的需要，第 3、第 4 指列截指术与第 2、第 5 指列截指术没有大差别。如果需要植骨重建掌骨缺损，就要融合腕掌关节、重建掌指关节的韧带，或者用硅胶人工关节置换掌指关节。无论采取什么重建方法，肿瘤边缘切除干净是最基本的要求。

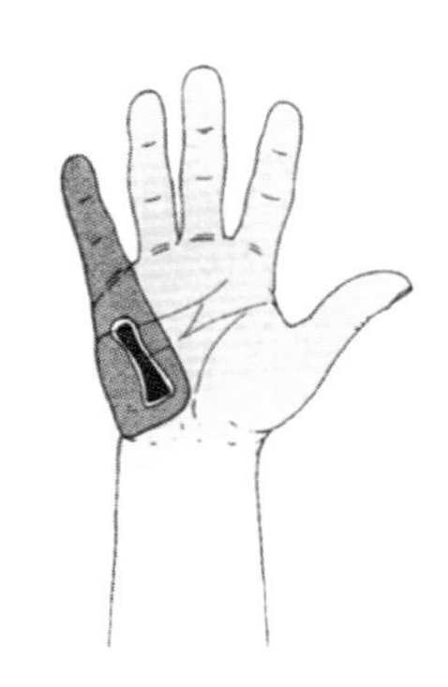
图 7-1-5　第 5 掌骨的恶性肿瘤可行指列截指

对于掌骨的侵袭性肿瘤，如果侵犯到软组织或合并病理骨折，不仅要切除发病的指列，还要视情况切除相邻的一侧或两侧指列。对侵犯周围软组织的第 2 掌骨恶性肿瘤需要切除第 2、第 3 指列，或切除第 1 ～第 3 指列，用中指的皮肤作为剔骨皮瓣覆盖手部桡侧的伤口。用类似的方法可以处理手部尺侧的恶性肿瘤。如果第 2 ～第 4 指列均需要切除，最好把第 5 指列从掌骨基底旋转截骨，使小指旋后，以便残手具有握捏功能。如果第 4 掌骨恶性肿瘤则需要切除第 3 ～第 5 指列，用中指桡侧的剔骨皮瓣修复手部尺侧的伤口。第 5 掌骨恶性肿瘤需要切除第 4、第 5 指列，用环指的剔骨皮瓣修复手部尺侧的伤口。

如果一个恶性肿瘤已经侵入手掌中部并延伸至掌骨，则应移除所有指列，从掌骨基底或腕掌关节截肢，以确保达到安全的外科切除边缘，如果有可能尽量保留第 1 掌指序列。保留一个有感觉的拇指，相比从腕部截肢或前臂截肢，在外观和功能上具有更大的优势。如果肿瘤侵犯靠近腕部，为保证切除边缘的安全，就需要前臂下段截肢。

对手掌和手背的软组织恶性肿瘤，至少需要实施患手的部分切除术。如果切除范围不够，复发和转移的概率会增加，对巨大的复发性肿瘤，需要行肘下截肢术。对于侵袭性软组织肿瘤，采用边界切除能达到手术切缘安全的并不多见，多需要像对骨的恶性肿瘤一样，施行指列截指术或切除多个指列。手掌中央的病变通常需要切除 3 个指列，相比之下靠近边缘的指列受累只需切除 2 个指列，更

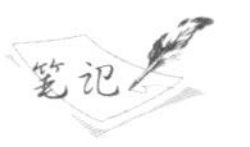

容易保住患手。如果肿瘤侵犯更靠近尺侧，范围更大，为了挽救患者的生命就不得不切除尺侧4个手指指列或者整只手。

（4）腕部和前臂远端：手掌近端和腕部掌侧的恶性肿瘤往往需要截肢。由于局部结构的特点，该处的恶性肿瘤对手指屈肌腱群和正中神经的整体性侵蚀更容易发生，试图在病灶中或反应区内正中神经或一两个屈肌腱的操作只可能导致肿瘤的播散。肿瘤切除和治疗应遵循正确的外科和医学原则（图7-1-6～图7-1-8）。手背的肿瘤如果证实病变未侵犯掌侧，且切除边缘安全则有保留手部的可能。孤立的腕骨内肿瘤，如果没有侵犯周围软组织是非常罕见的，可以采取扩大切除。腕骨为关节内骨，因此一旦发生症状会表现为滑膜炎和关节侵蚀性症状；格林手外科手术学建议肘部以下截肢或整个桡腕关节和腕关节的整体切除是必要的。

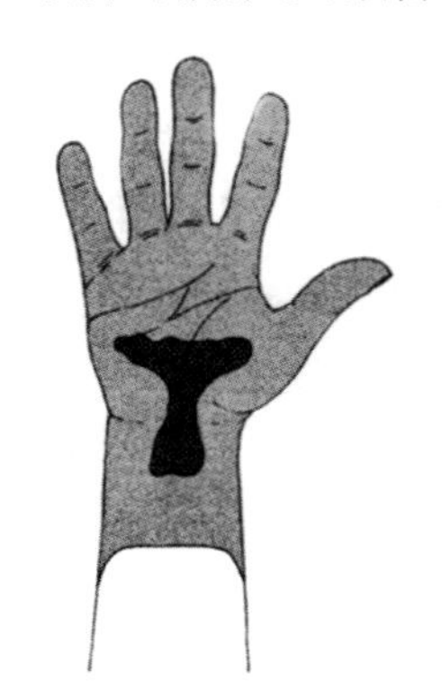

A：手掌近侧的肿瘤侵犯屈肌腱、正中神经和尺神经，常常需要从腕部或者前臂中部截肢

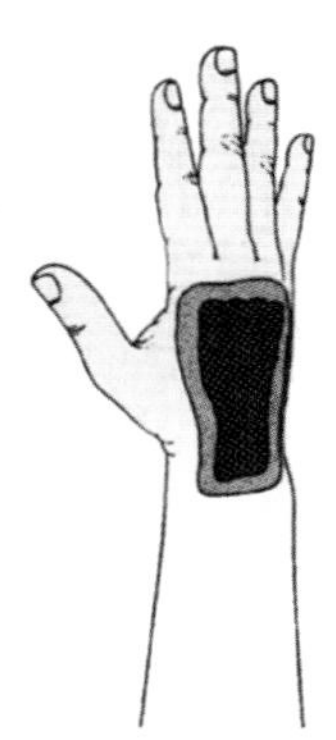

B：手背的肿瘤不一定侵犯重要结构，可以整块切除，二期修复重建

图7-1-6　腕部肿块

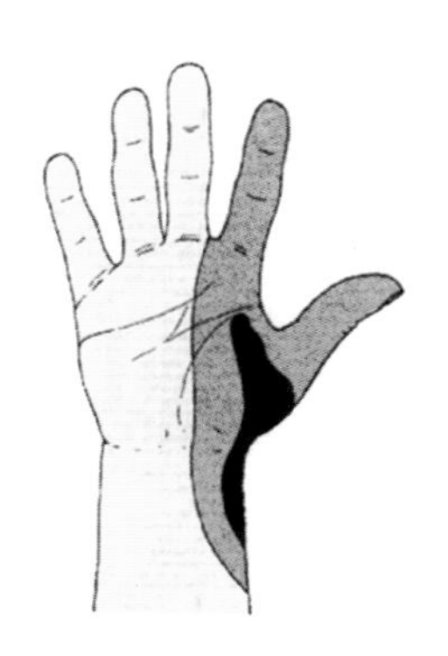

图7-1-7　前臂远端桡侧的侵袭性肿瘤需要切除拇指和示指指列及桡侧半腕部

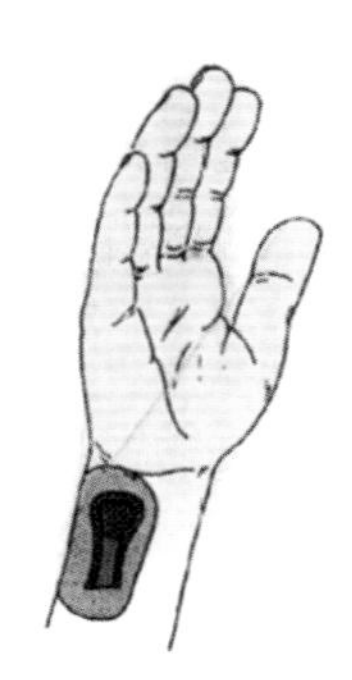

图7-1-8　对尺骨远端骨内肿瘤采取整块切除，在多数情况下无须重建

图7-1-2～图7-1-8来源：沃尔夫，霍奇基斯，佩德森，等．格林手外科手术学．6版．田光磊，蒋协远，陈山林，译．北京：人民军医出版社，2012.

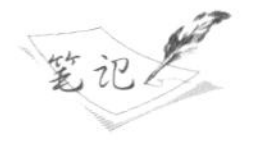

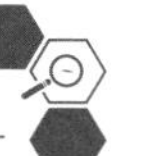

我们的分析：腕关节有坚韧致密的关节囊包绕，孤立的腕骨肿瘤如果有证据表明未侵犯或侵犯仅限于关节内，则采取桡腕关节、全部腕骨和腕掌关节的整体切除，如果向腕管内侵袭则从解剖学角度考虑仅行肘下截肢仍是不安全的，应该包括屈肌群止点在内一并予以切除，即肘上截肢。

对前臂远端掌侧的恶性肿瘤，需要切除所有屈肌群肌肉和肌腱、正中神经、尺神经、桡动脉和尺动脉，其结果将是功能严重受损，因此建议予以肘下截肢或肘上截肢。治疗来自前臂远端桡侧的肿瘤应视肿瘤大小和位置不同而异。如果肿瘤没有侵犯尺神经和尺动脉，则可以保留部分手部和腕部及神经血管束，并考虑在纵向半截肢后晚期进行功能结构的重建。前臂远端尺侧的肿瘤治疗与桡侧肿瘤的治疗相似，但尺侧肿瘤可以更无顾虑地进行尺骨延长截骨术。

对桡骨和尺骨远端的局限性恶性骨肿瘤应施行扩大切除、关节融合、自体骨移植。在这种情况下，应用活检检查保留端断面及髓腔内是否有瘤细胞残留或侵犯，如果肿瘤侵犯周围组织，突破间隔，则需要施行肘下截肢或肘上截肢。在很多情况下，全面分析后，截肢可能是比较好的选择。

4. 总结

（1）把手部作为终末运动器官，充分理解解剖结构的基本原理，运用肿瘤治疗的基本原则，个性化处置每一例病例。

（2）手术彻底切除肿瘤，以减少复发的机会，特别是对那些较易复发的肿瘤，如腱鞘巨细胞瘤。

（3）由于手部组织结构复杂、精细，手术应尽可能地避免医源性血管、神经、肌腱的功能损害。因此，正确地选择手术切口是手术成功的关键，必要时可应用放大镜或手术显微镜。

（4）手部肿瘤应尽量在无血、无痛和微创的原则下进行手术切除，骨性肿瘤多选择背侧切口，软组织肿瘤则应根据具体部位选择不同的手术切口，恰当的切口和入路可最大限度地减少重要的血管、神经、肌腱等结构的损伤，同时也应避免手术切口瘢痕位于易被摩擦的部位而导致后期不适，其次尽量关注美观。

（5）恶性肿瘤应根据其恶性程度，在保全生命的前提下，尽可能地保留肢体功能，可考虑行彻底切除后，应用组织移植予以修复或行截肢术。并适时地进行必要的化疗。

（6）Mankin 提出为什么手部恶性肿瘤转移潜能较低的一种理论解释：手指肿瘤体积小，血液循环少不容易发生转移；手指温度低于身体核心温度，不利于转移。

（7）Mohs 显微外科手术，被认为是治疗一些手部恶性肿瘤的金标准（图 7-1-9）。

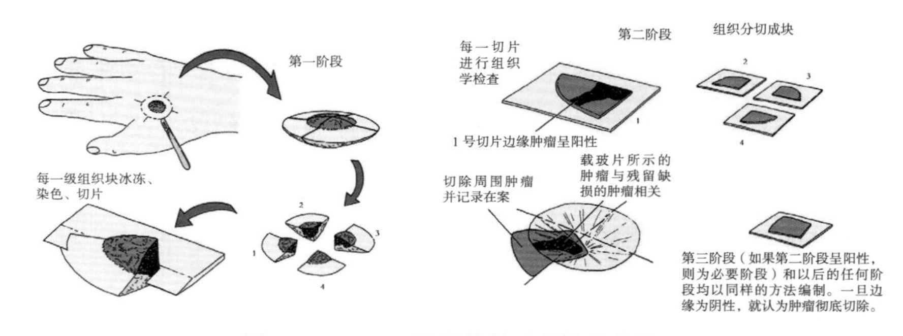

图 7-1-9　Mohs 显微外科手术技术步骤

图片来源：Trumble T E. Principles of hand surgery and therapy//Benign and malignant neoplasms of the upper. 3rd ed. Philadelphia：WB Saunders，2016：639.

（三）关于软组织肉瘤

手部作为人体特殊的功能器官，恶性肿瘤疾病的诊疗有其特殊性，如肌腱周围滑液鞘的存在为掌指部肿瘤细胞向前臂播散提供了额外的途径；肌腱滑动对密闭鞘管内的肿瘤细胞的播散起到了机械

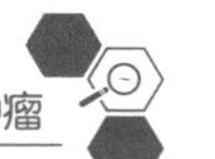

助推作用；尺侧和桡侧掌部滑液囊的存在降低了肿瘤根治术时指列切除的效果；掌、指有限的体量使瘤组织安全切除范围受到限制。中国抗癌协会肉瘤专业委员会和中国临床肿瘤学会共同发布的《软组织肉瘤诊治中国专家共识（2015 年版）》为我们提供了规范的临床诊疗方案，然而尚无针对手部软组织肉瘤的诊疗指南可供治疗参考，临床医师只能通过对软组织肉瘤疾病规律和对手部解剖结构、功能的特点充分了解后酌情运用，努力在挽救生命和保留重建功能之间找到每一个具体病例的最佳方案。由于本类疾病的发病率极低，本节仅将权威文献中较为成熟的理论、数据、治疗经验收集罗列，结合我科有限的病例诊疗体会汇报如下。

（1）目前软组织肉瘤的诊治仍强调遵循多学科综合诊治原则，需要多学科综合诊治的主要是诊断疑难复杂或在治疗上各学科存在争议的软组织肉瘤患者，应组织骨科、软组织肉瘤外科、肿瘤内科、放疗科、影像科、病理科和介入治疗科等相关科室的专家进行讨论。但是对于已经获得 R0 切除、病理级别较低的Ⅰ级或部分Ⅱ级软组织肉瘤，术后予以定期随访或局部辅助放射治疗即可，无须所有病例均一成不变、刻板地进行多学科讨论。

（2）软组织肉瘤起源于中胚层的间充质组织中的多能干细胞，各种病理类型在发生部位、转化细胞类型和组织病理学特征等方面具有鲜明异质性。

（3）软组织肉瘤有 19 个组织类型和 50 个以上的不同亚型，除了横纹肌肉瘤通常发生在儿童，其他软组织肉瘤最常见于 30 岁以上的成年人。最常见的三种组织学类型是：上皮样肉瘤、滑膜肉瘤、恶性纤维组织细胞瘤。手部以前两者为主。

（4）软组织肉瘤发病率为 1.28/10 万～ 1.72/10 万，占成人全部恶性肿瘤的 0.73% ～ 0.81%，占 15 岁前的儿童和青少年全部恶性肿瘤的 6.5%。软组织肉瘤区域淋巴结转移率不足 4%，但是透明细胞肉

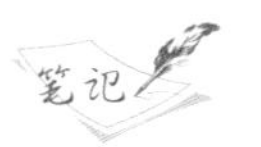

瘤（27.5%）、上皮样肉瘤（16.7%）、血管肉瘤（13.5%）和胚胎型横纹肌肉瘤（13.6%）等淋巴结转移率超过10%。未分化肉瘤常有较高的区域淋巴结转移率，一旦出现预后极差，其临床意义等同于内脏转移。远处转移部位以肺（50%）最常见，其次为骨（7%）、肝（4%）和脑，再次为腹膜后和其他软组织。

（5）正确的外科手术是治疗软组织肉瘤最有效的方法，也是绝大多数软组织肉瘤唯一的治愈措施。手术的目标不仅是完整切除肿瘤，而且要求获取安全的外科边缘。术后功能恢复与安全边界发生矛盾时，通常以牺牲部分功能为代价。安全外科边界是指：MRI显示软组织肉瘤边缘或反应区外1 cm处，手术是在保证安全外科边界基础上追求完整切除肿瘤。对于体积较大、较深或侵犯邻近大血管、神经、关节和骨骼等重要组织的肿瘤，预计一期手术难以达到根治切除，而对放、化疗相对敏感的肿瘤，需要术前放、化疗和介入治疗等手段使肿瘤体积缩小、坏死和形成明显的假包膜，从而为手术获得安全外科边界创造条件。

（6）《软组织肉瘤诊治中国专家共识（2015年版）》关于规范手术操作的建议：①术前基于病理和MRI等资料制定手术方案，设计最佳瘤体取出路径和重建所需的技术准备；②将活检入路与肿瘤作为一个整体同时切除；③直视下必须努力达到安全边界，必要时可以同期进行2个方向的显露，如躯干和骨盆的软组织肉瘤；④误入肿瘤时无论是否达到肿瘤实质，均应立即严密缝合并扩大切除；⑤贴肿瘤面切除时需要特别标记，并要求病理医师出具边缘是否残留的评价报告；⑥肢体位置较深的分化较好的软组织肉瘤，尽量实施间室切除或间隙切除。

（7）软组织肉瘤手术不推荐常规清扫区域淋巴结，对于容易发生淋巴结转移的透明细胞肉瘤、上皮样肉瘤、血管肉瘤、胚胎型横纹肌肉瘤和未分化肉瘤等，应常规检查淋巴结。如影像学检查怀疑

笔记

有淋巴结转移，应在切除原发肿瘤的同时行淋巴结清扫术，术后病理若证实区域淋巴结转移且侵及包膜外者，需要予以术后放疗。

（8）四肢软组织肉瘤手术治疗的标准方式有以下几种：间室切除、广泛切除、截肢。积极推荐间室切除和广泛切除，尽可能保留肢体的全部或部分功能。如果肿瘤侵犯多个间室或主要血管、神经，不能达到间室切除或广泛切除，保肢手术不可能获得满意的外科边界，截肢手术将使患者获益。截肢的适应证：重要血管、神经束受累；缺乏保肢后骨或软组织重建条件；预计假肢功能优于保肢；患者要求截肢。区域或远处转移不是截肢手术的禁忌证。

（9）某些环境和遗传因素是软组织肉瘤的潜在病因。暴露于辐射的患者和暴露于除草剂的林业工人可能有较高的软组织肉瘤发生率。

（10）手部的软组织肉瘤比较少见，大约占软组织肉瘤发病率的 5%。大多数手部软组织肉瘤发生于指蹼、手掌、手背或腕部。

（11）手部高分化非转移性肉瘤侵袭性强，5 年生存率为 50% ～ 80%，这可能是手术切除不充分、手部解剖或手部肉瘤特有的内在行为所致。

（12）患者最常见的主诉是手部快速增长的无痛性肿块，也有个别因导致神经压迫而引起其他主诉的病例报道。

（13）患者应该常规接受浅表淋巴结检查，肝脏检查和胸部 CT 扫描均应进行，以作为转移风险的判断依据。手部非移动性无痛性结节的鉴别诊断非常广泛，X 线检查如果显示有钙化，应警惕恶性肿瘤的可能。MRI 是诊断手部肉瘤的另一种有效方法。

（14）成年人的软组织肿块，有症状，进行性增大，大于 5 cm 或持续时间超过 6 周，均是切开活检的指征，以防肉瘤可能。初次病检时建议采用纵向切口以利于二次手术时的切口和显露。

（15）有学者认为根治性切除不能提高总的生存率，但与广泛

切除相比，前者可以更好地局部控制肿瘤。

（16）研究表明：手部肉瘤行积极的保肢手术结合辅助治疗的存活率与截肢相当。

（17）对于复发病例，再次切除并达到阴性的手术切缘仍是降低局部复发率的有效方法。位于掌指关节以远的肿瘤，及不牺牲神经、血管或骨结构就不能达到手术切除安全边缘的肿瘤，最好采用截肢治疗。

参考文献

1. HÖGLUND M. Ultrasound diagnosis of soft-tissue tumours in the hand and forearm：A prospective study. Acta Radsiol，1997，38（4 pt1）：508-513.
2. 蔡郑东，纪方 . 实用骨肿瘤学 . 北京：人民军医出版社，2004：113.
3. MANKIN H J. Chondrosarcomas of digits：Are they really malignant? Cancer，1999，86（9）：1635-1637.
4. ROWE D E，CARROLL R J，DAY C L Jr. Long-term recurrence rates in previously untreated（primary）basal cell carcinoma：Implications for patient follow-up. J Dermatol Surg Oncol，1989，15（3）：315-328.
5. ROWE D E，CARROLL R J，DAY C L Jr. Mohs surgery is the treatment of choice for recurrent（previously treated）basal cell carcinoma. J Dermatol Surg Oncol，1989，15（4）：424-431.
6. ROWE L D，CARROLL R J，DAY C L. Prognostic factors for local recurrence，metastasis，and survival rates in squamous cell carcinoma of the skin，ear，and lip. Implications for treatment modality selection. J Am Acad Dermatol，1992，26（6）：976-990.

第二节 病例精选

042 腱鞘囊肿和黏液囊肿

病历摘要

患者，女性，20 岁。

[主诉] 左手小指关节处肿块 5 年。

[现病史] 患者 5 年前开始出现左手第 5 掌指关节处肿块，无痛，手指活动无受限。肿块最大时直径约 1 cm。曾于外院就诊行手法挤压后消失，2 年前再发并进行性增大，偶有小指麻木，再次手法挤压无效，为求手术治疗入院。

[查体] 左手掌指关节处掌侧可及一直径 1 cm 大小质韧肿块，无压痛，基底连接紧密，游离度差，表面光滑，局部皮肤颜色正常（图 7-2-1）。

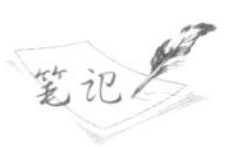

［辅助检查］ 超声检查提示低回声囊性肿块，考虑腱鞘囊肿。

［治疗］ 入院后完善术前检查，臂丛麻醉下行肿块切除术（图 7-2-2）。术后病理诊断：（手掌部）腱鞘囊肿（图 7-2-3）。

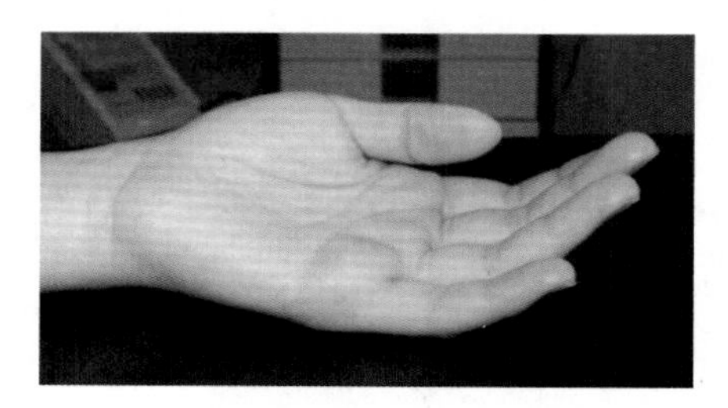
图 7-2-1 外观

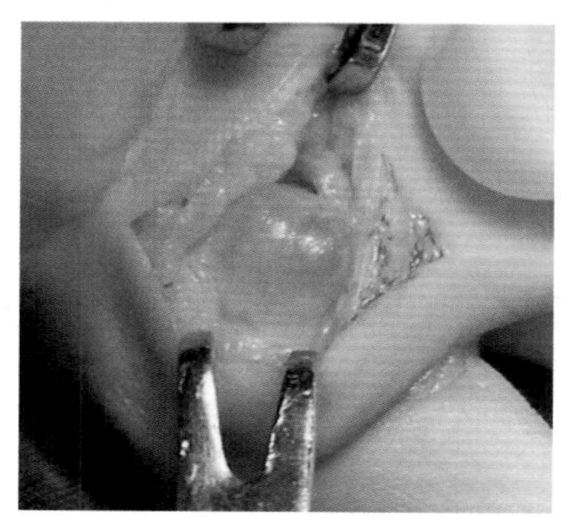
图 7-2-2 术中所见胶冻状黏液

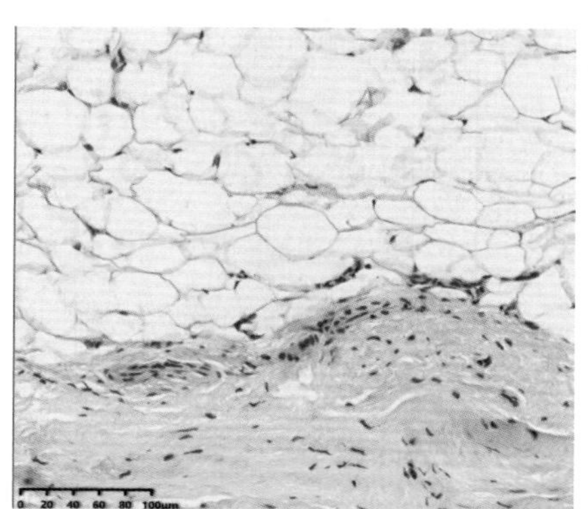
图 7-2-3 术后病理诊断（HE 染色）

病例分析

腱鞘囊肿比较常见，手部发病的病变多位于皮下浅表层，治疗相对简单，保守治疗可以采取大力挤压或粗针穿刺等方式使囊壁破裂而治愈。根据路来金等对该院 2397 例手部肿瘤患者病例统计分析，在手部良性软组织肿块中腱鞘囊肿占比 13.7%（269 例 /1965 例），与天津医院张建兵等所报数据 14.1% 基本一致，远远低于该疾病的发病率统计，以该病临床经验诊断多可确诊，而基层医院对病理诊断的缺失可能是导致上述巨大差异的直接原因。腱鞘囊肿好发于腕背，其次为手指，多见于年轻的女性。主要的病因是腕关节长期、反复的活动，造成腕间关节的松弛，或因腕间关节的扭伤而形成的“关节疝”。腱鞘囊肿一般无症状，部分因创伤引起的腱鞘囊肿，腕关

节活动时可有疼痛。囊肿随生长逐渐向背侧隆起，质地硬韧，呈球状，也有因肌腱阻挡而呈分叶状者。X线检查显示骨质无明显改变。手术切除并不困难，但容易复发。应在臂丛神经阻滞麻醉、上臂气压止血带血运阻断条件下进行肿块探查和切除。对于复发或较大囊肿的患者，应行关节韧带修补，同时在术后行腕背伸位石膏托制动3～4周。临床住院患者主要是因为保守治疗无效、复发或疼痛而入院治疗，同时还有许多自行痊愈、带瘤而无症状、症状轻微而未经治疗的患者，故腱鞘囊肿的发病率可能远远高出临床住院病例的统计数。

病理学检查：腱鞘囊肿与关节囊或腱鞘关系密切，但并不直接连通关节腔或腱鞘滑膜腔。囊腔多为单腔，但也有多房者。囊壁为致密硬韧的纤维结缔组织，囊壁内无衬里细胞。囊内容物为无色透明胶冻样黏液，含透明质酸和蛋白质。

病例点评

（1）黏液囊肿是来自远侧指间关节的腱鞘囊肿，好发年龄为50～80岁。

（2）腱鞘囊肿通常临近关节、腱鞘等滑膜组织富集区，如腕背、腕掌关节桡侧、掌指关节处屈肌鞘上。很多人认同Ledderhose（1893年）的观点，认为是关节囊、腱鞘的结缔组织退变造成囊肿。腕背部是上肢腱鞘囊肿的高发区，多位于舟月韧带浅层。Angelides通过对腕关节腱鞘囊肿的显微解剖结构的研究，认为舟月关节腔和周围的关节囊构成了一个加压泵的机制，滑液通过一些曲折的连续导管构成的单向阀门进入囊肿，手术后复发是没有彻底切除这些连接关节腔的导管系统所致。Jayson等的影像学造影研究证实关节和囊肿之间的单向阀门性管道存在，他们在关节内注入造影剂时可看到囊肿显影，而在囊肿内注入造影剂时则看不到其在关节腔内有显影。

（3）我科的观点是在关节腔或密闭的滑液鞘处，关节囊或壁层滑膜的薄弱区滑液由于压力因素疝出或经薄弱区渗出，前者形成滑液性囊泡，后者渗出的滑液在压力较低的疏松结缔组织间隙聚集慢性吸收或包裹囊壁，形成腱鞘囊肿或黏液囊肿，这一机制与下肢的腘窝囊肿有相似之处。临床上周围神经病变中较少见的神经内囊肿也多发生于关节或滑囊附近，其机制有相同之处。

（4）妇女发病率明显较高，女性身体中雌性特有激素（如松弛素）对韧带关节囊的松弛作用是否和本病的发生有关？是否也和女性关节囊、韧带薄弱容易疝出有关？

（5）囊肿经适当休息可以缩小，活动量较大时可增大，均和关节腔压力有相关性。囊肿也可以自行吸收或破裂而消失，达到临床自愈。应向患者解释病情消除患者误以为恶性肿瘤的焦虑。

（6）保守治疗包括挤压、穿刺至囊壁破裂或抽吸等，理论上亦可通过制动达到黏液吸收自愈的目的，但尚无文献报道。儿童腱鞘囊肿的保守治疗明显好于成人。

（7）腱鞘囊肿的手术治疗多无困难，降低复发的有益环节是尽量探寻到滑液疝出的薄弱部位，可用缝线行囊肿蒂部的环扎，但效果往往不确切，我科分析的原因如下：其一，关节腔内的压力持续存在，比如对于腕、手部劳动者，高压关节液会顺沿新的关节囊薄弱区疝出而形成新的腱鞘囊肿；其二，内分泌因素导致的韧带结构松弛不会局限于局部组织，而是广泛影响全身关节、韧带，单个囊肿的切除不能阻止新生囊肿的形成。

（8）有些复发是原有囊肿的再次疝出，有些则完全是新的囊肿。囊肿在镜下表现为单房或多房性，光滑、透明，囊壁由胶原纤维和疏松被覆的扁平细胞组成，没有上皮细胞和滑膜内衬。囊肿内容物非常黏稠、清亮、果冻样，由葡萄糖、蛋白和高浓度透明质酸组成。囊肿内容物比关节滑液黏稠许多。镜下见不到肿瘤细胞该有的有丝

分裂是本病定性为类肿瘤样疾病的依据。

（9）格林手外科手术学推荐了 Gingrass 的方法治疗远指间关节的黏液囊肿：以远侧指间关节为中心做横行切口，辨别囊肿的附着部并切除，留下远侧和浅表的囊肿部分，切除骨刺和关节囊，闭合皮肤。剩余的囊肿在术后数周自动消失，可避免因分离而造成的皮肤坏死。

参考文献

1. 路来金，刘彬，宣昭鹏，等．手部肿瘤 2397 例的临床研究．中华手外科杂志，2007，23（3）：132-134.
2. 张建兵，阚世廉，李瑞华，等．手部肿瘤 566 例分析．中华手外科杂志，2010，26(3)：158-160.
3. ARNER O，LINDHOLM A，ROMANUS R. Mucous cysts of the fingers，report of 26 cases. Acta Chir Scand，1956，111（4）：314-321.
4. CONSTANT E，ROYER J R，POLLARD R J，et al.Mucous cysts of the fingers. Plast Reconstr Surg，1969，43（3）：241-246.
5. CARP L，STOUT A P. A study of ganglion with special reference to treatment. Surg Gynecol Obstet，1928，47：460-468.
6. ANGELIDES A C，WALLACE P F. The dorsal ganglion of the wrist：Its pathogenesis，gross and microscopic anatomy，and surgical treatment. J Hand Surg Am，1976，1（3）：228-235.
7. JAYSON M I，DIXON A S.Valvular mechanism in juxta-articular cysts. Ann Rheum Dis，1970，29（4）：415-420.
8. DUNCAN K H，LEWIS R C Jr. Scapholunate instability following ganglion cyst excision. A case report. Clin Orthop Relat Res，1988，228：250-253.
9. WANG A A，HUTCHINSON D T. Longitudinal observation of pediatric hand and wrist ganglia. J Hand Surg Am，2001，26（4）：599-602.
10. GINGRASS M K，BROWN R E，ZOOK E G.Treatment of fingernail deformities secondary to ganglions of the distal interphalangeal joint. J Hand Surg Am，1995，20（3）：502-505.

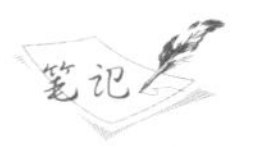

043 炎性肉芽肿

病历摘要

患者，女性，68 岁。

[主诉] 左拇外伤后掌侧指间关节处肿块 1 年来院就诊。

[现病史] 患者 1 年前木刺扎伤后开始出现左手拇指指间关节处肿块，无痛，关节活动无受限。肿块最大时约有黄豆大小，曾于外院行中医火针治疗后消失 1 个月，6 个月前再发并进行性增大，伴臭味。

[查体] 左拇指指间关节处掌侧可及一直径 8 mm 大小圆形肿块（图 7-2-4），蒂部狭细，游离度差，周围无红肿及压痛，表面光滑被覆脓苔，恶臭。关节活动无受限，被动同主动。指端感觉、颜色正常。

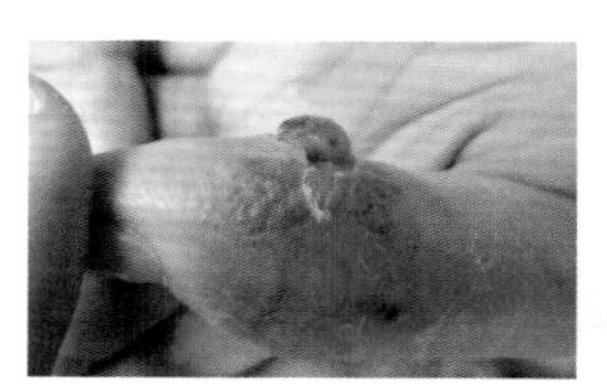
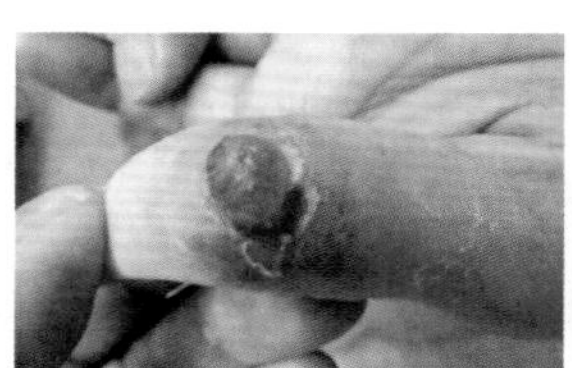
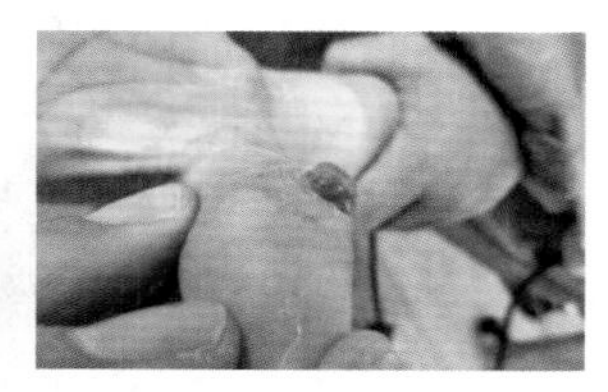

图 7-2-4 围绕基底的皮肤表皮增生呈环状游离缘

[治疗] 入院后完善术前检查，臂丛麻醉下行肿块切除术，同时切除周缘 1 mm 正常皮肤。术后抗菌药物预防感染，切口无炎症反应，顺利出院。病理结果：炎性肉芽肿。

[随访] 术后 1 年无复发。

病例分析

病变可由外伤引起，表现为肉眼可见的鲜红色凸起状息肉样组

织，发展快，难以自愈，深部组织不受侵犯。常伴有继发感染，最终演变为一种慢性血管病变。通常最初为炎性反应，逐渐演变为局灶性肉芽组织增生。就诊时常见无痛性红色凸起，可被覆脓苔，或者常伴恶臭。可因极微小的创伤而导致难控性破裂出血。

治疗方面方法较多，液氮冷冻、CO_2 激光、电灼法、微波治疗、硝酸银腐蚀等均有报道取得了良好疗效。

病例点评

（1）化脓性肉芽肿又名毛细血管扩张性肉芽肿（granuloma-telangiectatic）、肉芽肿性血管瘤、化脓性血管瘤等，文献上名称不统一给临床诊治造成一定混淆。我国把该病均统称为化脓性肉芽肿，WHO 把化脓性肉芽肿归属为软组织肿瘤的分类中，且为统一的诊断名。化脓性肉芽肿发病率占手部肿瘤的 1% ～ 2%，通常出现在有轻微外伤的部位。化脓性肉芽肿是一种发展迅速的血管性结节，是发生在皮肤的真皮中的浅表毛细血管增生。现在大多数学者认为这种血管增生是由于一些血管刺激因子引起的，可能是正常愈合反应的一部分，而另一些学者则认为这种病变是一种肿瘤，因为它不会自发消退。

（2）肉芽肿性突出物呈闪亮的暗红色，其基底常被增生的表皮包围。仅凭病史和体格检查通常即可诊断；然而 Sobank 认为，许多恶性病变如无色素黑素瘤和鳞状细胞癌有时可以貌似化脓性肉芽肿，因此应常规活检。Scott 等报道了 1 例 61 岁艾滋病患者，被怀疑患有貌似化脓性肉芽肿的足底 Kaposi’s 肉瘤，患者有局部外伤史，足底有无痛性肉芽肿样增生物，触之易出血（图 7-2-5）。由于艾滋病病史的因素，该报道考虑到了 Kaposi’s 肉瘤的可能性，然后进行组织活检切片，进行组织学和免疫组织化学评估，以帮助确定正确的诊断。组织学检查发现一个外生型的结节（图 7-2-6），由毛细血管增生和中性粒细胞聚集（图 7-2-7）而成，与化脓性肉芽肿的特性相

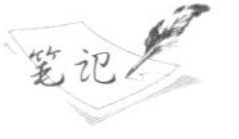

一致，但也能看出大量不规则的梭形细胞肿瘤细胞间裂隙状的血管间隙和出血，暗示 Kaposi's 肉瘤（图 7-2-8）。免疫组织化学和潜在的核 antigen-1（LNA-1）HHV-8 单克隆抗体，表现为弥漫性核染色（图 7-2-9）。根据临床病理相关性和支持性免疫组化，确诊为 Kaposi's 肉瘤。

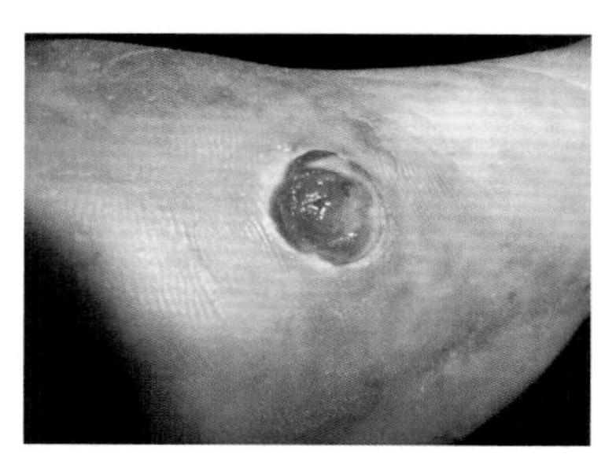

图 7-2-5　左足底 2.5 cm×2 cm 边界易碎的外生结节

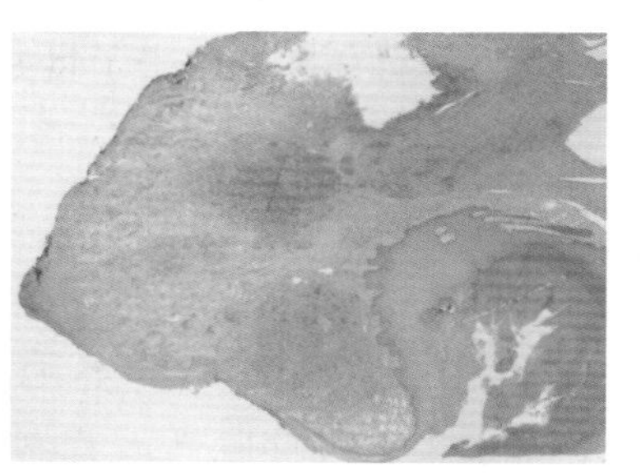

图 7-2-6　低倍镜见外生结节伴表皮角质层出血

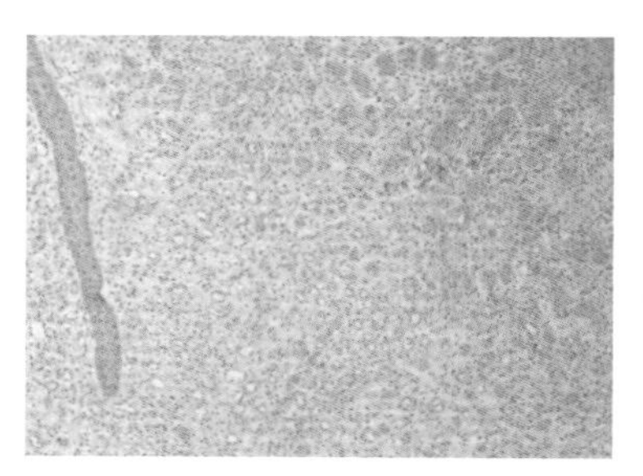

A：低倍镜下见毛细血管大小的小叶增生

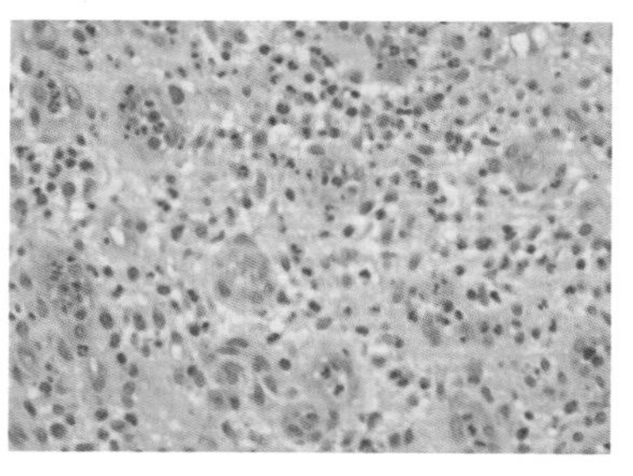

B：高倍镜下见毛细血管大小的小叶增生伴嗜中性粒细胞密集浸润。

图 7-2-7　HE 染色

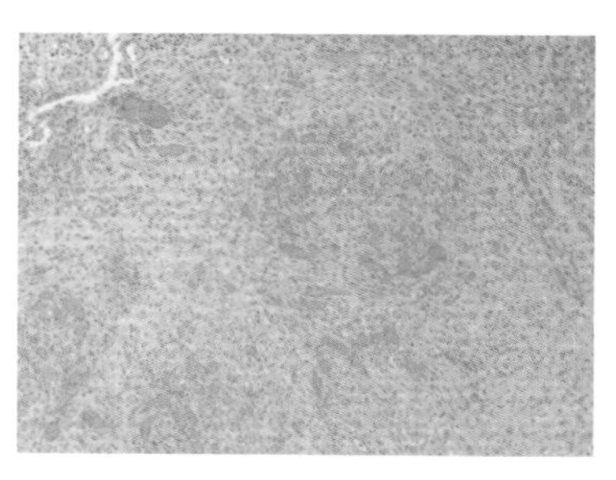

A：低倍镜下见梭形细胞增生，有丰富不规则的血管通道和出血

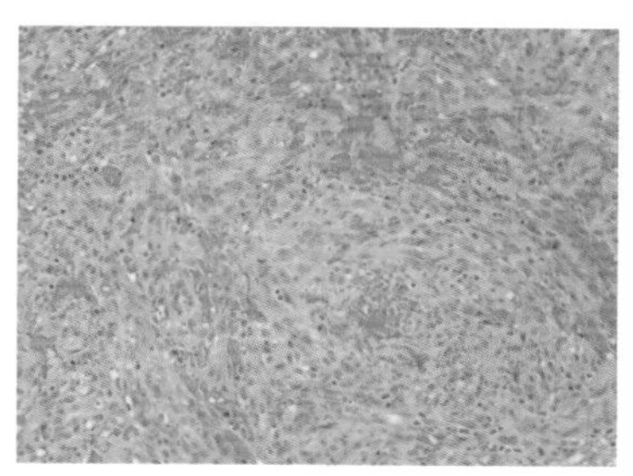

B：高倍镜下见梭形细胞增生，血管通道不规则，大量出血

图 7-2-8　暗示 Kaposi's 肉瘤的组织学表现

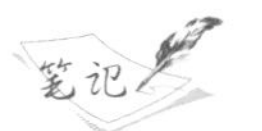

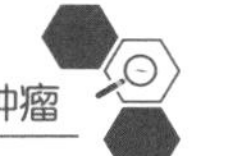

A：低倍镜下见弥漫核染色 LNA-1

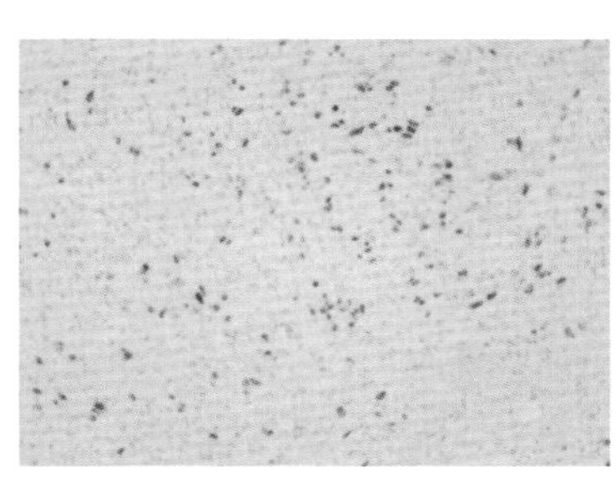

B：高倍镜下见弥漫核染色 LNA-1

图 7-2-9　弥漫性核染色

图 7-2-5 ～图 7-2-9 来源：SCOTT P L，MOTAPARTHI K，KRISHNAN B，et al. Pyogenic granuloma-like Kaposi sarcoma：A diagnostic pitfall. Dermatol Online J，2012，18（3）：4.

（3）患者常诉手指上的肿块长得很快，稍有外伤就会出血。最可靠的治疗方法是边缘性手术切除，同时要注意对基底的处理，防止复发。如果留下任何组织，化脓性肉芽肿都有复发的可能。Quitkin 对手部 13 例化脓性肉芽肿的研究报道，经过 1 ～ 3 次硝酸银烧灼治疗后，85% 的病例达到了完全治愈。

参考文献

1. POSCH J L. Soft tissue tumors of the hand//FLYNN J E. Hand surgery. 4th ed. Baltimore：Williams&Wilkins，1991：935-978.
2. JOHNSON J，KILGORE E，NEWMEYER W. Tumorous lesions of the hand. J Hand Surg Am，1985，10（2）：284-286.
3. LEVER W F，SCHAUMBURG-LEVER G，BERNARD B. Histopathology of the Skin. 6th ed. Plastic & Reconstructive Surgery，1984，73（2）：321.
4. WARNER J，JONES E W. Pyogenic granuloma recurring with multiple satellites：a report of 11 cases. Br J Dermatol，1968，80（4）：218-227.
5. AMERIGO J，GONZALES-CAMARA R，GALERA H，et al. Recurrent pyogenic granuloma with multiple satellites. Clinicpathological and ultratructural study. Dermatologica，1983，166（3）：117-121.

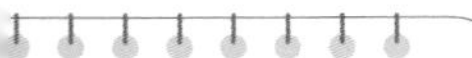
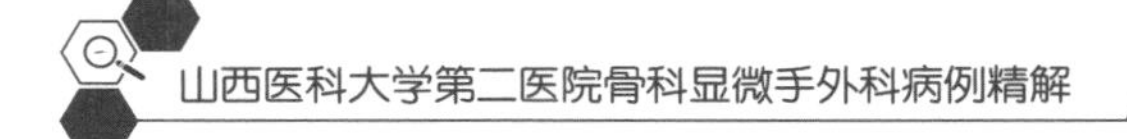

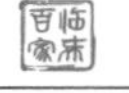

6. HABIF T P. Clinical dermatology. 4th ed. Philadelphia：Mosby，2004.
7. SOBANKO J F，DAGUM A B，DAVIS I C，et al. Soft tissue tumors of the hand. 1. Benign. Dermatol Surg，2007，33（6）：651-667.
8. SCOTT P L，MOTAPARTHI K，KRISHNAN B，et al. Pyogenic granuloma-like Kaposi sarcoma：A diagnostic pitfall. Dermatol Online J，2012，18（3）：4.
9. ARIYAN S. Benign and malignant soft tissue tumors of the hand//MCCARTHY J G，MAY J W，LITTLER J W. Plastic surgery. Philadelphia：WB Saunders，1990：5483-5509.
10. PATRICE S J，WISS K，MULLIKEN J B. Pyogenic granuloma：A clinicopathologic study of 178 cases. Pediatr Dermatol，1991，8（4）：267-274.
11. QUITKIN H M，ROSENWASSER M P，STRAUCH R J. The efficacy of silver nitrate cauterization for pyogenic granuloma of the hand. J Hand Surg Am，2003，28（3）：435-438.

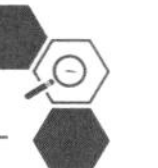

044　掌腱膜挛缩

病历摘要

患者，男性，65 岁。

[主诉]　右中指、环指进行性伸直障碍 6 年。

[现病史]　患者 6 年前无明显诱因出现右侧手掌部凹陷性硬结，继而以硬结为中心出现条索状索条，牵拉中指、环指伸直受限。症状进行性加重，以中指为著。

[既往史]　患者抽烟史 40 余年，1 包 / 天，糖尿病史 12 年，自行控制血糖，血糖质波动于 7 ～ 12 mmol/L。否认酗酒史及外伤史，否认高血压病史，从事文案工作 40 年直至退休，家族内无同类疾病。发病以来无疼痛症状，近 2 年来中指伸直障碍逐渐加重，自觉严重影响生活而就医。

[查体]　患者生命体征平稳，患手掌中部见结节性条索，延伸至掌指关节处，中环指伸屈曲挛缩直受限。Tabletop 试验（+）、受累中环指为固定性挛缩，中指掌指关节 65°，近侧指间关节 35°；环指掌指关节 33°，近侧指间关节 18°。各指无感觉障碍。中环指双侧 Allen 试验（–）。

[治疗]　患者入院后完善必要辅助检查，于臂丛麻醉下行开放性掌腱膜部分切除术，针对皮肤受侵蚀导致游离缘血供障碍部分行皮肤加压打包植皮术，切取物送病检，术后病理诊断结果：掌腱膜挛缩症。相关图片见图 7-2-10 及图 7-2-11。

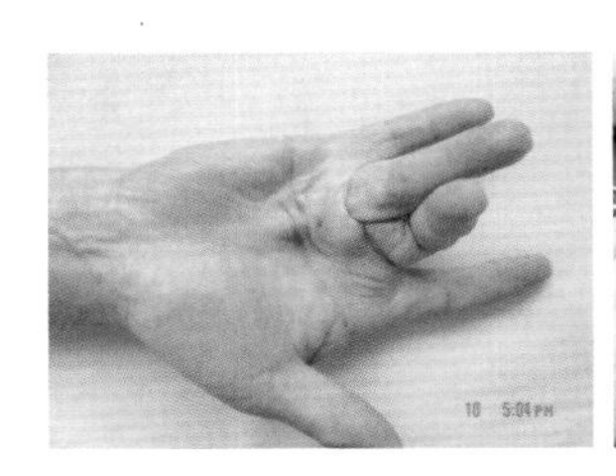
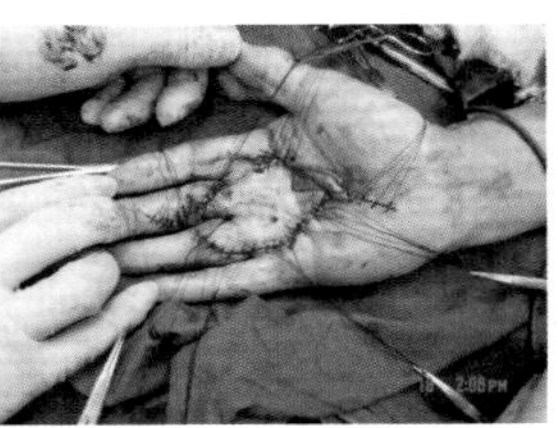
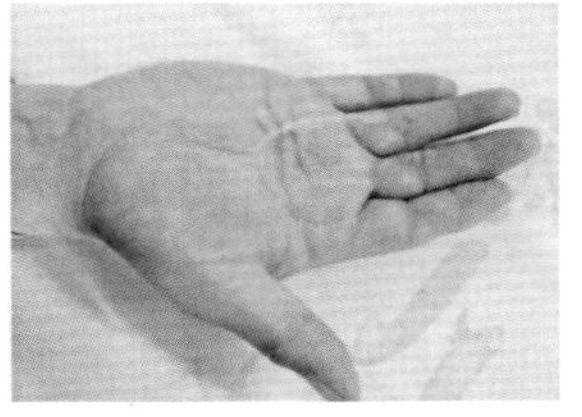

图 7-2-10　术前、术中、术后外观

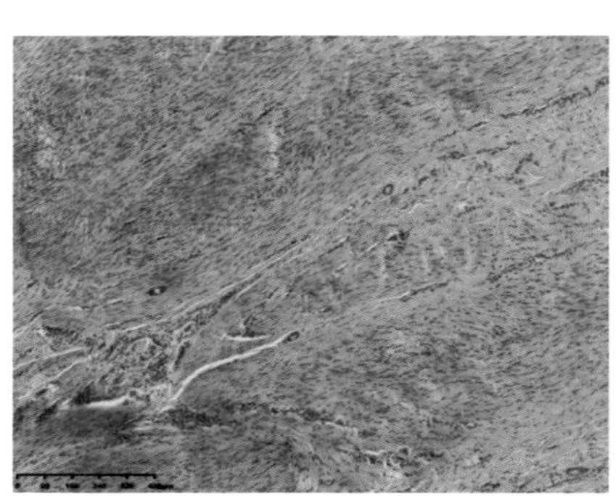
A：×4

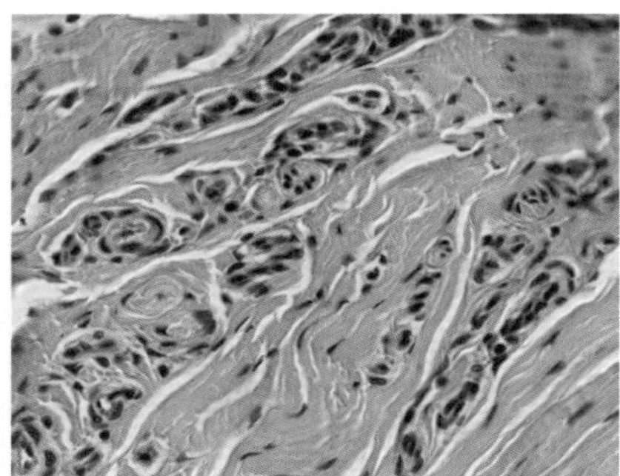
B：×20

图 7-2-11　HE 染色

病例分析

掌腱膜挛缩症（Dupuytren's Contracture）是一种侵犯掌腱膜，并延伸至手指筋膜，最终导致掌指及指间关节挛缩的进行性发展的疾病。其本质是手掌及手指筋膜的良性纤维瘤病，早期组织学及解剖学改变主要累及纵行韧带，而横行韧带（如掌骨间韧带）也可发生和纵行韧带一样的生化改变，但很少发生临床症状。本病初始为手掌部的（通常为远侧掌横纹）可触及的硬结（Dupuytren 结节），没有提供短暂、轻微疼痛的病史。随着结节的增大，成为病理性的条索，并向远近端延伸。随着条索增厚和挛缩导致关节的屈曲挛缩，本例患者受累严重手指为中指、环指，文献报道环指、小指最常被累及（图 7-2-12），糖尿病患者拇指、示指、中指及第一指蹼也可受累。

即使没有组织学检查也可明确诊断。影像学及 MRI 检查在诊断方面均不是必需的。一些患者可能会合并骨性关节炎或类风湿性关节炎，这些关节炎可能是关节挛缩的次要原因，通常需要通过 X 线检查来明确。另一种情况是需要 MRI 来评估坚硬的指节垫或腕掌部掌长肌腱表面的一些孤立结节，在缺少掌腱膜挛缩症其他体征时，这些罕见情况可能需要 MRI 来协助诊断。

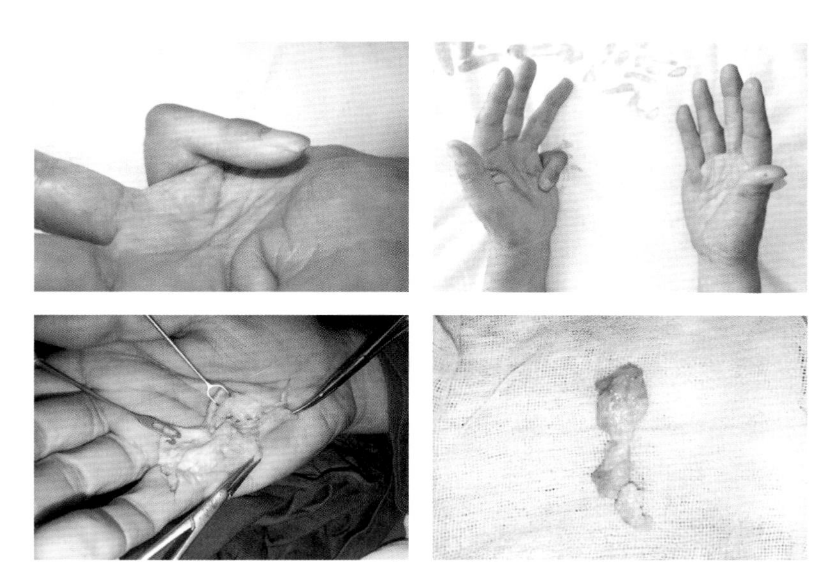

图 7-2-12　掌腱膜挛缩症小指受累病例

本病镜下表现为掌跖筋膜纤维瘤病，成纤维细胞增生，与周围筋膜形成小结。可见少量核分裂象，掌跖筋膜纤维瘤病的不成熟表现类似纤维肉瘤，当结节较大影响功能时可手术切除，切除范围要足够，切除后有可能复发，但很少有转移和局部破坏。

本例患者接受了筋膜部分切除术，由于病变组织对皮肤皮下组织的侵袭，为降低复发，术中在高倍放大镜下进行了较为彻底的病灶切除，致使局部皮肤仅保留了真皮层，对血供影响较大，故予以原位打包加压植皮。术后 5 年随访未见复发，手部功能恢复较满意。

病例点评

（1）1614 年 Pater 首先描述此病，1832 年 Dupuytren 较全面地描述了此病，并提出手术治疗，但术后复发率较高。

（2）结节、条索、手指挛缩变形均是掌腱膜挛缩症的特异性病征，结合其特有的 Tabletop 试验（+）（图 7-2-13），诊断时并不困难。

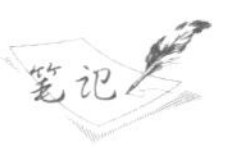

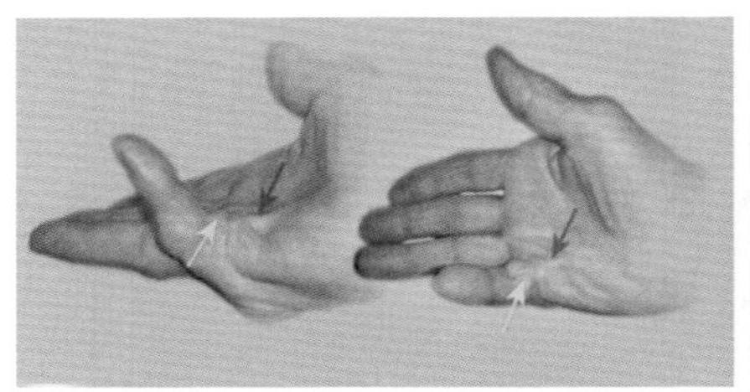
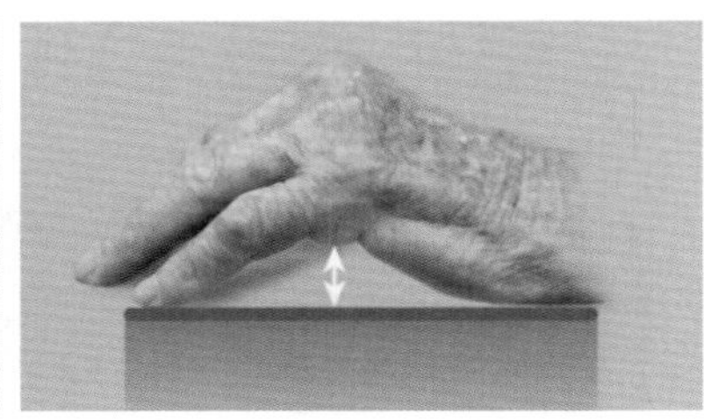

图 7-2-13　Tabletop 试验（+）

（3）发病相关的因素包括糖尿病、酗酒、癫痫、抽烟、艾滋病、血管功能障碍、重体力劳动、种族等。糖尿病患者的桡侧手掌受累更多见。本疾病在欧美国家白种人中具有很强的遗传性倾向，且在欧美白种人中的发病率较高，已经促使对其各方面机制进行了深入研究。Hueston 定义了 Dupuytren 特意体质，包括家族史阳性、双侧病变、异位病变（如足底纤维瘤病）、男性、发病年龄小于 50 岁的白种人。在我科近 20 年临床病例统计中，仅有 2 例双侧发病患者的记录，没有发现家族史、异位病变及小于 50 岁患者记录，国内文献也少有报道。

（4）治疗方面：《格林手外科手术学》建议近侧指间关节如能保持 20° 而随访一段时间不再发展，且患者不抱怨功能障碍，可以暂时保守治疗和功能锻炼。手术是有效的治疗手段，但手术不能治愈本疾病，只是解除因疾病后果而产生的症状，即切除挛缩的腱性条索，这与剩余腱性结构是否还会发生挛缩无关，除非行掌腱膜全切除术。这就可以解释为什么二次发病患者有 20% ～ 80% 症状不是前次发病部位。初次手术在 50 岁以后的患者虽然也有复发病例但较少。

（5）手术治疗的指征包括：掌指关节挛缩≥ 30° 或近侧指间关节挛缩≥ 20° ，并证明挛缩进展。原因是掌指及近侧指间关节挛缩到这个角度时开始出现 Tabletop 试验（+）和功能障碍，并开始出现手指伸不进口袋。而且如果任由挛缩加重，手术难度会加大，且预后困难。

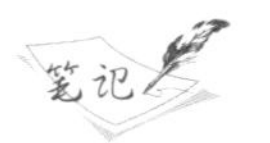

（6）掌腱膜挛缩症的筋膜挛缩可以实施开放性节段性筋膜切除

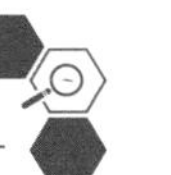

术、开放性有限筋膜切除术、开放性筋膜全切除术、开放性皮肤筋膜切除术伴皮肤移植术（McCash 技术）、开放或闭合性筋膜切开术、针刺筋膜切开术和胶原酶注射筋膜切断术（enzymatic fasciotomy）。手术切口设计需遵循手部手术基本原则：①切口闭合时不应该垂直于（手掌）屈褶线；②避免形成过薄的存在潜在血运障碍的皮瓣，无病变的皮下组织应该尽量保留，如果病变组织与皮肤关系密切，尤其是复发病例，切除皮肤并植皮；③由近向远进行手术，先切开手掌部皮肤，切除部分结节，识别血管神经组织，再切开掌指结合部，最后切开手指部皮肤。部分切除手掌部结节可使远侧切口变得容易。在少数情况下，掌指移行部的血管神经束需要同时从远近方向分离，以确保能在该部位正确识别并从需要切除的病理组织中分开。

（7）第 5、第 6 版《格林手外科手术学》均介绍了处于临床试验阶段的胶原酶注射筋膜切断术，作为治疗掌腱膜挛缩症的一种新方法，2010 年 2 月胶原酶在治疗此病方面已获美国 FDA 审批。第 7 版中已将其和闭合针刺筋膜切断术（percutaneous needle fasciotomy，PNF）一起作为微创治疗方法，是同保守治疗、手术治疗同样可选的治疗手段。

参考文献

1. ELLIOT D. The early history of contracture of the palmar fascia. Part 1：The origin of the disease：the curse of the MacCrimmons：the hand of benediction：Cline's contracture. J Hand Surg Br，1988，13（3）：246-253.
2. HUESTON J T . The Table Top Test. Hand，1982，14（1）：100-103.
3. NOBLE J， HEATHCOTE J， COHEN H.Diabetes mellitus in the aetiology of Dupuytren's disease. J Bone Joint Surg Br，1984，66（3）：322-325.
4. BAYAT A，MCGROUTHER D A. Management of Dupuytren's disease–clear advice for an elusive condition. Ann R Coll Surg Engl，2006，88（1）：3-8.
5. FINSEN V，DALEN H，NESHEIM J.The prevalence of Dupuytren's disease among 2 different ethnic groups in northern Norway. J Hand Surg Am，2002 ，27（1）：115-117.

045 神经纤维瘤

病历摘要

患者，男性，27 岁。

［主诉］ 右上臂痛性肿块 2 年。

［现病史］ 患者 2 年前出现右上臂内侧痛性团块，约绿豆大小，触碰可诱发局部尖锐疼痛，并向上臂内侧放射，偶可放射到侧胸壁，近 1 年来症状加重。

［查体］ 右上肢皮肤感觉、运动、肌力均未及异常，上臂内侧可及一直径 1 cm 卵圆形、质软肿块，触碰可诱发剧烈疼痛并向上臂内侧放射，所检肌肉未见萎缩及肌力下降。

［辅助检查］ 肌电图未见明显异常。

［治疗］ 入院后完善术前检查，臂丛麻醉下行肿块切除术，术中所见如图 7-2-14 所示，术后病理结果：神经纤维瘤（图 7-2-15）。

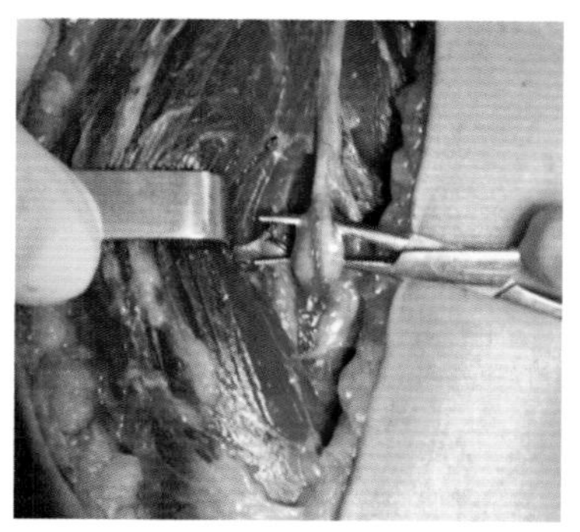
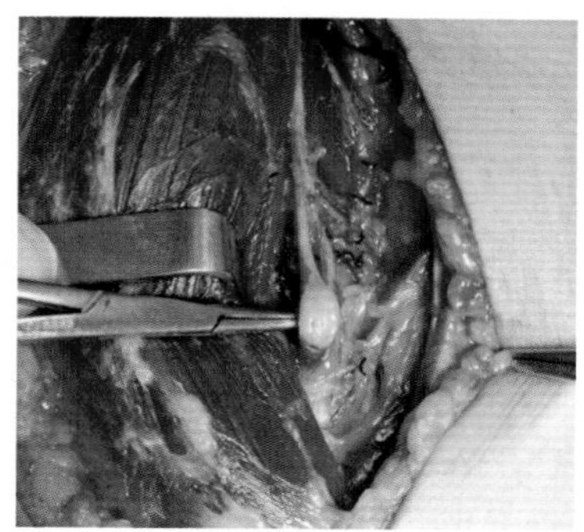

图 7-2-14 术中

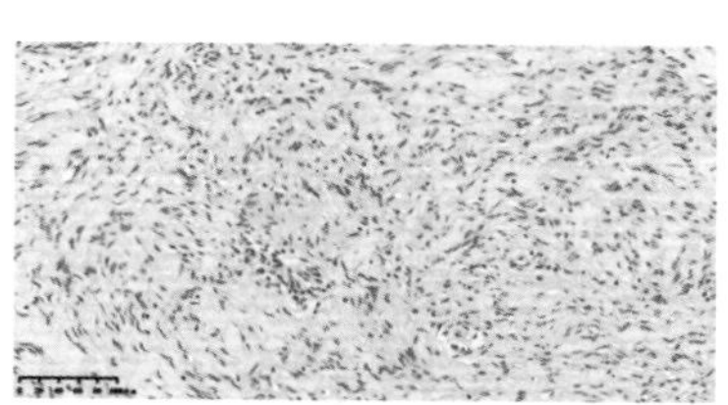

图 7-2-15 病理结果

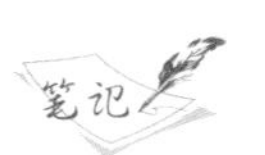

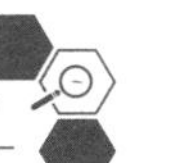

病例分析

神经纤维瘤是一种由施万细胞和成纤维细胞构成的神经性肿瘤，理论上可发生于全身神经支配的任何组织器官，文献报道包括回肠、阑尾、胆总管及牙龈。通常为孤立病灶，也可见多发性神经纤维瘤称为神经纤维瘤病（von Recklinghausen 病），后者多合并有皮肤硬化、色素沉着、多发皮下肿块及典型的皮肤牛奶咖啡斑，罹患神经纤维瘤病患者的神经纤维瘤有恶变的风险。此类肿瘤与神经纤维束关系紧密，如将神经束看为电线，神经鞘膜瘤类似长在外层的电线绝缘包皮上，而神经纤维瘤则是生长在中心的导线区域，在放大镜下可见有比较多的神经束进出瘤体。临床表现与神经鞘膜瘤相似；在手术中需要切断进出肿瘤的神经束才能切除肿瘤，术后出现神经功能障碍的概率高于神经鞘膜瘤。

病例点评

（1）神经纤维瘤及神经鞘膜瘤均是来源于神经鞘的肿瘤，前者是神经实质内的膨大，一般生长非常缓慢，如出现快速生长则应警惕恶变的可能。神经纤维瘤有 3 种表现形式：局限型、真皮型和丛状。孤立的局限型是最常见的形态，占上肢病例的 85%。孤立性神经纤维瘤发生于手部和腕部时可引起局限性神经肿大。与神经鞘瘤不同，神经纤维瘤通常位于中央，以梭形扩张神经。单发的神经纤维瘤很少发生恶性变。

（2）神经纤维瘤与神经鞘膜瘤均是由施万细胞产生的良性神经鞘瘤；它们的不同之处在于，前者来自于神经纤维中包绕轴束（轴浆流）最内层的神经内膜组织，与神经束紧密相连，很难与相关神经束轻易分离，因此它们通常更难切除，可能需要牺牲部分或全部

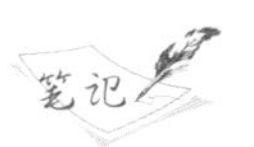

神经束。多发性神经纤维瘤和 cafe-aulait 斑点多见于神经纤维瘤病，具有明确的恶性变性风险。

（3）手部神经源性肿瘤多见于正中神经和尺神经，很少起源于桡神经及其分支或小神经分支，这些神经分支通常无法识别。

（4）超声检查是一种非侵入性检查，能够提供肿瘤数量和大小的基本信息，是诊断周围神经肿瘤的首选影像学检查。MRI 检查可以获得更详细的数据。在这种技术中，周围神经的良性肿瘤表现为轮廓良好的肿块，T1 加权像上是与肌肉等高信号，在 T2 加权图像上表现为高信号。神经源性肿瘤通常在静脉注射造影剂后的 T1 加权像上显示增强。MRI 可观察到神经纤维瘤的某些特征性征象，包括脂肪分裂征（T1 加权像）、硬膜尾征、靶征和束征（T2 加权像）。这些特征性征象在一定程度上也可出现在神经鞘瘤中。虽然 MRI 和超声检查可提供一定的诊断线索，但术前仍然很难明确神经纤维瘤的诊断，在手术中可以看到神经束或神经束群进出瘤体病灶，正确的诊断还需要术中所见和术后的病理诊断相结合（图 7-2-16）。

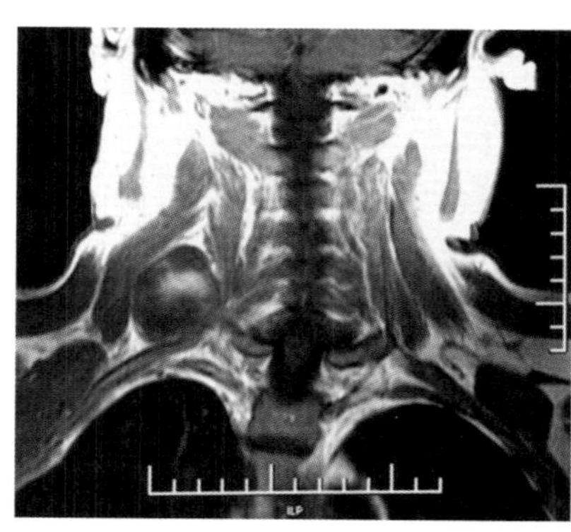

A：冠状位

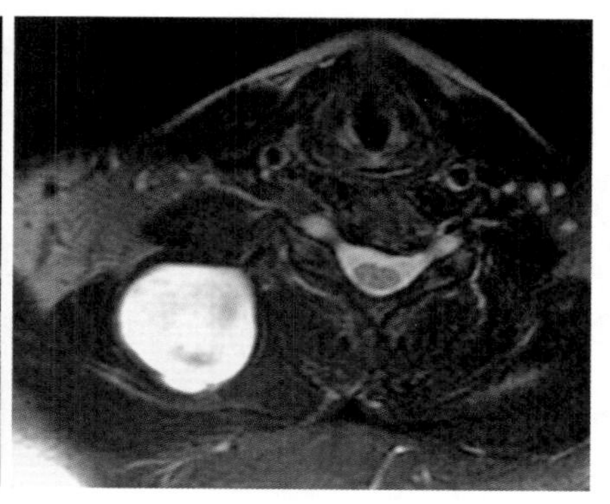

B：水平位

图 7-2-16　MRI 检查

（5）术前肿瘤大于 5 cm、肿瘤生长速度快等特征可能是恶变的提示。还需要考虑的是，肿瘤体积的迅速增加也可能与囊性变性过程有关，这可以在神经纤维瘤和神经鞘瘤中观察到。瘤体暴露后，

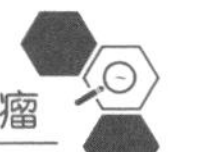

进一步的治疗取决于术中所见。与周围组织粘连、瘤体内局部坏死和出血是怀疑恶性肿瘤的依据。在这种情况下，不应尝试摘除病灶。建议通过肿瘤的纵向切口进行活检。显微手术工具和光学仪器对切除周围神经引起的良性肿瘤是必要的。切除周围神经肿瘤需要切开外膜。来自皮肤小分支的肿瘤通常在不确定原发部位的情况下被切除。我们的很多患者也有类似的情况。神经源性肿瘤的最终诊断通常是基于手术切除组织的病理学检查结果。

（6）本病只有在肿瘤较大产生明显症状、有恶变倾向或有碍美容时才予以手术切除。但切除肿瘤的同时多会损伤正常的神经组织导致支配区域的功能障碍，如考虑此病可能，在术前就应和患者充分沟通。手部良性神经肿瘤切除后预后良好，术后并发症及复发风险低。

（7）缺损长度在神经干直径 4 倍以上时需神经移植，小于 4 倍可通过游离两断端，改变邻近关节位置以达到直接缝合。

（8）有报道称局部应用西罗莫司可对 NF1 型神经纤维瘤病的手掌部神经纤维瘤起到很好的治疗作用，包括疼痛消失、瘤体变小、功能改善，治疗疗程持续 18 个月，12 个月随访没有发现复发（带瘤生活无症状）。

参考文献

1. CALFEE R T，TRUMBLE G，RAYAN J，et al. Principles of hand surgery and therapy. 2nd ed. J hand surg，2010，35（4）：1.
2. 顾玉东 . 臂丛神经损伤与疾病的诊治 .2 版 . 上海：复旦大学出版社，2001：162.
3. DONNER T R，VOORHIES R M，KLINE D G. Neural sheath tumors of major nerves. J Neurosurg，1994，81（3）：362-373.
4. FERNER R E，GUTMANN D H . International consensus statement on malignant peripheral nerve sheath tumors in neurofibromatosis. Cancer，2002，62（5）：1573-1577.

5. HAN K J，LEE Y S，PARK M. Digital nerve schwannoma of the hand. J Hand Surg Eur Vol，2012，37（4）：361-362.

6. KILIC A，CINAR C，ARSLAN H，et al. Re：a benign schwannoma of the digital nerve distal to the proximal interphalangeal joint. J Hand Surg Eur Vol，2008，33（2）：212-213.

7. TAKEUCHI A，YOSHIDA T，MORI H，et al. A case of neurilemmoma on the distal phalanx of the hand. Jap J Plast Reconstr Surg，1999，42（2）：145-148.

8. ZHOU J，MAN X Y，ZHENG M，et al. Multiple plexiform schwannoma of a finger. Eur J Dermatol，2012，22（1）：149-150.

9. RAFFIN D，ZARAGOZA J，GEORGESCOU G，et al. High-frequency ultrasound imaging for cutaneous neurofibroma in patients with neurofibromatosis type I. Eur J Dermatol，2017，27（3）：260-265.

10. VILANOVA J C，WOERTLER K，NARVA EZ J A，et al. Soft-tissue tumors update：MR imaging features according to the WHO classification. Eur Radiol，2010，17（1）：125-138.

11. ERGUN T，LAKADAMYALI H，DERINCEK A，et al.Magnetic resonance imaging in the visualization of the benign tumors and tumor-like lesions of hand and wrist. Curr Probl Diagn Radiol，2010，39（1）：1-16.

12. THAWAIT S K，CHAUDHRY V，THAWAIT G K，et al. High-resolution MR neurography of diffuse peripheral nerve lesions. Am J Neuroradiol，2011，32（8）：1365-1372.

13. DONNER T R，VOORHIES R M，KLINE D G. Neural sheath tumors of major nerves. J Neurosurg，1994，81（3）：362-373.

14. HUBERT J，LANDES G，TARDIF M. Schwannoma of the median nerve. J Plast Surg Hand Surg，2013，47（1）：75-77.

15. ROCKWELL G M，THOMA A，SALAMA S. Schwannoma of the hand and wrist. Plast Reconstr Surg，2003，111（3）：1227-1232.

16. OZDEMIR O，KURT C，COSHUNOL E，et al.Schwannomas of the hand and wrist：long-term results and review of the literature. J Orthop Surg（Hong Kong），2005，13（3）：267-272.

17. LECLE`RE F M，CASOLI V，PELISSIER P，et al.Suspected adipose tumours of

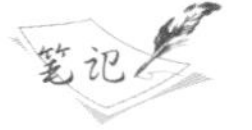

the hand and the potential risk for malignant transformation to sarcoma：a series of 14 patients. Arch Orthop Trauma Surg，2015，135（5）：731-736.

18. ROSENBERG A E，DICK H M，BOTTE M J .Benign and malignant tumors of peripheral nerve//GELBERMAN R H. Operative nerve repair and reconstruction. Philadelphia：J.B. Lippincot Company，1991，18（1），1587-1619.
19. CLARKE S E，KAUFMANN R A. Nerve tumors. J Hand Surg Am，2010，35（9）：1520-1522.
20. GUPTA G，MAMMIS A，MANIKER A. Malignant peripheral nerve sheath tumors. Neurosurg Clin N Am，2018，19（4）：533-543.
21. JULY J，GUHA A. Peripheral nerve tumors. Handb Clin Neurol，2000，105（4）：665-674.
22. MEGAHED M. Histopathological variants of neurofibroma：a study of 114 lesions. Am J Dermatopathol，1994，16（5）：486-495.
23. GOSK J，GUTKOWSKA O，URBAN M，et al.Results of surgical treatment of schwannomas arising from extremities. Biomed Res Int，2015：547926.
24. DAILIANA Z H，BOUGIOUKLI S，VARITIMIDIS S，et al.Tumors and tumor-like lesions mimicking carpal tunnel syndrome. Arch Orthop Trauma Surg，2014，134（1）：139-144.
25. GOSK J，GUTKOWSKA O，URBAN M，et al. Benign nerve tumours of the hand（excluding wrist）. Arch Orthop Trauma Surg，2015，135（12）：1763-1769.
26. 中华医学会 . 临床诊疗指南—手外科学分册 . 北京：人民卫生出版社，2006.
27. DUCATMAN B S，SCHEITHAUER B W，PIEPGRAS D G，et al.Malignant peripheral nerve sheath tumors：a clinicopathologic study of 120 cases. Cancer，1986，57（10）：2006-2021.
28. MALHOTRA N，LEVY J M S，FIORILLO L.Topical sirolimus as an effective treatment for a deep neurofibroma in a patient with neurofibromatosis type I. Pediatr Dermatol，2019，36（3）：360-361.

046　神经鞘瘤

病历摘要

患者，男性，34 岁。

［主诉］ 发现右肘部肿块 4 个月。

［现病史］ 患者 4 个月前发现右肘上质硬肿块，约 1.5 cm × 1.5 cm，推挤可移动，触压可引发疼痛并向手部放射。前臂及手部活动正常，无肌力减退及感觉障碍。于当地医院超声检查提示神经源性肿块。

［查体］ 右肘上 5 cm 处二头肌下端内侧缘可及一质韧圆形肿块，局表皮肤无红肿，肿块直径约 2 cm，触之光滑、边界清楚，有一定活动度，Tinnel 征（+），向远端放射至桡侧 3 个半手指。

［辅助检查］ 超声检查见正中神经肘段囊实性肿块，大小 2 cm × 1.8 cm。肌电图见正中神经肘段传导速度减低。

［治疗］ 入院后完善必要检查，于臂丛麻醉下行右正中神经探查、神经瘤切除术（图 7-2-17）。

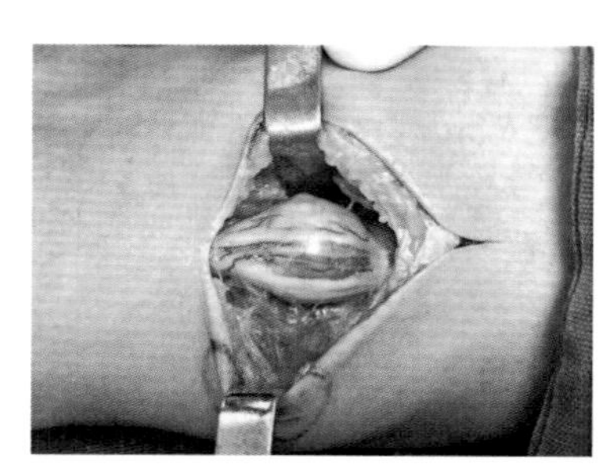
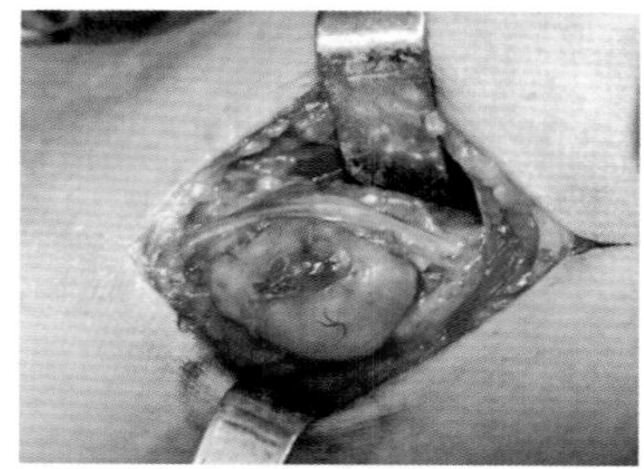
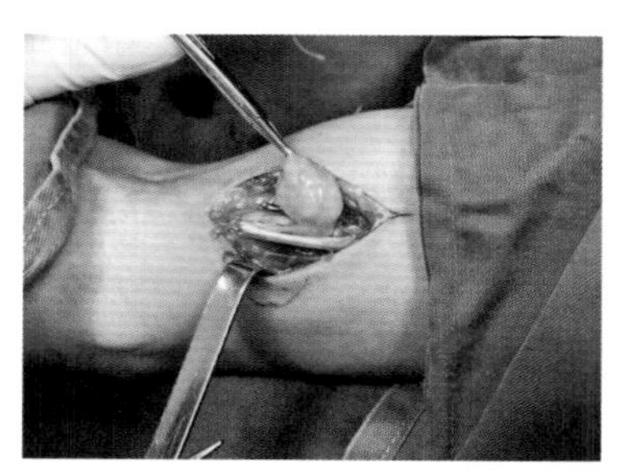
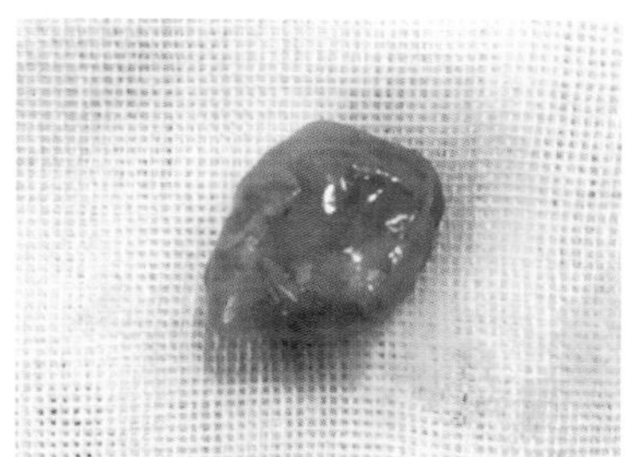

图 7-2-17　术中

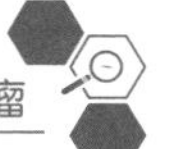

术后病理回报：神经鞘瘤（图 7-2-18）。

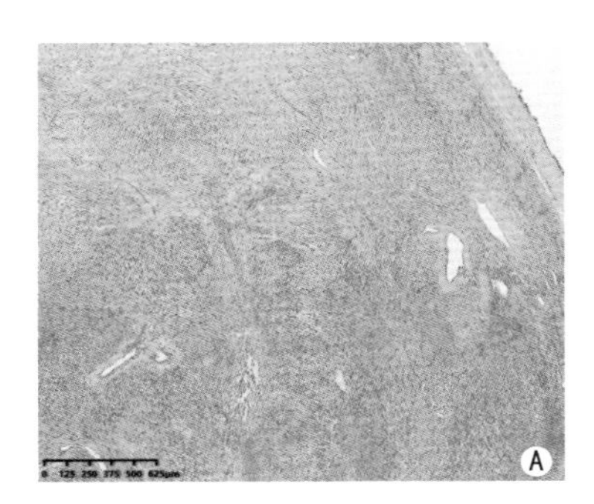
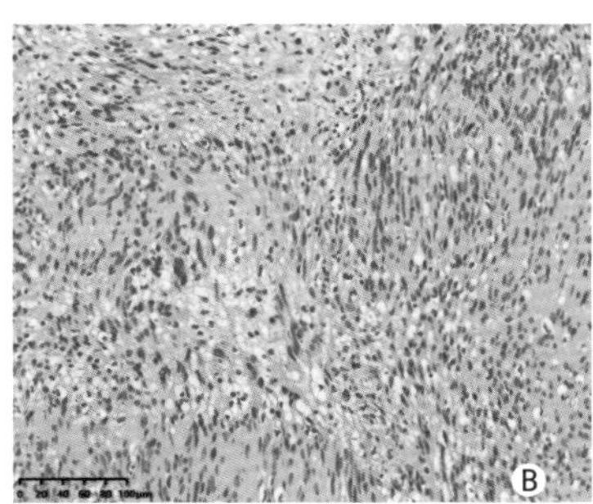

图 7-2-18　HE 染色

病例分析

神经鞘瘤来源于施万细胞或鞘细胞，可发生于身体的任何有神经分布的器官组织，从脑、脊髓到手指固有神经和末梢的感觉神经均有报道，是手外科最常见的周围神经肿瘤。多为单发，圆形或椭圆形，大小不一，表面光滑，边界清楚，有一定的活动度，约 1/3 患者无症状。随肿块增长可产生压迫症状，出现局部或附近肢体不同程度的酸胀疼痛感，按压或叩击肿块时有麻痛感向远端放射，偶可引起神经支配区运动功能障碍。另一神经鞘瘤的手术图片和病理图片见图 7-2-19 及图 7-2-20。

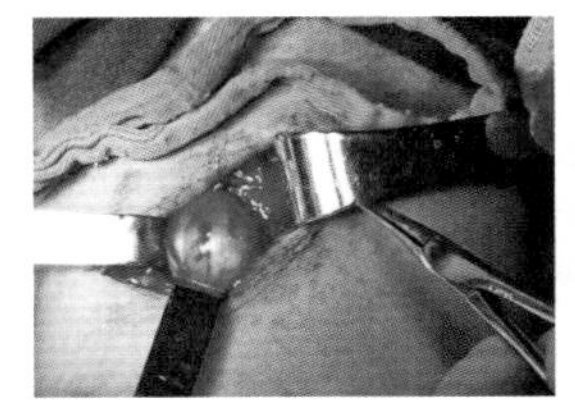
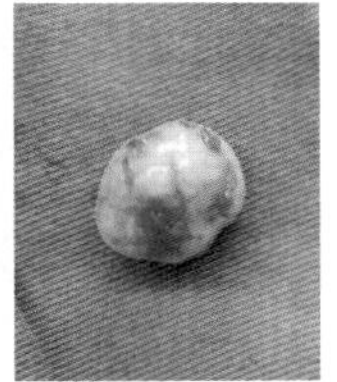

图 7-2-19　神经鞘瘤手术

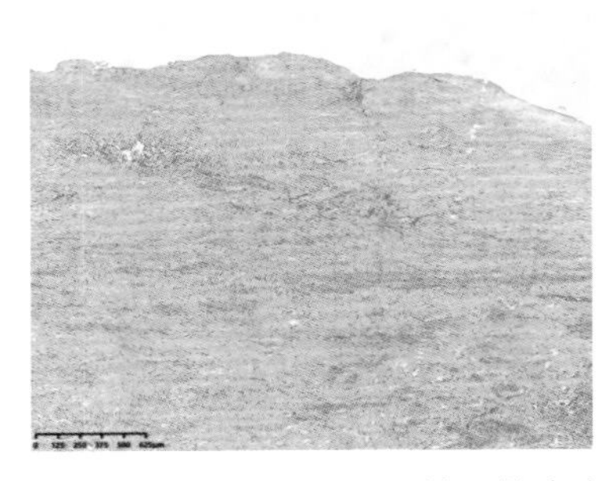
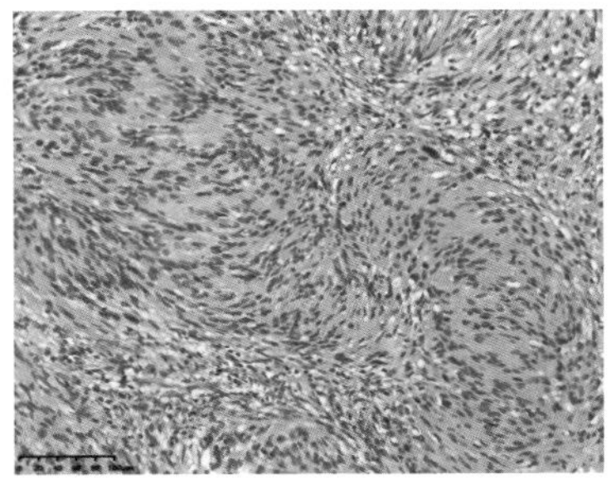

图 7-2-20　神经鞘瘤病理 HE 染色（镜下所见）

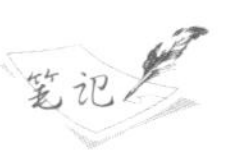

病例点评

（1）有学者认为神经鞘瘤的发生和机体其他肿瘤一样，是抑癌基因功能障碍的结果。

（2）神经鞘瘤仅局限于神经鞘膜内，不会侵及神经轴索。病理学检查可分为分化完全型和分化不全型两类，前者肿瘤中间有不同程度的纤维组织，外有完整包膜，切除后复发少。后者常多发，无包膜，不易彻底切除，术后易复发，并有恶变可能。临床上，神经鞘瘤表现为实心圆形或椭圆形肿瘤，附着于受累神经。所有良性肿瘤的标准治疗方法是切除肿瘤，不论有无周围包膜（囊内切除或囊外切除）。与囊外切除相比，囊内切除更容易，且能更好地保存神经功能，同时大量学者的观点认为不能单纯以摘除肿瘤为目的，强调手术操作的微创和对神经功能的保护。

（3）Netterville 对 41 例颈部神经鞘瘤实施囊内切除术，包括 20 例迷走神经、13 例交感神经、6 例臂丛神经、2 例颈丛神经，取得良好的手术效果，认为囊内切除术是安全有效的治疗方案。Stone 等的研究则认为神经鞘瘤囊内切除术后复发的可能原因是肿瘤切除不彻底。即使长期随访，神经鞘瘤复发也非常罕见。术后立即症状可能是医源性神经损伤或神经受压后残留的功能障碍，术后无症状期后的早期症状可能是软组织瘢痕所致，晚发的功能障碍则是神经鞘瘤真正复发的警示。

（4）良性肿瘤（如神经鞘瘤、神经纤维瘤）与恶性周围神经鞘瘤的组织学鉴别常常很困难。神经鞘瘤向恶性转化极为罕见。

参考文献

1. HILTON D A，HANEMANN C O. Schwannomas and their pathogenesis. Brain Pathology，2014，24（3）：205-220.

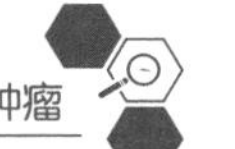

2. WOODRUFF J M，SELIG A M，CROWLEY K，et al. Schwannoma (neurilemoma) with malignant transformation. A rare，distinctive peripheral nerve tumor. Am J Surg Pathol，1994，18（9）：882-895.

3. DATE R，MURAMATSU K，IHARA K，et al. Advantages of intra-capsular microenucleation of schwannoma arising from extremities. Acta Neurochir，2012，154（1）：173-178.

4. KIM S H，KIM N H，KIM K R，et al. Schwannoma in head and neck：preoperative imaging study and intracapsular enucleation for functional nerve preservation. Yonsei Med J，2010，51（6）：938-942.

5. OZDEMIR O，OZSOY M H，KURT C，et al. Schwannomas of the hand and wrist：longterm results and review of the literature. J Orthop Surg(Hong Kong), 2005, 13(3): 267-272.

6. NETTERVILLE J L，GROOM K. Function-sparing intracapsular enucleation of cervical schwannomas. Curr Opin Otolaryngol Head Neck Surg，2015，23（2）：176-179.

7. GUPTA G，MAMMIS A，MANIKER A. Malignant peripheral nerve sheath tumors. Neurosurg Clin N Am，2008，19（4）：533-543.

8. AHMAD R A，SIVALINGAM S，TOPSAKAL V，et al. Rate of recurrent vestibular schwannoma after total removal via different surgical approaches. Ann Otol Rhinol Laryngol，2012，121（3）：156-161.

9. FEHLINGS M G，NATER A，ZAMORANO J J，et al. Risk factors for recurrence of surgically treated conventional spinal schwannomas：analysis of 169 patients from a multicenter international database. Spine，2016，41（5）：390-398.

10. TSAI P Y，CHAN M Y，CHEN S H，et al. The prognosis and recurrence of head and neck schwannomas：An 8-year retrospective study. Taiwan J Oral Maxillofac Surg，2011，22：165-174.

11. STONE J J，BOLAND J M，SPINNER R J. Analysis of peripheral nerve schwannoma pseudocapsule. World Neurosurg，2018，119：e986-e990.

12. NIEPEL A L，STEINKELLNER L，SOKULLU F，et al.Long-term follow-up of intracapsular Schwannoma excision. Ann Plast Surg，2019，82（3）：296-298.

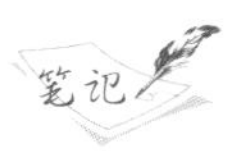

047 血管球瘤

病历摘要

患者，女性，32 岁。

［主诉］ 因左手环指甲根部触痛性肿块 5 年就诊。

［现病史］ 患者 5 年前起无明显诱因出现左环指甲根处触痛，疼痛尖锐难忍，可向指根部放射。症状间断发作，对温度较为敏感，过度冷热均可诱发，温度适宜时缓解，以冬天较为频繁，夏季较少自行发作。患者自觉近一年来症状加重，发作更为频繁，与外界温度无关，且甲根处出现局限性膨隆，高出邻近皮肤约有 0.5 mm，触碰时诱发剧烈疼痛，可放射至前臂部。远端指甲出现纵向皱襞及干性劈裂。

［查体］ 左环指甲根部局部膨隆性肿块，直径约 2 mm，表面皮肤颜色微白，触之剧痛并向前臂放射，大头针压痛试验（+）。

［辅助检查］ X 线检查示环指末节未见明显骨质异常。局部彩超提示直径 0.5 cm 高回声团块，血管球瘤可能。

［治疗］ 指根阻滞麻醉下行肿块切除术（Transungual 术式），术中所见如图 7-2-21 所示，术后病理结果：血管球瘤（图 7-2-22）。

病例分析

血管球瘤是血管球增生所致，在身体其他部位也可发现，但多见于指（趾）端，多发生在手部（75%），其中 25% ～ 65% 发生在手指的甲床。本例患者为典型的疼痛、冷热刺激过敏和点压痛。疼痛可呈刺痛或烧灼样痛，有时为间歇性，有时为持续性，多局限于患处，本例病例可放射至前臂部。局部小范围的固定性明显压痛为

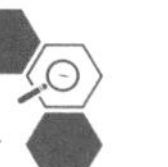

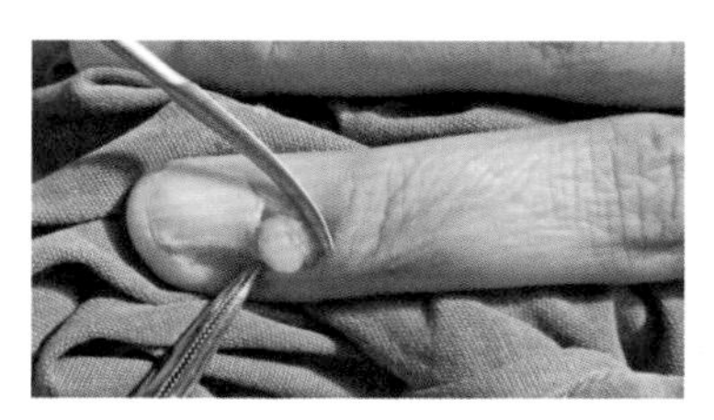
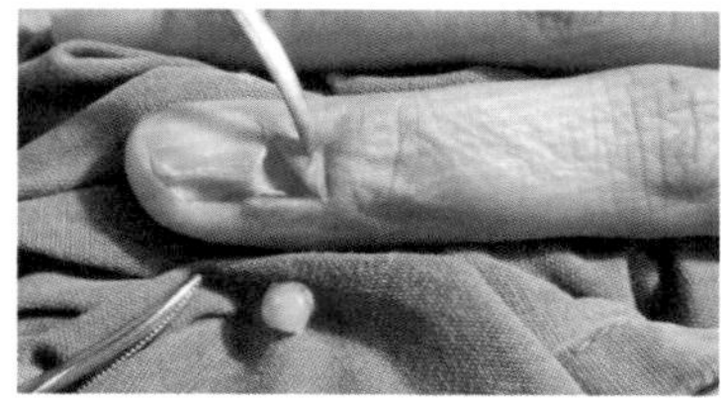

图 7-2-21 术中

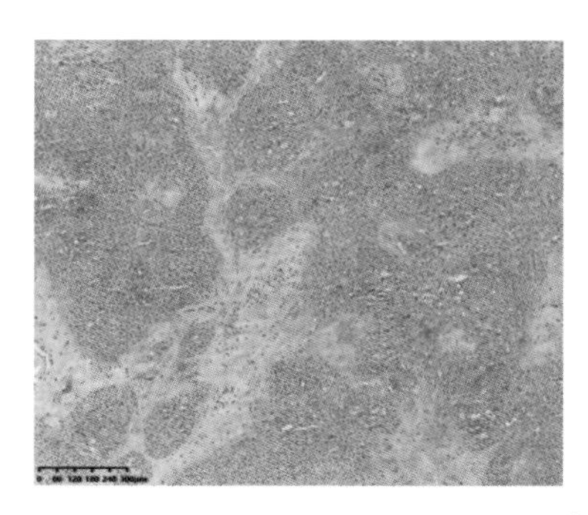
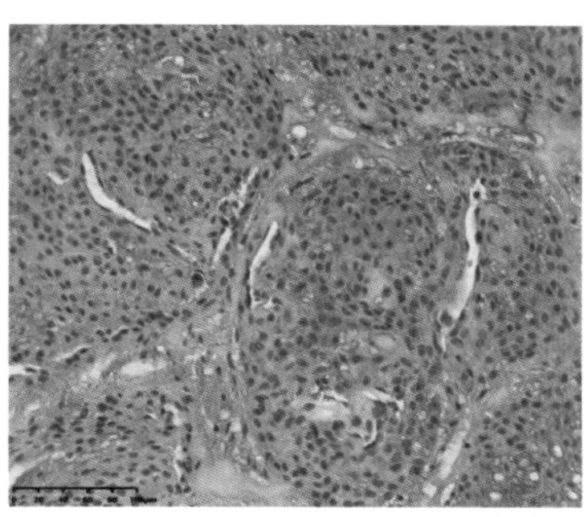

图 7-2-22 HE 染色（镜下所见）

本病特点，大头针压痛试验（+）有诊断意义。生在甲床上的血管球瘤可通过指甲看到肿瘤呈蓝色或紫色，局部指甲可略高起或整个指甲的弧度有改变，局限性压痛非常明显。X 线检查有时可看到末节指骨上有肿瘤的压痕（图 7-2-23）。肉眼可见小圆形肿块，一般直径 2 ～ 3 mm，有完整包膜，呈深红或暗紫色。显微镜检查与正常血管球组织极相似，只是血管球细胞及无髓鞘神经纤维显著增多。

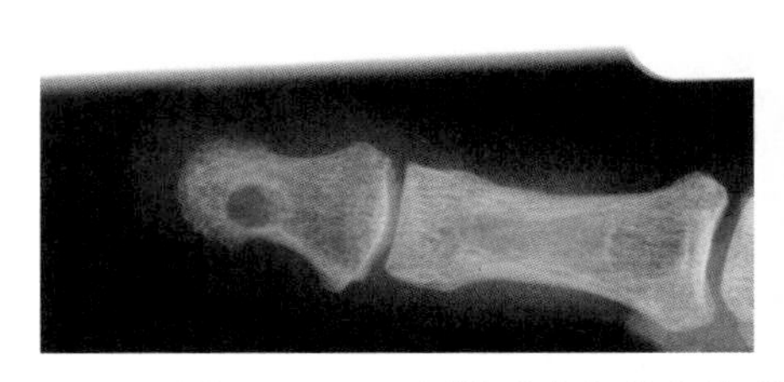
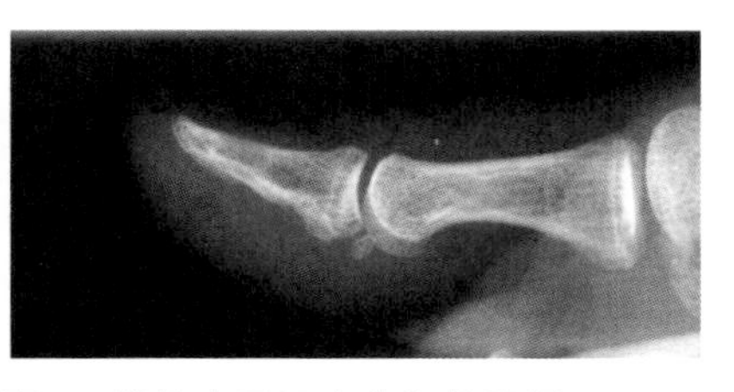

图 7-2-23 1 例发病多年的血管球瘤，X 线检查可见末节指骨受累

病例点评

（1）血管球瘤是起源于正常血管球细胞的罕见的良性软组织肿

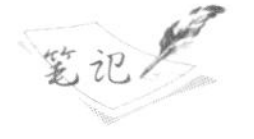

瘤，目前考虑为一种错构瘤。血管球是皮肤中的一种正常组织，是一种动静脉吻合结构，一种终末器官装置，广泛分布于全身各处，主要分布在真皮的网状层中，由输入动脉、吻合血管、集合静脉、输出静脉组成。血管球瘤的具体发病原因未明，相关报道称可能与外伤、遗传因素相关。最新研究中有学者提出血管球瘤的形成与 BRAF V600 基因突变相关。

（2）1812 年 Wood 首先描述本病，1924 年 Masson 认为这种肿瘤来源于正常血管球，并命名为“血管球瘤”。血管球瘤除好发于肢体末端外，其他部位也可发病，如骨骼肌、心脏、消化系统、支气管等。

（3）手术彻底切除是血管球瘤有效的治疗方法，目前常使用的手术方式有 Transungual 术式和 Lateral Subperiosteal 术式。Transungual 术式即直接经甲切除，需要拔出部分或全部指甲，术中尽量避免损伤甲床，去除指甲，暴露瘤体所在的甲床，纵向切开甲床，仔细分离肿瘤，连同包膜一并切除，修复残留甲床。这种方法常用于甲下血管球瘤的治疗，能很好地暴露肿瘤，提供良好的手术视野，完整切除肿瘤及其包膜，但如果甲床在切除肿瘤时受到严重损害，或者没有精心修复，往往会导致术后指甲畸形率升高，而导致术后效果不佳（图 7-2-24）。

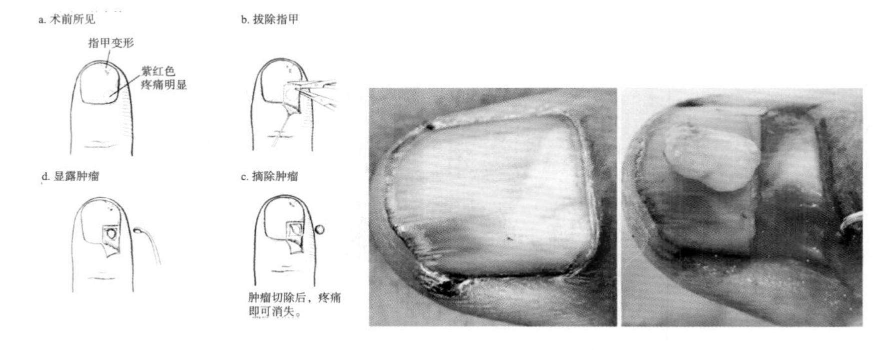

图 7-2-24　Transungual 术式

图片来源：THAKUR B K，VERMA S，JITANI A. Subungual glomus tumour excision with transungual approach with partial proximal nail avulsion. J Cutan Aesthet Surg，2016，9（3）：207-209.

（4）Lateral Subperiosteal 术式即经手指侧方骨膜下切除肿瘤，沿指甲侧边做竖切口或连同指腹做弧形切口，掀开腹侧指腹皮瓣或背侧甲板瓣，充分暴露肿瘤，连同包膜一并切除，复位并缝合皮瓣（图 7-2-25）。这种方法不破坏甲床及甲基质，很好地避免了术后指甲变形，然而由于手术视野的局限性，术中可操作空间有限，对临床医师技术要求高，肿瘤往往不能完全切除，因此导致复发率高，故一般适用于位于甲下周边的血管球瘤。

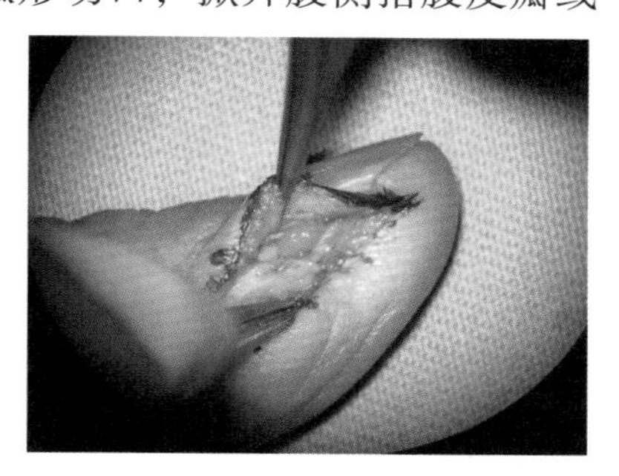

图 7-2-25 Lateral Subperiosteal 术式

图片来源：MURAMATSU K，IHARA K，HASHIMOTO T. Subungual glomus tumours：diagnosis and microsurgical excision through a lateral subperiosteal approach. J Plast Reconstr Aesthe Surg，2014，67（3）：373-376.

（5）Van 在 51 例手血管球瘤的治疗研究中指出，21 例采用 Lateral Subperiosteal 术式，术后有 2 例复发，复发率为 9.5%。Muramatsu 采用 Lateral Subperiosteal 术式治疗 12 例甲下血管球瘤患者，术后 1 例瘤体复发，复发率为 8.3%。Vasisht 报道了 19 例采用 Lateral Subperiosteal 术式治疗的手指血管球瘤患者，术后有 3 例复发，复发率为 15.7%，并指出 Transungual 术式与 Lateral Subperiosteal 术式术后肿瘤复发率无显著差异。Van 指出术后短期内复发，多因瘤体切除不完全引起；数年后复发，多认为有新血管球瘤的形成。Rettig 和 Strickland 则认为术后 1 年后复发的瘤体，是由于并发卫星病变，是因术中未彻底地探查而导致的在手术邻近部位出现新发瘤体。

（6）Garg 采用改良 Lateral Subperiosteal 术式（图 7-2-26），即保留指甲的外侧骨膜瓣术式，在靠近瘤体的一侧行侧向切口，向远侧延伸，并在指端处弯曲，形如 L 状，深部直接剥离到骨，提起远节指骨骨膜下背侧皮瓣、甲基质、甲床及甲板，暴露瘤体，完整切除肿瘤及其包膜。Garg 采用该改良术式治疗 30 例甲下血管球瘤的患

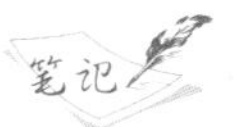

者，术后无瘤体复发及甲板畸形。该改良术式直接暴露甲下区域，无甲床剥离或干扰远端指骨支撑结构，减少瘤体复发的可能性，但是同 Lateral Subperiosteal 术式一样，适用于甲下外周的肿瘤，若瘤体位置靠近甲下中央及近端，可能存在视野不足的问题，会引起瘤体切除不完全，因此手术医师需要视患者具体情况而定。很多学者主张显微镜下手术切除，认为可以获得更好的手术效果、更少的并发症和更低的复发率。

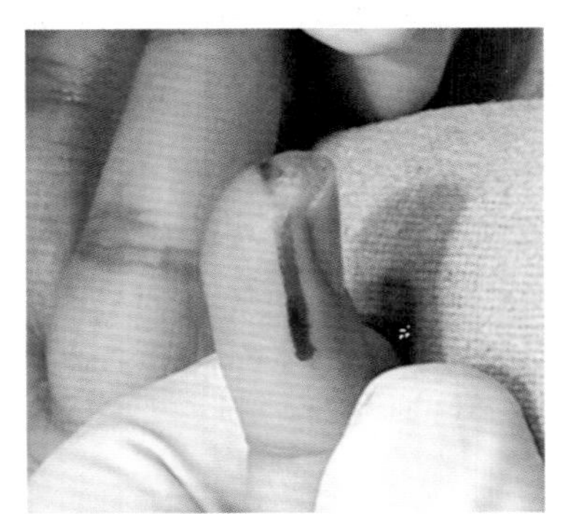
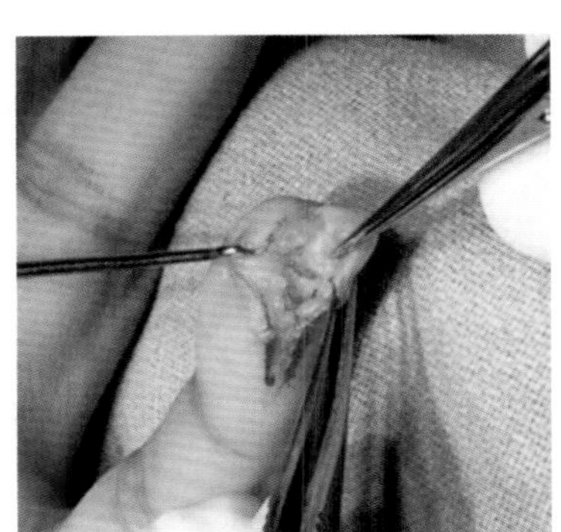

图 7-2-26　改良 Lateral　Subperiosteal 术式

参考文献

1. THEUMANN N H，GOETTMANN S，LE VIET D，et al. Recurrent glomus tumors of fingertips：MR imaging evaluation. Radiology，2002，223（1）：143-151.
2. 伍峻松，黄宗坚，周君富，等 . P 物质与神经微丝 H 在慢性痛血管球瘤中的表达和意义 . 中华外科杂志，2003，41（12）：935-939.
3. 沈宁江，沈大为 . 血管球瘤 . 国外医学 • 皮肤病学分册，1988，5：2.
4. KARAMZADEH DASHTI N，BAHRAMI A，LEE S J，et al. BRAF V600E mutations occur in a subset of glomus tumors，and are associated with malignant histologic characteristics. Am J Surg Pathol，2017，41（11）：1532-1541.
5. SINGH N，GOH S S C，NAND P. A large primary cardiac glomus tumour：a surgical dilemma. Eur J Cardiothorac Surg，2019，55（6）：1237.
6. BEYTEMÜR O，ADANIR O，TETIKKURT Ü S，et al. Glomus tumor located in deltoid muscle. Acta Orthop Traumatol Turc，2016，50（2）：242-244.
7. EL HYAOUI H，MESSOUDI A，RAFAI M，et al. Unusual localization of glomus

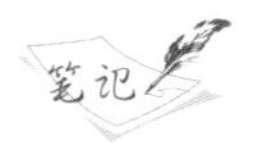

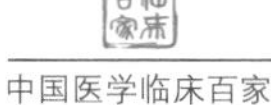
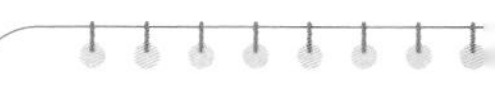

tumor of the knee.Joint Bone Spine，2016，83（2）：213-215.
8. MIZUTANI L，TANAKA Y，KONDO Y，et al. Glomus tumor of a female breast：A case report and review of the literature. J Med Ultrason（2001），2014，41（3）：385-388.
9. HIROSE K，MATSUI T，NAGANO H，et al. Atypical glomus tumor arising in the liver：A case report. Diagnostic Pathology，2015，10：112.
10. CASAROTTO A，ZARANTONELLO F R，PICCIRILLO G，et al. Gastric glomus tumor：A rare case of dyspepsia. Endoscopy，2015，47（Suppl 1）：E75-E76.
11. CAMPANA J P，GORANSKY J，MULLEN E G，et al. Intestinal benign glomus tumor：Description and review of the literature. Digestive diseases and sciences，2014，59（10）：2594-2596.
12. BSHID ALI M R，KANNAN K K. Endobronchial glomus tumor. J Bronchology Interv Pulmonol，2015，22（1）：66-68.
13. VAN GEERTRUYDEN J，LOREA P，GOLDSCHMIDT D，et al. Glomus tumours of the hand：a retrospective study of 51 cases. J Hand Surg Br，1996，21（2）：257-260.
14. MURAMATSU K，IHARA K，HASHIMOTO T，et al. Subungual glomus tumours：Diagnosis and microsurgical excision through a lateral subperiosteal approach. J Plast Reconstr Aesthet Surg，2014，67（3）：373-376.
15. VASISHT B，WATSON H K，JOSEPH E，et al. Digital glomus tumors：A 29-year experience with a lateral subperiosteal approach. Plast Reconstr Surg，2004，114（6）：1486-1489.
16. GARG B，MACHHINDRA M V，TIWARI V，et al. Nail-preserving modified lateral subperiosteal approach for subungual glomus tumour：a novel surgical approach. Musculoskeletal Surgery，2016，100（1）：43-48.
17. LEE I J，PARK D H，PARK M C，et al. Subungual glomus tumours of the hand：diagnosis and outcome of the transungual approach. J Hand Surg Eur Vol，2009，34（5）：685-688.
18. HUANG H P，TSAI M C，HONG K T，et al. Outcome of microscopic excision of a subungual glomus tumor：a 12-year evaluation. Dermatologic Surgery，2015，41（4）：487-492.
19. RETTIG A C，STRICKLAND J W. Glomus tumor of the digits. J Hand Surg，1977，2（4）：261-265.

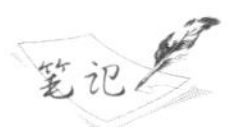

048 腱鞘巨细胞瘤

病历摘要

病例 1

患者，男性，68 岁。

[主诉] 右示指渐进性肿块 7 年，疼痛 1 年。

[现病史] 患者约 7 年前发现右手示指末节尺侧部轻度异常凸起，无自觉不适，随后凸起区域增大并逐渐转向桡背侧，1 年来逐渐开始出现指端疼痛，遇温热及寒冷时加重。桡侧区触碰可诱发感觉过敏。局部外伤史不确定。

[治疗] 于臂丛麻醉下行右示指肿块切除术，术前外观及术中所见如图 7-2-27 及图 7-2-28 所示。病理诊断结果：腱鞘巨细胞瘤（图 7-2-29）。

[随访] 术后随访 3 年，无复发。

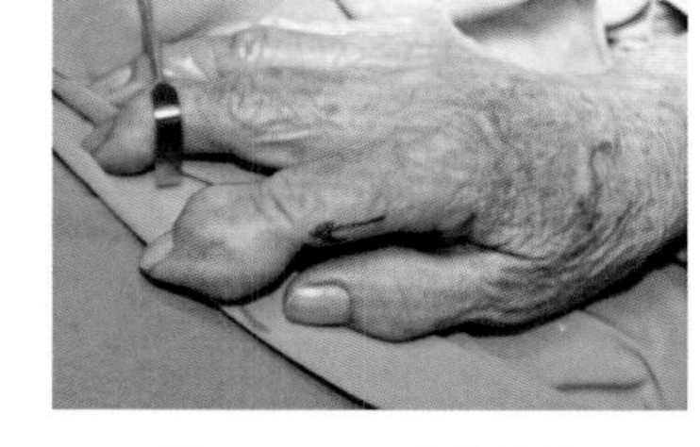

图 7-2-27 术前外观

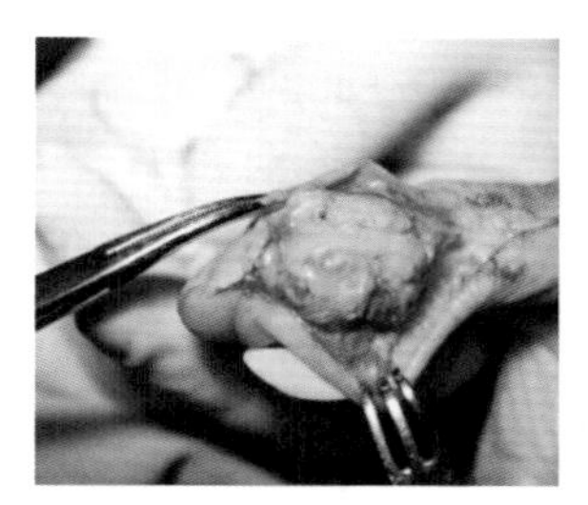

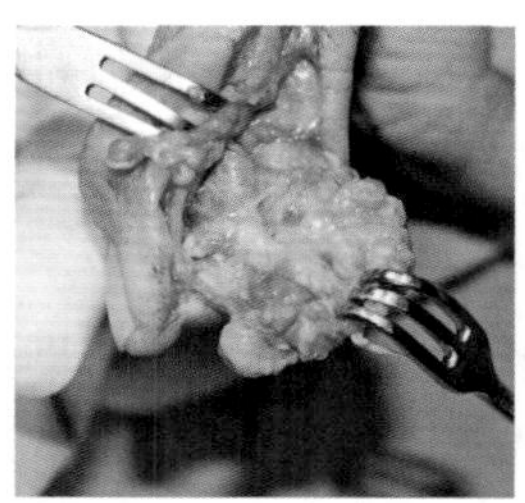

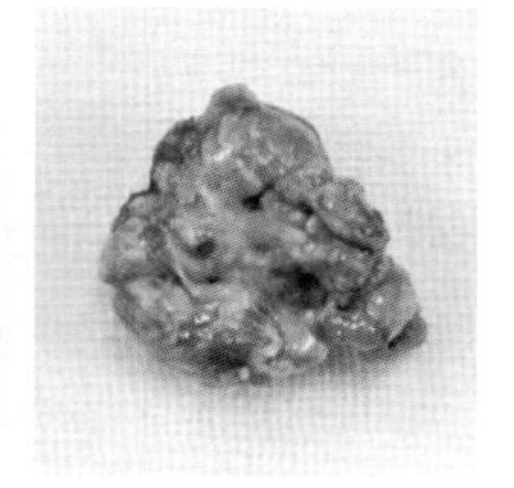

图 7-2-28 术中

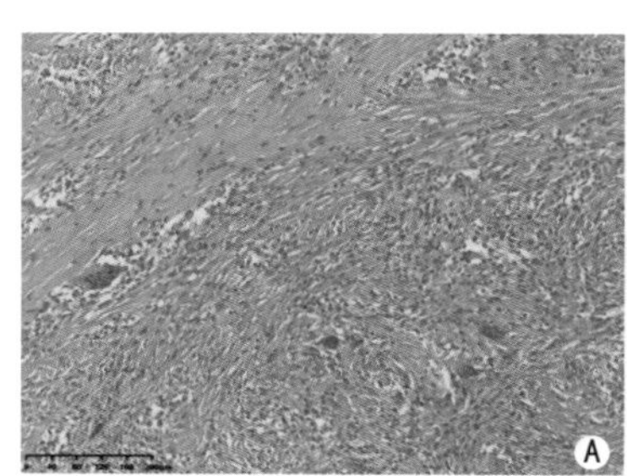

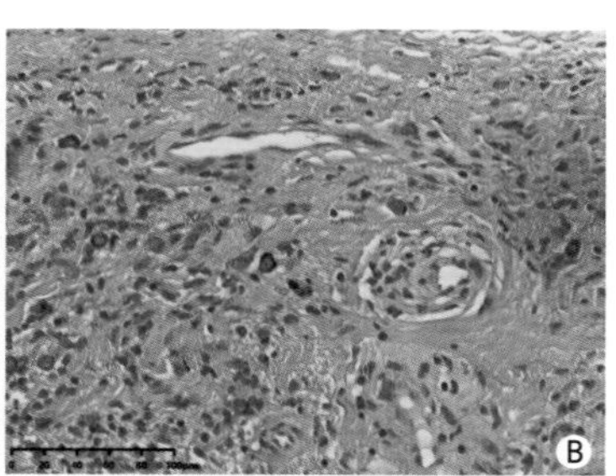

图 7-2-29 HE 染色（镜下所见）

笔记

病例 2

患者，女性，21 岁。

[主诉]　右拇指肿块 5 年余。

[辅助检查]　影像学检测指骨压痕。

[治疗]　于臂丛麻醉下行右拇指肿块切除术，术中见肿块侵袭性生长（图 7-2-30 ～图 7-2-32 ）。病理诊断：腱鞘巨细胞瘤（图 7-2-33 ）。术后影像学检查示手术效果良好（图 7-2-34 ）。

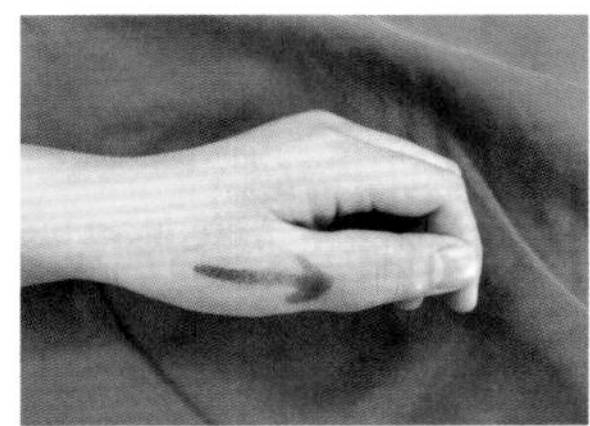 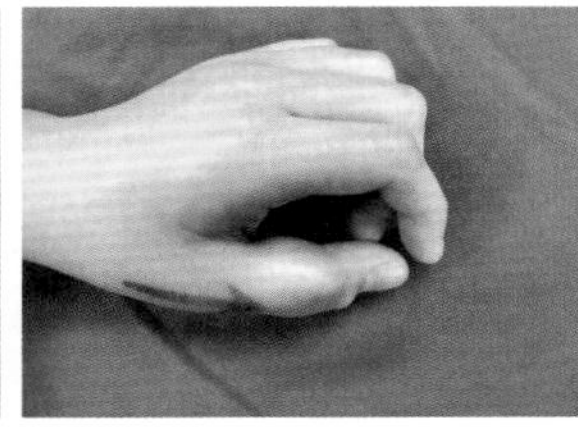 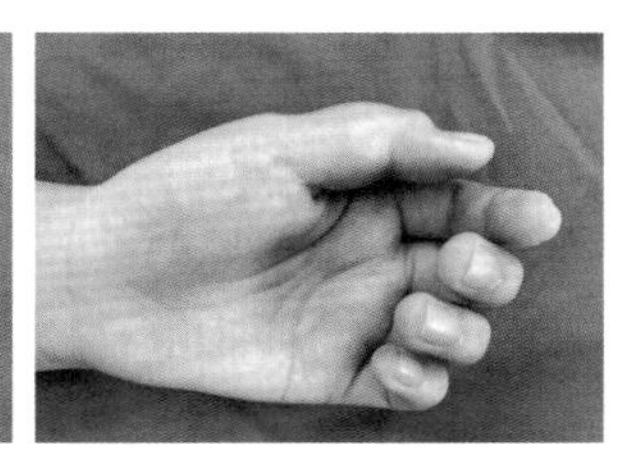

图 7-2-30　术前

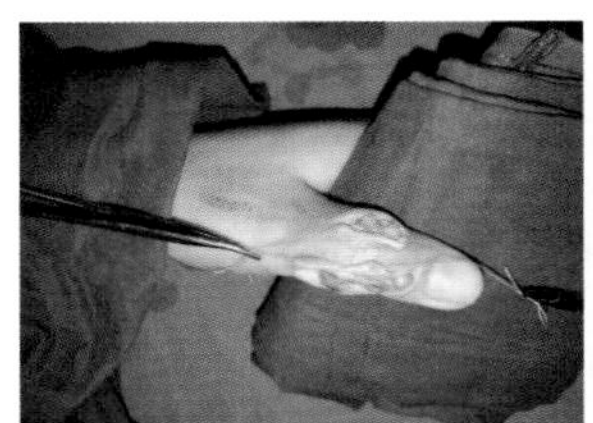 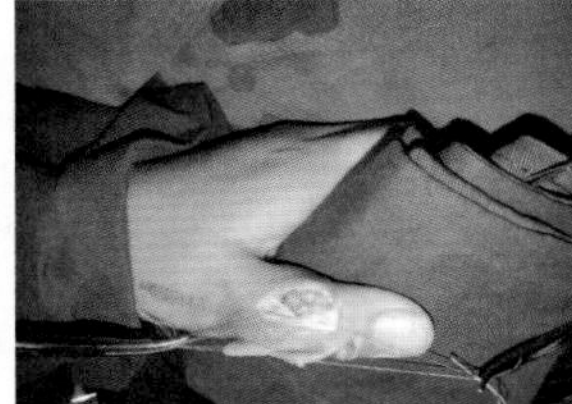 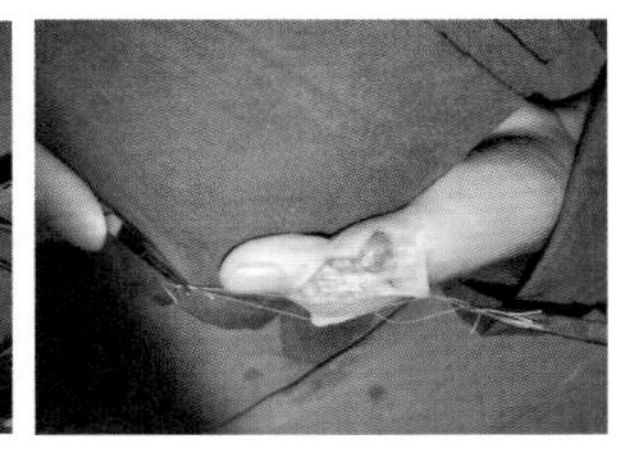

图 7-2-31　术中

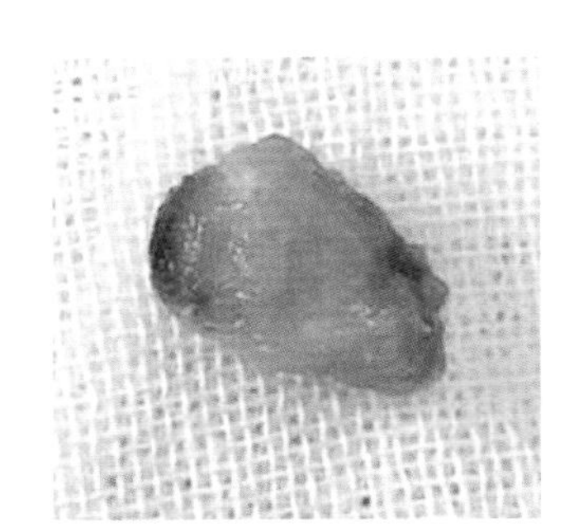 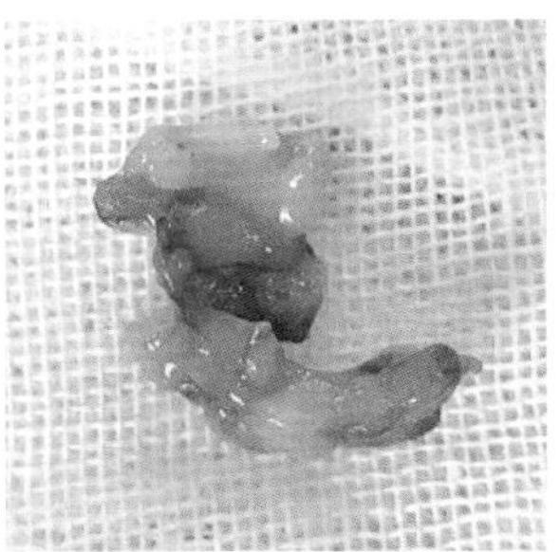

图 7-2-32　切除的肿块

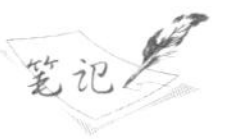

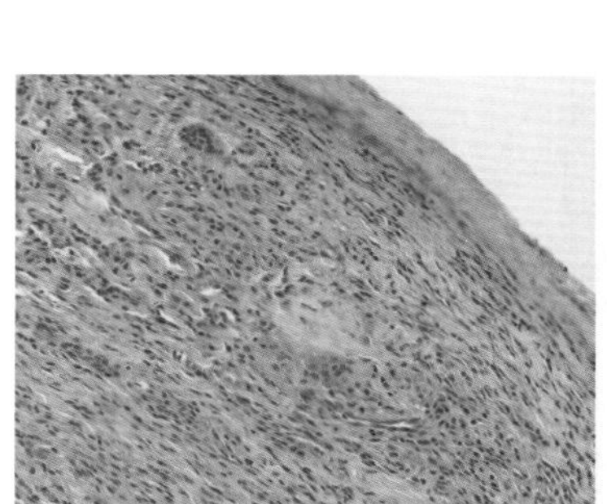

图 7-2-33　术后病理

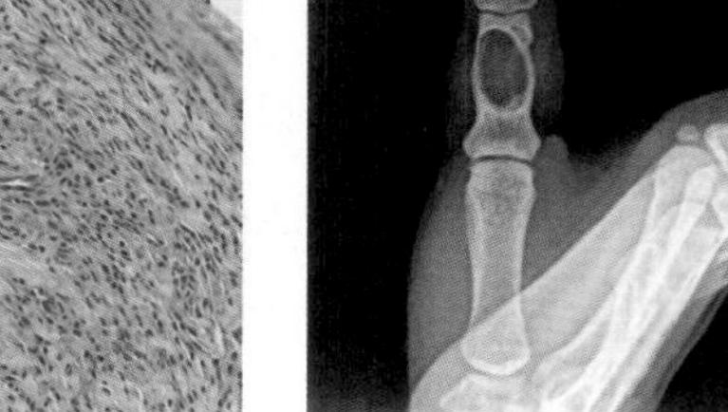

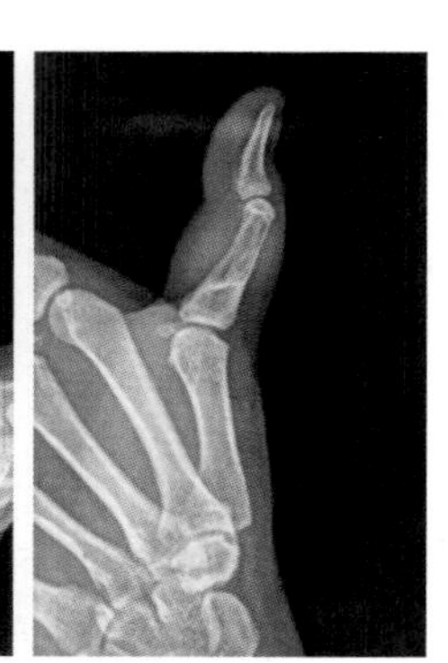

图 7-2-34　术后影像学检查

病例分析

腱鞘巨细胞瘤（giant cell tumor of tendinous sheath）又称良性滑膜瘤、黄色素瘤、色素沉着性绒毛结节性腱鞘炎、局灶性结节性滑膜炎，被认为是手部第 2 常见肿瘤。腱鞘巨细胞瘤为一种良性肿瘤，大小、形状、硬度每个病例各不相同，区别很大。肿瘤外有包膜，呈灰黄、黄褐或红褐色，色素在瘤内不是均匀分布，呈细条纹状或片状。细胞种类变化很大，泡沫细胞具有小细胞核及充满类脂质球的空泡状细胞质为该肿瘤的特点。其呈黄褐色是因类脂质球中存在有胡萝卜素及叶黄素的关系（或称含铁血黄素）。

症状：多发生在桡侧三个手指上，特别是手指远节屈侧。肿瘤一般生长缓慢，疼痛和压痛少见，有时压迫侵蚀指骨，有时长入关节囊内，有时沿腱鞘形成多发肿块。有学者认为伴骨破坏的腱鞘巨细胞瘤具有更高的侵袭性，术后易复发。一旦手术暴露瘤体，其特有的黄褐色有助于临床诊断。

治疗：手术切除效果良好，局部复发仍可再次手术切除。如生在指骨内，彻底刮除后可行植骨。复发率高达 44% ～ 50%，但只有原先为多个分叶的肿块者易复发，单个肿块者不易复发。

笔记

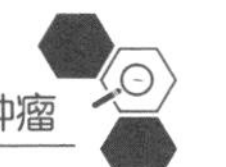

病例点评

（1）其病因及性质至今尚未定论，有学者认为是一种炎性病变，可能与外伤有关，在胆固醇代谢紊乱基础上受外伤，是可能的病因，Ferrer 等学者则从细胞遗传学和自主性生长的角度确定它是属肿瘤性质的疾病。

（2）腱鞘巨细胞瘤容易侵犯桡侧 3 个手指的远侧指间关节周围，同时侵袭邻近骨骼的报道也并不少见。Uriburu 等认为骨骼侵犯可能是肿瘤活性或侵袭力更大的表现；潘勇卫、田光磊等则认为是否伴有骨破坏与肿瘤细胞的活性无关，在其研究的 98 例腱鞘巨细胞瘤患者中，骨正常组（55 例）、骨腐蚀组（16 例）、骨破坏组（27 例）之间反映细胞增生活性的 S 期细胞比例无统计学差异，术后随访的复发率亦无统计学差异。

（3）推荐的治疗方法是行肿瘤的边缘性切除，复发率在 5% ～ 50%。复发率高的原因可能与存在卫星病灶或切除不彻底有关。在统计学上有显著意义的、影响局部复发的危险因素有退行性骨关节病、生长在远侧指间关节、在 X 线检查时有骨压迫侵蚀的表现。

（4）手部腱鞘巨细胞瘤尚无发生恶变的报道，但手部恶性腱鞘巨细胞瘤的报道有许多。

参考文献

1. 王澍寰 . 手外科学 . 3 版 . 北京：人民卫生出版社，2011：754.
2. FERRER J，NAMIQ A，CARDA C，et al. Diffuse type of giant-cell tumor of tendon sheath：An ultrastructural study of two cases with cytogenetic support. Ultrastructural Pathology，2002，26（1）：15-21.
3. MOORE J R，WEILAND A J，CURTIS R M. Localized nodular tenosynovitis：Experience with 115 cases.J Hand Surg Am，1984，9（3）：412-417.
4. USHIJIMA M，HASHIMOTO H，TSUNEYOSHI M，et al.Giant cell tumor of the

tendon sheath（nodular tenosynovitis）：A study of 207 cases to compare the large joint group with the common digit group.Cancer，1986，57（4）：875-884.

5. URIBURU I J， LEVY V D. Intraosseous growth of giant cell tumors of the tendon sheath（localized nodular tenosynovitis）of the digits：Report of 15 cases.J Hand Surg Am，1998，23（4）：732-736.
6. 潘勇卫，田光磊，荣国威，等 . 手部伴骨破坏的腱鞘巨细胞瘤 . 中华手外科杂志，2004，20（3）：152-154.
7. REILLY K E， STERN P J， DALE J A.Recurrent giant cell tumors of the tendon sheath. J Hand Surg Am，1999，24（6）：1298-1302.
8. BLISS B O，REED R J.Large cell sarcomas of tendon sheath：Malignant giant cell tumors of tendon sheath. Am J Clin Pathol，1968，49（6）：776-781.
9. SHINJO K，MIYAKE N，TAKAHASHI Y. Malignant giant cell tumor of the tendon sheath：An autopsy report and review of the literature. Jpn J Clin Oncol，1993，23（5）：317-324.

049　内生软骨瘤

病历摘要

患者，女性，40 岁。

[主诉]　摔伤致左手环指疼痛伴活动受限 2 天入院。

[现病史]　患者入院前 2 天不慎摔倒左手着地，自觉环指疼痛及局部畸形、肿胀、活动受限，于我院门诊就诊，X 线检查后发现伤指局部病理性骨折（图 7-2-35），为求治疗入院。患者受伤前未觉患处任何不适，伤后患指感觉、皮温、颜色正常（图 7-2-36）。

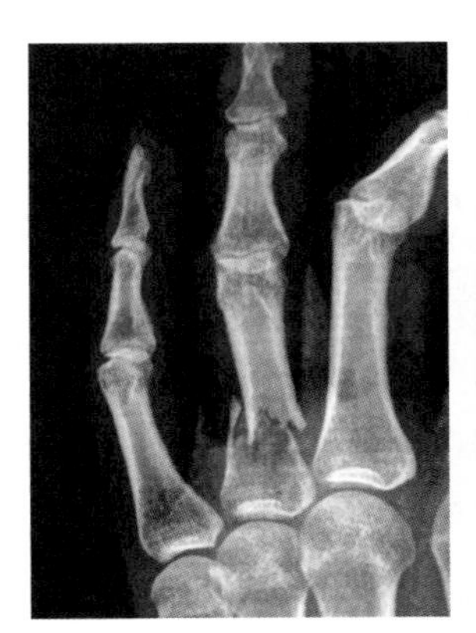
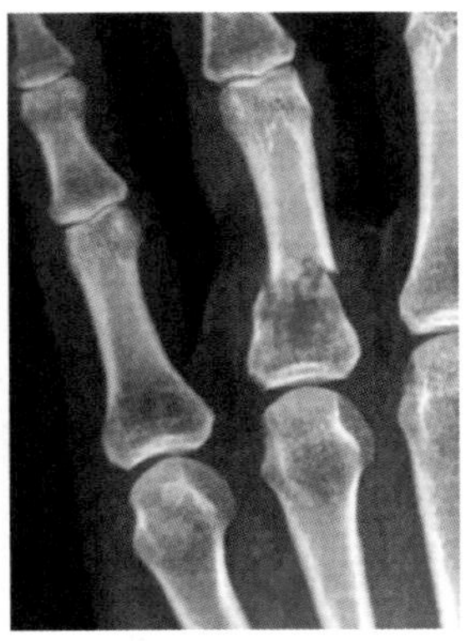

图 7-2-35　术前 X 线

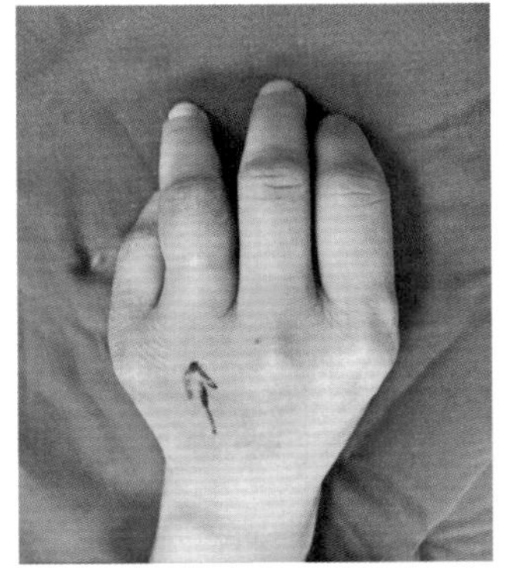
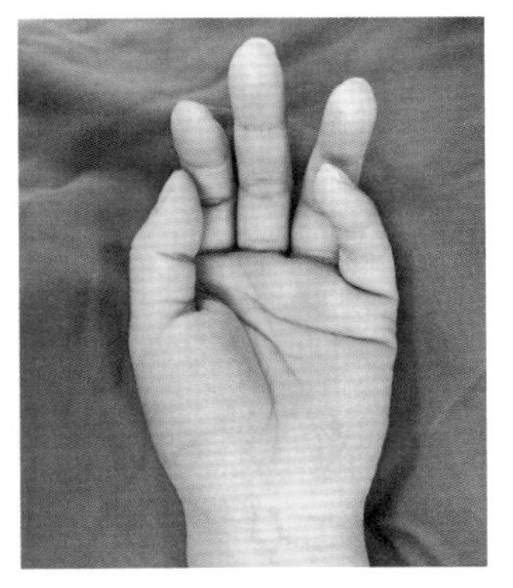

图 7-2-36　术前外观

[既往史] 既往体健，否认慢性病史及烟酒史。

[辅助检查] 红细胞沉降率、C- 反应蛋白在正常范围。

[治疗] 臂丛麻醉下行左环指病灶刮除、病灶腔无水酒精灭活，同种异体骨植骨、内固定术。术后病理结果：内生软骨瘤。患者相关影像资料见图 7-2-37 ～图 7-2-39。

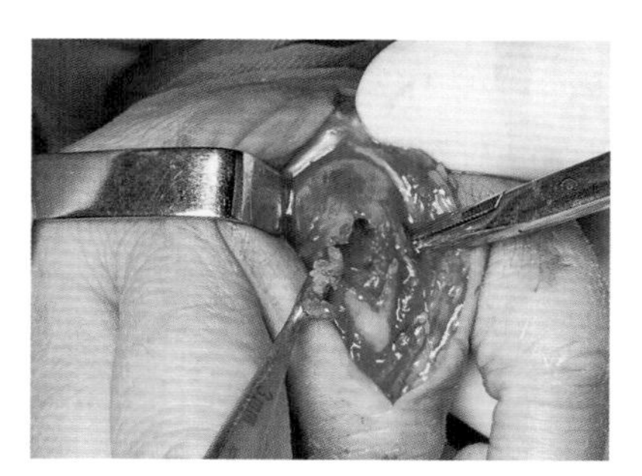
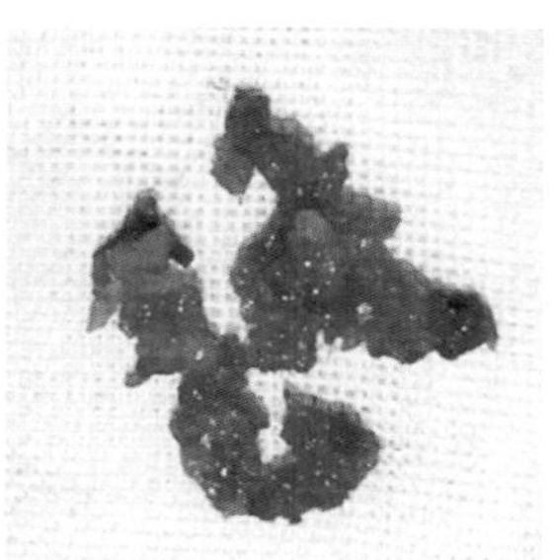

图 7-2-37 术中

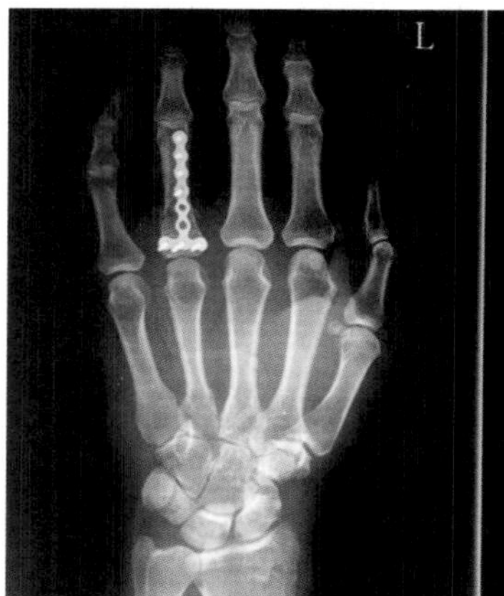

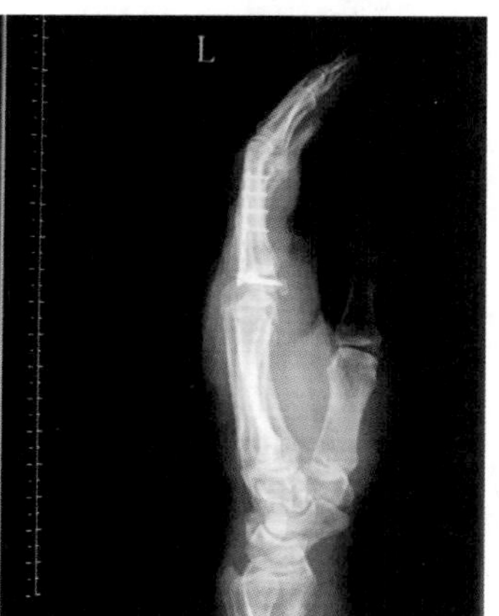

图 7-2-38 术后 X 线

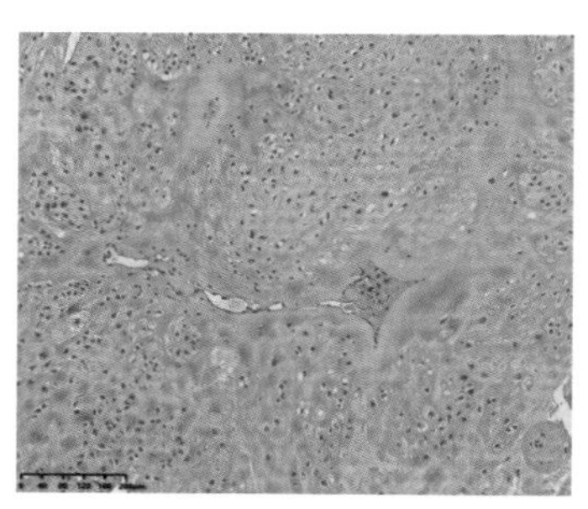
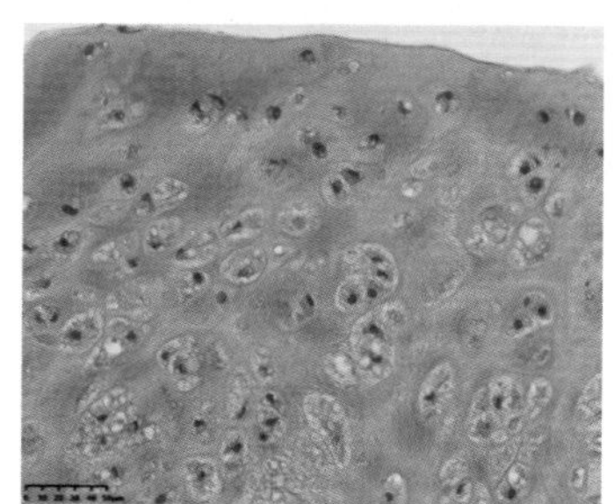

图 7-2-39 HE 染色

病例分析

本例患者具备内生软骨瘤的典型特点，内生软骨瘤好发于30～40岁，发病概率男女均等。多无症状，因病理性骨折而被发现。本例患者接受一期手术治疗予以病灶刮除、灭活、自体髂骨植骨、钛板内固定。

术中需要注意以下几点：

（1）避免皮肤切口和肌腱切口的重叠，降低术后粘连。

（2）彻底刮除病灶，必要时可通过C臂透视确定刮除深度和范围。

（3）灭活时保护周围软组织，防止灼伤，尤其是注意对神经、肌腱和皮缘的保护。

（4）取髂骨时应更换新器械，防止瘤细胞播散和沾染。

（5）骨折复位固定时注意避免旋转畸形，否则会导致屈曲手指时临指碰撞现象。

（6）坚强内固定以确保可进行早期功能锻炼，防止关节僵硬和肌腱粘连。

病例点评

（1）内生软骨瘤是良性软骨性肿瘤，是手部最常见的原发性骨肿瘤，好发于30～40岁，且好发于手部尺侧管状骨。内生软骨瘤约35%发生在手部，手部骨肿瘤中90%是内生软骨瘤。近节指骨最多见，其次是掌骨和中节指骨，腕骨也有报道，但极少受累。Bachoura

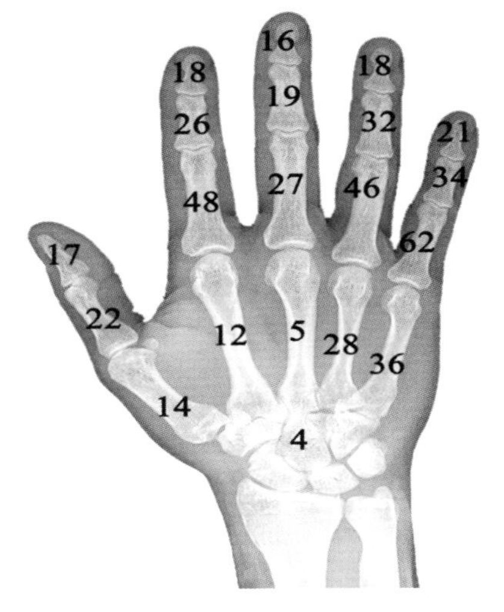

图 7-2-40　手部内生软骨瘤分布统计

等的多中心研究中 505 例患者手部内生软骨瘤分布统计见图 7-2-40。

（2）内生软骨瘤是髓腔内残留的骨骺增生所致，原先活跃于骨骺的软骨组织由于未知的原因没有发生钙化，随着其他软骨的重塑和钙化成骨，这部分软骨组织从骨骺生长板下方延伸到骨干部位，随着本身的增生而侵蚀骨干。病理方面内生软骨瘤比较特别，它的细胞增生性和异型性类似于其他骨骼的恶性肿瘤的细胞形态。多发性内生软骨瘤称为内生软骨瘤病，比较罕见，大多数患者为单发。40% ～ 60% 的患者由于病理性骨折才发现肿瘤的存在。内生软骨瘤的典型 X 线表现是界线清楚、点状钙化的溶骨性破坏（图 7-2-41）。长管状骨中的内生软骨瘤常位于干骺端，而手指的病灶可位于干骺端、骨干、骨骺或指骨全长。手部内生软骨瘤通常没有骨膜反应、关节内侵袭和软组织受累，后者常表示瘤体的强侵袭性。在较晚期病例和软骨肉瘤患者可观察到骨皮质菲薄、膨胀或破坏。

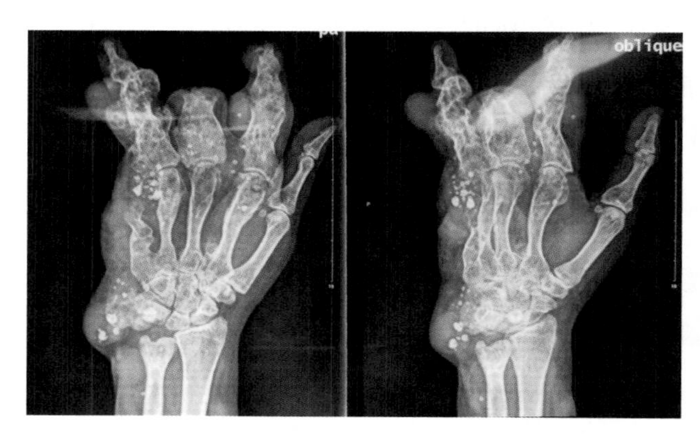

图 7-2-41　内生软骨瘤 X 线下的点状钙化

（3）当皮质骨表现为扩张性溶解性病变时，常表示瘤细胞的分化程度较高。表现为皮质骨的膨胀性变化时，需要与动脉瘤样骨囊肿（aneurysmal bone cysts，ABCs）、单纯性骨囊肿（simple bone cyst，SBC）、骨巨细胞瘤（giant cell tumor，GCT）相鉴别。ABCs 和 SBC 均可表现为界线清楚、透亮的病灶、伴有皮质扩张，ABCs

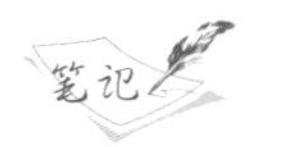

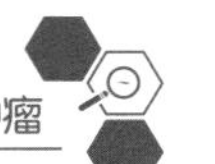

通常呈泡沫状，不显示病灶内钙化；骨内表皮包含囊肿是创伤后角蛋白填充性囊肿，可能类似于远节指骨的内生软骨瘤。GCT 通常表现为皮质扩张，伴或不伴软组织受累而破坏皮质，但病灶内通常不发生钙化。

（4）异柠檬酸脱氢酶 1 和 2 基因的杂合突变已在内生软骨瘤、骨膜软骨瘤和软骨肉瘤患者中发现。更具体地说，91% 的患者（22 例中有 20 例）可检测到这些突变。手部软骨瘤和低级别软骨肉瘤的检出率明显高于肱骨（36%）、骨盆（25%）和股骨（36%），这些突变也已在脂肪肝和马弗奇综合征患者中发现，并可能有助于研究基因功能在肿瘤发生中的作用。

（5）内生软骨瘤属于活跃性病变，但其生长缓慢且多无症状，恶变率极低。当发生恶变时患者可感觉到明显疼痛和肿胀。尚没有文献支持对无症状的内生软骨瘤进行手术治疗，除非是怀疑其他的诊断。无意中发现的无症状内生软骨瘤可以进行定期临床观察随访。对于有症状或肿瘤膨胀性生长且有病理骨折风险的患者建议接受手术治疗。安置止血带以改善术中视野，对病灶边界不太确定时可以借助于术中透视以判断刮除边界是否达到。术中冰冻病理对病灶性质的判断作用有限，不建议以此为依据改变手术方案。

（6）发生病理性骨折时的治疗方案始终存在争议，Ablove 等对 16 例患者中 6 例进行早期手术治疗，10 例患者进行延迟治疗，发现立即手术组的并发症明显较高（67% *vs* 10%）。支持手术的学者认为手术可以提供准确的组织学诊断、消除临床症状并确保骨的机械稳定性。他们认为延期手术可能延迟组织学诊断和延长疾病过程，并且在他们的随访中自体髂骨填充植骨效果好，没有什么特别的并发症发生。

（7）病灶刮除后空腔的化学或生物处理方法也存在争议，支持者使用的药剂包括无水酒精、苯酚（石炭酸）、CO_2 激光、冷冻剂（液

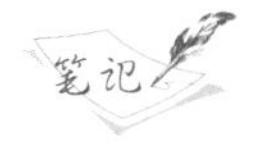

氮）、聚甲基丙烯酸甲酯水泥等，理论上其可以减少肿瘤细胞残留、降低复发率，相关报道的疗效也都非常显著。流体药剂的并发症也有报道，包括皮肤烧灼、神经失活和骨折。也有人主张空腔旷置和自体血肿填充。刮除后病灶空腔的填充是另一个存在较大争议的内容。理论上空腔填充可以增加结构稳定性，减少畸形发生率，匹兹堡大学医院骨科的 Abdo Bachoura 报道自己机构 24 例患者单纯病灶刮除术后有 1 例复发，但无骨折及骨折不愈合，同时对 22 项回顾性研究中 591 位患者的 609 个病灶分析发现，对刮除病灶后空腔的四种填充物做了比较研究，单纯刮除术后并发症发生率为 0.7%，自体移植术后并发症发生率为 3.5%，生物活性、骨传导材料增强术后并发症发生率为 0，水泥增强术后并发症发生率为 2.0%。并发症和复发率无统计学差异。该作者对自体髂骨移植填充提出强烈质疑，认为不仅患者经受疼痛、增加费用、延长手术时间，更有肿瘤细胞播散的风险。指出单纯刮除术是物美价廉的最佳方案。

（8）术后并发症主要是关节僵硬，Sassoon 等的报道指出 97 例病灶术后有 30 例手指活动不足，但只有 3 例需要手术进行伸肌腱松解。另外的报道中涉及的畸形有近指间关节的挛缩、掌指关节伸展挛缩和 1 例鹅颈指畸形（13%，3/24）。并发症多发生在复发病例中。内生软骨瘤刮除植骨术后平均复发率为 1.7% ～ 9.3%。

参考文献

1. MACDUFF E，REID R. Dahlin’s bone tumors. 6th ed. J Clin Pathol，2010，63（10）：950.
2. SIMON M J，POGODA P，HÖVELBORN F，et al.Incidence，histopathologic analysis and distribution of tumours of the hand. BMC Musculoskelet Disord，2014，15：182.
3. BACHOURA A，RICE I S，LUBAHN A R，et al. The surgical management of hand enchondroma without postcurettage void augmentation：Authors’ experience and a

笔记

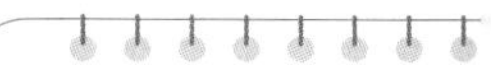

systematic review. Hand（N Y），2015，10（3）：461-471.

4. TAKIGAWA K.Chondroma of the bones of the hand. A review of 110 cases. J Bone Joint Surg Am，1971，53（8）：1591-1600.
5. GAULKE R.The distribution of solitary enchondromata at the hand. J Hand Surg Br，2002，27（5）：444-445.
6. MILGRAM J W. The origins of osteochondromas and enchondromas：A histopathologic study. Clin Orthop Relat Res，1983（174）：264-284.
7. COHEN J. Tumors and tumorous conditions of the bones and joints. Henry L. Jaffe，M.D. Philadelphia，Lea and Febiger，1958. J Bone Joint Surg，1958，40（6）：1445-1446.
8. CARTER J M，INWARDS C Y. Conventional chondrosarcoma：Old controversies and new insights. Diagn Histopathol，2014，20（5）：181-189.
9. MANKIN H J. Chondrosarcomas of digits：Are they really malignant? Cancer，1999，86（9）：1635-1637.
10. SASSOON A A，FITZ-GIBBON P D，HARMSEN W S，et al. Enchondromas of the hand：Factors affecting recurrence，healing，motion，and malignant transformation. J Hand Surg Am，2012，37（6）：1229-1234.
11. LUBAHN J D，BACHOURA A. Enchondroma of the hand：Evaluation and management. J Am Acad Orthop Surg，2016，24（9）：625-633.
12. ATHANASIAN E A，MCCORMACK R R. Recurrent aneurysmal bone cyst of the proximal phalanx treated with cryosurgery：A case report. J Hand Surg Am，1999，24（2）：405-412.
13. ATHANASIAN E A，WOLD L E，AMADIO P C. Giant cell tumors of the bones of the hand. J Hand Surg Am，1997，22（1）：91-98.
14. AMARY M F，BACSI K，MAGGIANI F，et al.IDH1 and IDH2 mutations are frequent events in central chondrosarcoma and central and periosteal chondromas but not in other mesenchymal tumours. J Pathol，2011，224（3）：334-343.
15. PANSURIYA T C，VAN EIJK R，D’ADAMO P，et al.Somatic mosaic IDH1 and IDH2 mutations are associated with enchondroma and spindle cell hemangioma in Ollier disease and Maffucci syndrome. Nat Genet，2011，43（12）：1256-1261.
16. ABLOVE R H，MOY O J，PEIMER C A，et al. Early versus delayed treatment of

enchondroma. Am J Orthop（Belle Mead NJ），2000，29（10）：771-772.

17. CHA S M，SHIN H D，KIM K C，et al.Extensive curettage using a high-speed burr versus dehydrated alcohol instillation for the treatment of enchondroma of the hand.J Hand Surg Eur Vol，2015，40（4）：384-391.

18. GEORGIANNOS D，LAMPRIDIS V，BISBINAS I.Phenolization and coralline hydroxyapatite grafting following meticulous curettage for the treatment of enchondroma of the hand：A case series of 82 patients with 5-year follow-up. Hand（N Y），2015，10（1）：111-115.

19. GILES D W，MILLER S J，RAYAN G M. Adjunctive treatment of enchondromas with CO_2 laser. Lasers Surg Med，1999，24（3）：187-193.

20. MELLER I，WEINBROUM A，BICKELS J，et al. Fifteen years of bone tumor cryosurgery：A single-center experience of 440 procedures and long-term follow-up. Eur J Surg Oncol 2008，34（8）：921-927.

21. BICKELS J，WITTIG J C，KOLLENDER Y，et al.Enchondromas of the hand：Treatment with curettage and cemented internal fixation. J Hand Surg Am，2002，27（5）：870-875.

22. TORDAI P，HOGLUND M，LUGNEGÅRD H.Is the treatment of enchondroma in the hand by simple curettage a rewarding method? J Hand Surg Br，1990，15（3）：331-334.

23. ADLER C P，BRENDLE G. Clinical and morphologic aspects of benign bone tumors and tumorous bone lesions. Follow-up，therapy and prognosis. Versicherungsmedizin，1989，41（4）：132-138.

24. MACHENS H G，BRENNER P，WIENBERGEN H.Das Enchondroma of the hand. Clinical evaluation study of diagnosis，surgery and functional outcome. Unfallchirurg，1997，100（9）：711-714.

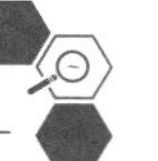

050　残端神经瘤

病历摘要

患者，女性，24 岁。

[主诉]　右腕部外伤后 9 个月，手部畸形伴感觉运动障碍。

[现病史]　患者 9 个月前腕部被锐器割伤，于当地医院就诊后急诊行清创缝合。自觉伤后右手环指、小指麻木，手部精细动作障碍，逐渐出现环指、小指伸直障碍。

[查体]　右手腕掌侧不规则皮肤手术瘢痕，长 4 cm，右手掌尺侧、右环指尺侧及右小指感觉麻木，掌背尺侧半感觉正常。右手呈爪型手畸形，骨间肌及小鱼际肌Ⅱ度萎缩，各指分指及并指动作障碍，夹纸试验（+），Formen 征（+），Bunnell 征（+）。

[辅助检查]　腕部超声检查提示尺神经连续性中断，断端瘤样改变。神经电生理检查提示尺神经腕部感觉、运动信号传导中断，小鱼际肌、骨间肌、第 3 及第 4 蚓状肌、拇短屈肌深头、拇对掌肌失神经电位。

[治疗]　臂丛麻醉下行右腕部尺神经探查松解、神经瘤切除、腓肠神经移植术（图 7-2-42），术后病理结果：残端神经瘤（图 7-2-43）。

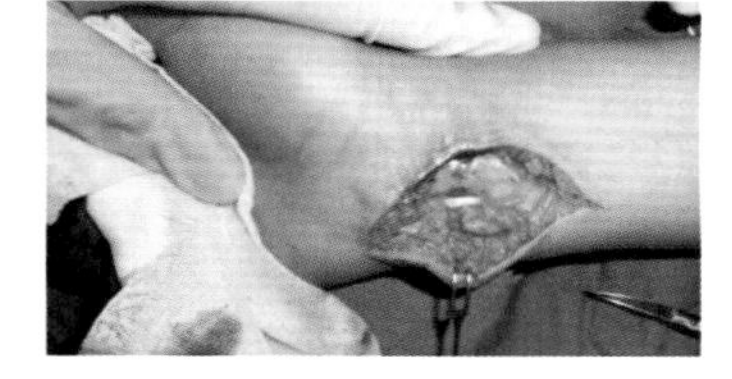

图 7-2-42　术中

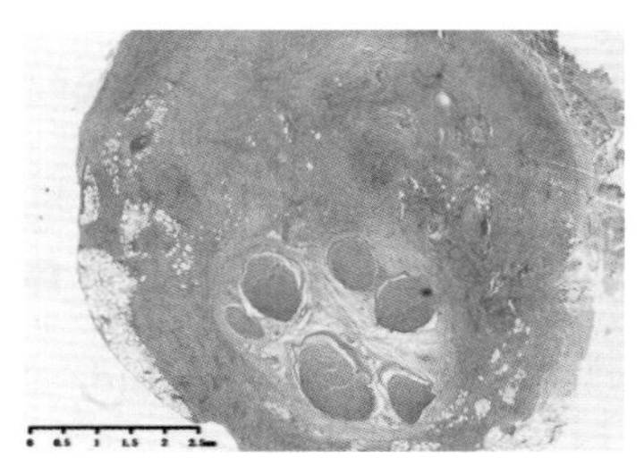

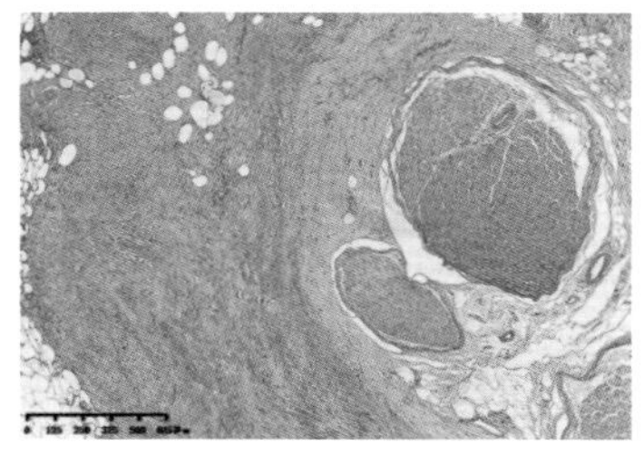

图 7-2-43　术后病理

病例分析

患者有腕部外伤史，出现典型的尺神经腕部损伤功能障碍的症状。尺神经在前臂2/8段分出尺神经腕背支，至前臂7/8段从主干分出，行向内下方，在尺骨茎突内上方，尺侧腕屈肌腱深面转向背侧下行，至腕关节处分为2～3支指背神经，一支分布于小指尺侧，一支至第4、第5指的相对缘，如有第3支即至第3、第4指的相对缘或仅至第4指的桡侧。手背支在手背的行程中还分支供应手背尺侧的皮肤。本例病患伤于腕部掌尺侧，尺神经腕背支已经从主干分出，故腕背支连续性未受损伤，功能完好。尺神经主干于腕部越屈肌支持带浅面和豌豆骨桡侧入手掌。分浅、深两支，浅支经掌短肌深面并发支支配该肌。于该肌远侧缘分为环小指毗邻的掌指支和至小指尺侧的掌指支，支配尺侧一个半指的皮肤感觉。上述各支沿途发出神经末梢，支配掌指皮肤，并发出关节支和血管支。尺神经深支出豆钩管，绕钩骨钩转向外行，协同掌深弓行于骨间肌浅面，依次发出小指展肌支，小指短屈肌支，小指对掌肌支，第4、第3、第2、第1骨间肌支，第4、第3蚓状肌支，拇收肌斜头支，拇收肌横头支，拇短屈肌深头支。本例患者手部感觉、运动均出现不同程度障碍，可以推测尺神经浅、深支均出现功能障碍，由腕部瘢痕可知损伤位置在豆钩韧带近端。浅支损伤表现的感觉障碍和深支损伤表现的运动障碍同时存在，可以解释右手爪型手畸形（第3、第4蚓状肌麻痹，环指小指指间关节伸直障碍），骨间肌及小鱼际肌Ⅱ度萎缩（失神经性肌萎缩），各指分指及并指动作障碍（全部骨间肌功能障碍），夹纸试验（+）（骨间掌侧肌功能障碍），Froment 征（+）（拇短屈肌力量减弱、拇短屈肌深头功能障碍，掌指关节屈曲力量减弱，捏物时拇长屈肌代偿性发力致使掌指关节背伸指间关节屈曲，如图7-2-44所示），Bunnell 征（+）（原理同 Forment 征，掌指关节控制力减弱，拇示指

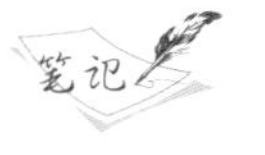

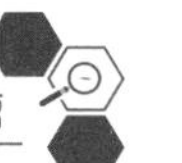

对捏不能呈“O”形，如图 7-2-45 所示）。

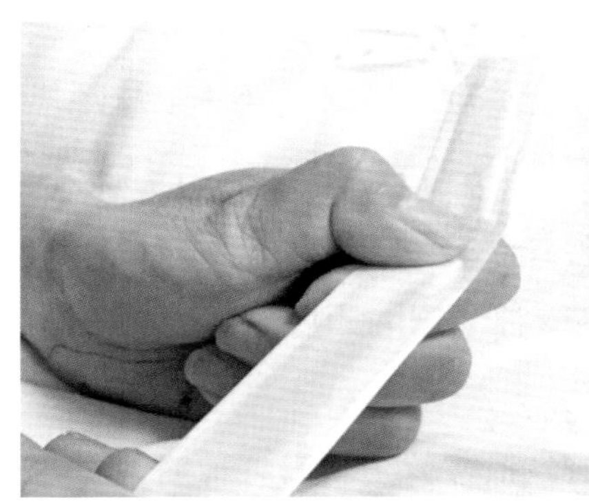
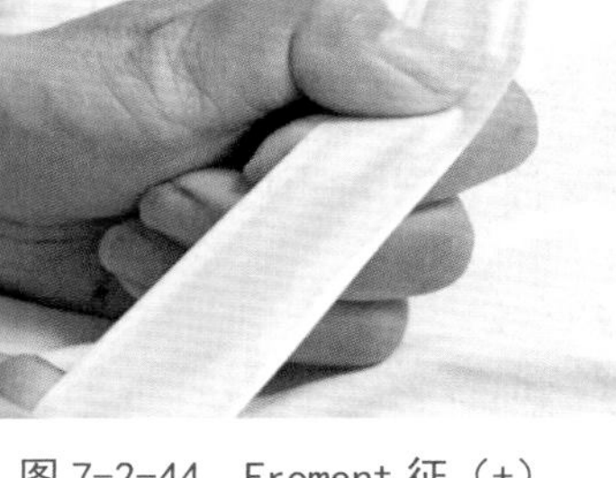

图 7-2-44　Froment 征（+）

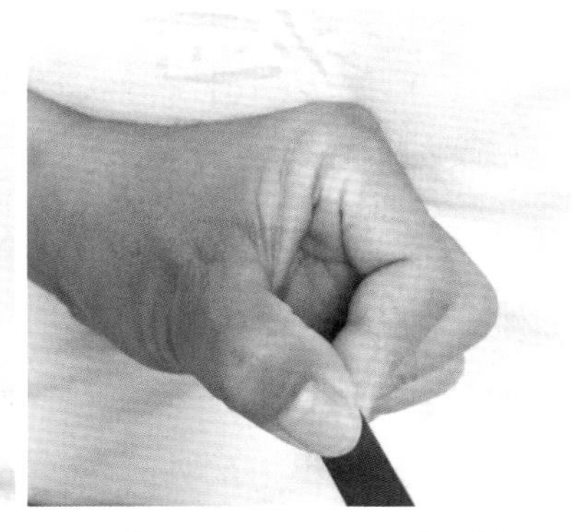

图 7-2-45　Bunnell 征（+）

病例点评

（1）创伤性神经瘤多发生在神经干外伤后，损伤局部神经纤维及神经鞘膜细胞，无规则生长，缠绕成团块状，局部呈梭形膨大，或与瘢痕组织交织生长，无明显界线。由于没有病理性核分裂为特征的肿瘤细胞存在，固不能称为肿瘤，又称为假性神经纤维瘤。1811 年 Odier 首先描述了周围神经部分或完全切断后，近断端形成的创伤性神经瘤；1863 年 Vischow 根据神经瘤的组织结构分成真性神经瘤和假性神经瘤，认为残端神经瘤实际上是一种假性神经瘤。

（2）残端神经容易发生瘤样改变的部位包括桡神经浅支、正中神经掌皮支、截肢（指）残端等。常有明显压痛，尤其累及指神经并无良好的皮肤和脂肪组织覆盖而与瘢痕粘连时。

（3）保守治疗主要包括理疗、药物治疗等，往往适用于早期患者，或作为痛性神经瘤术后患者的辅助治疗。目前临床常用药物主要包括加巴喷丁（gabapentin）、普瑞巴林（pregabalin）等，国际上对此已达成一定共识。

（4）外表常看不到瘤体，局部钝性压迫可疑部位，受力处的疼痛可提示瘤体的部位。多选择手术切除，并使神经残端离开瘢痕组

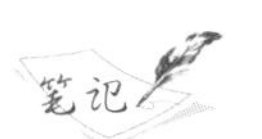

织并受到良好软组织的保护。部分患者神经瘤可再发生，必要时需再次手术。根据 Margot 等对 1083 例手指截指患者的随访调查，71 例（6.6%）出现创伤性神经瘤症状，平均时间为术后 6.4 个月，其中 47 例（66%）接受手术治疗，手术时间平均为截指手术后 11 个月。结论为大约每 15 例患者中就有 1 例会在创伤性手指截指后出现神经瘤症状，其中一半以上的患者将接受神经瘤的翻修手术，平均手术干预时间为 11 个月。

（5）目前报道的外科治疗方法包括移位至肌肉、骨骼、静脉或皮下组织，神经缝合术，硅胶帽技术，结扎，手指切除手术的脚趾移植，神经外膜剥脱术，带血管皮瓣与肌肉移植，神经刺激，与远断端的神经以动脉、静脉或硅胶导管桥接等。这些报道或病例数量有限，或临床资料不够详细，仍不能得出孰优孰劣的结论。无论采取何种方法，仍有 20% ～ 30% 的患者的痛性神经瘤难以获得好的疗效。

（6）Poppler 等对包含 74 个治疗组、1381 例患者的 54 项研究进行了 META 分析虽然没有得出何种术式更加有效的结论，但认为无论采取何种手术技术，手术治疗可以对大约 77% 的患者的疼痛达到临床改善的效果。

（7）手部神经瘤的疼痛程度和大小无关，可能与累及部位、局部的使用频率关系更大。残端痛性神经瘤的防治原则是使神经断端处于无张力、无感染、血供良好的非瘢痕性神经床和非受压部位。因此，早期处理残端时应在神经干比较高的部位用快刀切断，任其回缩到正常组织内；或植入肌肉内、骨髓腔内或套入移植的静脉段中。避免置于瘢痕组织或感染区，对神经要避免粗暴的剥离、牵拉和压榨，以减少痛性神经瘤的发生。在早期处理残端时就重新建立神经的连续性，是目前认为较积极的防治措施。从近年研究来看，对经多次手术仍复发的棘手病例，中枢端对中枢端自体神经嵌入缝接法，使神经再生恢复其生理过程，从理论和疗效来看是可行的。目前该

笔记

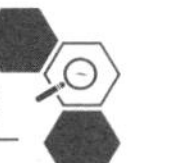

法越来越受到人们的重视，是较好的治疗方法之一。自体静脉桥接神经法，一方面可抑制神经再生，另一方面可避免神经断端处于瘢痕组织中，也是一种较好的手术治疗方法。几十年前的神经帽（Nerve capping）技术随着纳米技术的兴起被运用到神经导管，其对残端神经瘤的预防作用正在被逐渐重视。

参考文献

1. 鲍其远，肖成伟，王涛. 上肢周围神经损伤后的痛性神经瘤及其治疗. 复旦学报（医学版），2014，41（2）：278-282.
2. DWORKIN R H，O'CONNOR A B，AUDETTE J，et al. Recommendations for the pharmacological management of neuropathic pain：An overview and literature update. Mayo Clin Proc，2010，85（3 Suppl）：S3-14.
3. VLOT M A，WILKENS S C，CHEN N C，et al. Symptomatic neuroma following initial amputation for traumatic digital amputation. J Hand Surg Am，2018，43（1）：86.e1-86.e8.
4. NATH R，MACKINNON S E. Management of neuromas in the hand. Hand Clin，1996，12（4）：745-756.
5. ATHERTON D D，FABRE J，ANAND P，et al. Relocation of painful neuromas in zone Ⅲ of the hand and forearm. J Hand Sur Eur Vol，2008，33（2）：155-162.
6. KAKINOKI R，IKEGUCHI R，MATSUMOTO T，et al. Treatment of painful peripheral neuromas by vein implantation.Int Orthop，2003，27（1）：60-64.
7. DELLON A L，MACKINNON S E. Treatment of the painful neuroma by neuroma resection and muscle implantation. Plast Reconstr Surg，1986，77（3）：427-438.
8. KAREV A，STAHL S. Treatment of painful nerve lesions in the palm by ‘rerouting’ of the digital nerve. J Hand Surg，1986，11（4）：539-542.
9. KOCH H，HAAS F，HUBMER M，et al. Treatment of painful neuroma by resection and nerve stump transplantation into a vein. Annals of Plastic Surgery，2003，51（1）：45-50.
10. HERBERT T J，FILAN S L. Vein implantation for treatment of painful cutaneous neuromas.A preliminary report. J Hand Surg Br，1998，23（2）：220-224.

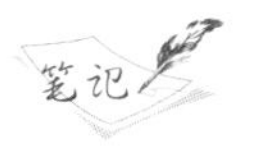

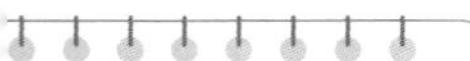
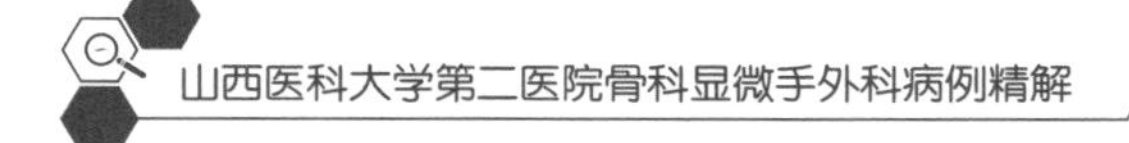
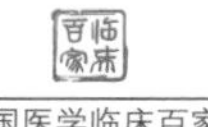

11. PETERSON S L，GORDON M J. Recurrent neuroma formation after lateral arm free flap coverage with neurorraphy to the osteroantebrachial nerve. Br J Plast Surg，2004，57（6）：585-587.

12. SWANSON A B，BOEVE N R，BIDDULPH S L. Silicone-rubber capping of amputation neuromas. Inter Clin Info Bull，1972，11：1-7.

13. ZHANG F，HU E C，CHEN W，et al. Treatment of painful neuroma of amputated phalanx with distal toe transfer：a case report. South Med J，2006，99（1）：85-89.

14. YILDIRIM A M，OKUR M I，OZVEREN F，et al. Reduction of the incidence of neuroma formation by proximal epineural stripping：an experimental study in rats. J Hand Surg Eur Vol，2006，31（4）：450-452.

15. KRISHNAN K G，PINZER T，SCHACKERT G. Coverage of painful peripheral nerve neuromas with vascularized soft tissue：method and results.Neurosurgery，2005，56（2 Suppl）：369-378.

16. GUSE D M，MORAN S L. Outcomes of the surgical treatment of peripheral neuromas of the hand and forearm：A 25-year comparative outcome study. Annals of plastic surgery，2013，71（6）：654-658.

17. POPPLER L H，PARIKH R P，BICHANICH M J，et al. Surgical interventions for the treatment of painful neuroma：A comparative meta-analysis.Pain，2018，159（2）：214-223.

18. ONODE E，UEMURA T，TAKAMATSU K，et al. Nerve capping with a nerve conduit for the treatment of painful neuroma in the rat sciatic nerve. J Neurosurg，2019，8：1-9.

19. ZHOU X，ZHAO B，POONIT K，et al. An aligned nanofiber nerve conduit that inhibits painful traumatic neuroma formation through regulation of the RhoA/ROCK signaling pathway. J Neurosurg，2019，1：1-10.

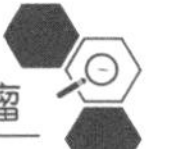

051　鳞状细胞癌

病历摘要

患者，男性，55 岁，化工厂工人。

[主诉]　右手中指背侧难愈性溃疡 8 年，为求诊治入院。

[现病史]　患者 8 年前出现右手中指背侧结节性肿块，初始直径 3 ～ 5 mm，轻微疼痛，后逐渐肿大，中心破溃已结痂，反复发作。近 3 年来不觉疼痛，每次结痂期 2 ～ 3 个月，破溃期 4 ～ 5 个月，交替进行。自觉活动无影响，未予重视。经体检医师建议来院就诊。

[查体]　左手中指近节背侧靠近掌指关节处见一直径 1 cm 的慢性火山口样溃疡创面，中心破溃区炎性肉芽覆盖，无痛（图 7-2-46）。各指关节主、被动活动自如，幅度正常范围。周围皮肤感觉正常，血运正常。

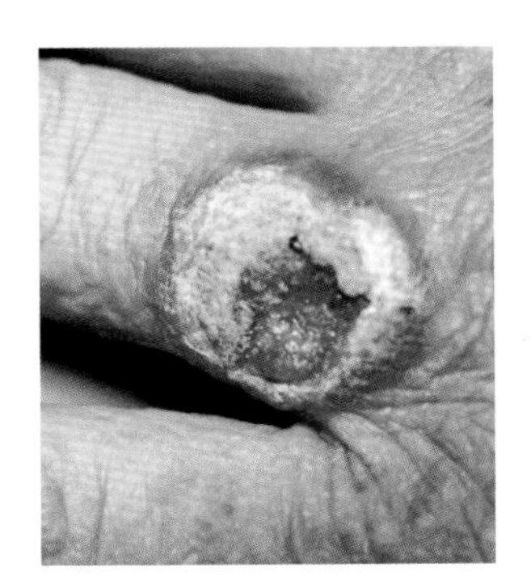
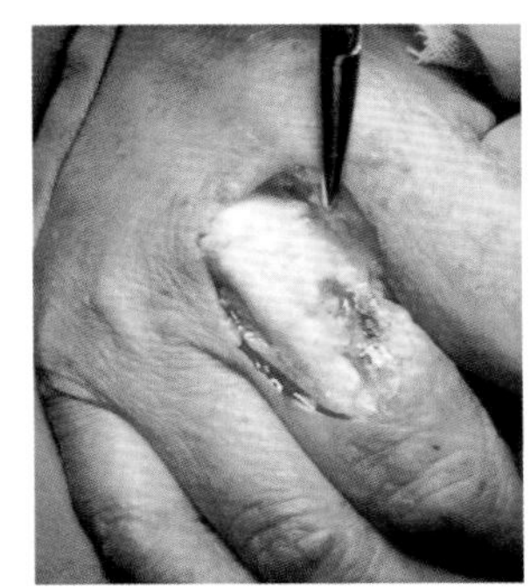

图 7-2-46　术前外观

[辅助检查]　手部 X 线检查示患手骨质未见异常。胸部 X 线检查未见异常。肘部、腋窝淋巴结未见肿大。

[治疗]　臂丛麻醉下行左手指背病灶切除，术中冰冻及术后病理提示鳞状细胞癌（图 7-2-47）。

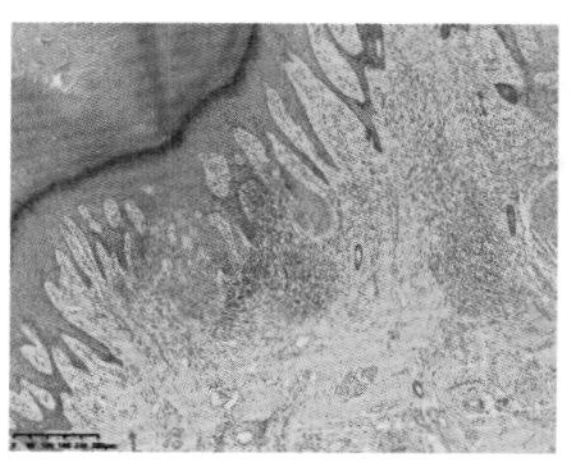 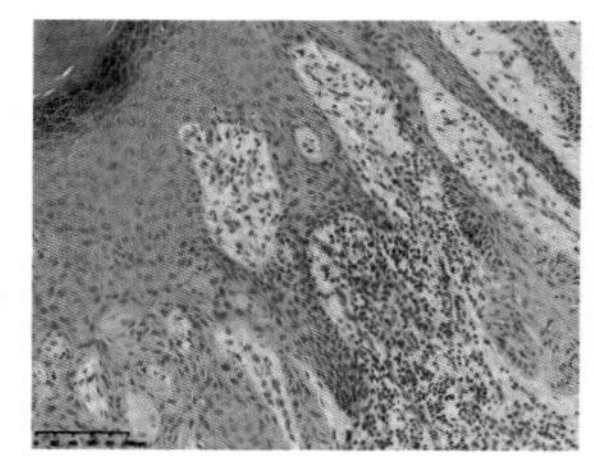 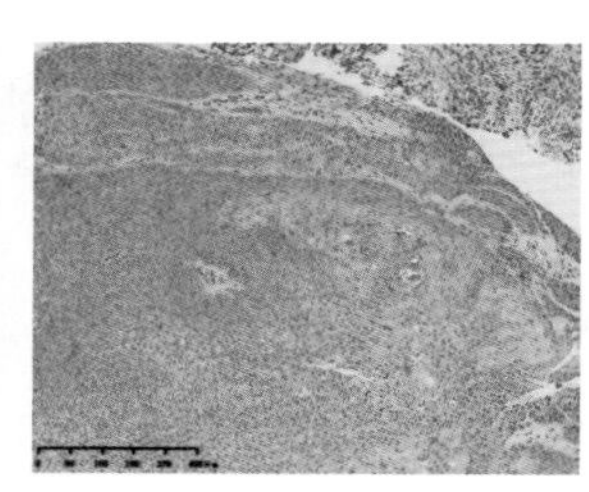

图 7-2-47　HE 染色（镜下所见）

病例分析

患者系中老年男性，有长期化工产品接触史，局部慢性皮肤病变发展为慢性溃疡，经久不愈，提示医师需要警惕恶性病变的可能。术中冰冻检查可快速提供治疗的方向性指导，尤其对手术切缘的判断非常有帮助。

病例点评

（1）手部皮肤肿瘤中恶性者发病率较低，鳞癌在其中位列第一。路来金等的病例统计显示该院 2397 例手部肿瘤中恶性率占 4.2%，而鳞癌的发病率为 0.7%。

（2）此类患者多有明确的长期致病因素存在。西方国家对患者中日光照射的相关性研究较多，尤其白种人皮肤色素较少，对日光照射的敏感性较强。发展中国家的劳动防护不全导致的化学物品接触性皮炎、机械性摩擦等，及职业因素如放射科医师的手部放射性皮炎等多与鳞癌的发病有关。此外，慢性感染、溃疡窦道经久不愈、烧伤遗留瘢痕反复破溃都可导致恶变成癌。人乳头瘤病毒的一些亚型、免疫抑制剂、HIV 感染与本病的相关性也已经被证实，但发病部位则不局限于四肢。值得注意的是，这部分患者的鳞癌往往具有一定强度的侵袭性。

（3）鳞状细胞癌可能发生转移，通常先转移到局部淋巴结。比

笔记

较常见或恶性度低的肿瘤的复发率或转移率较低，但具有以下临床或病理特征的肿瘤被认为恶性风险度增高，复发率或转移率较高，包括生长迅速、既往治疗后复发、患者应用免疫抑制剂、病灶体积大（大于 2 cm）、侵入更深的结构（大于 4 mm）、分化差或神经周围扩散、慢性炎症或毛发区出现的病灶。经典的病灶周围正常组织切除边缘为低危病灶 4 mm，高危病灶 6 mm。

（4）皮肤移植或皮瓣可能是必要的术后皮肤缺损重建手段。鉴于淋巴结转移率较低，目前的证据并不提倡常规使用前哨淋巴结活检检查低风险病变，但对于一些高风险病变这可能是明智的，尤其是对于亚临床阶段淋巴结转移的判断，然而由于缺乏对照研究和对高危病变的定量诊断，尚不能得出前哨淋巴结活检对预后和总体疾病生存的影响的结论。

（5）大约有 5% 的病例 5 年内发生转移。日光照射性皮肤受损的鳞状细胞癌转移率高达 3% ～ 5%，但有多种危险因素的肿瘤转移率可能高达 25% ～ 45%，发生转移的病例 5 年死亡率为 18%。

（6）手部皮肤癌外形变化多端，可呈慢性肉芽肿创面外观，有火山口样、蘑菇状或菜花状赘生物，有经验的医师有时能从外在的表象得到预警，从而想到术中快速冰冻病检，避免术后的被动局面，毕竟在手术量较大的综合性医院很难做到所有肿瘤类手术都术中等待冰冻结果。对病灶性质的预判有时是一种直觉，其依据的是医师的知识和经验的积累。病理检查被认为是诊断的“金标准”（图 7-1-9）。

（7）Pennington 等在进行大量文献复习后，总的评价是 Mohs 手术疗法对鳞状上皮癌的疗效优于传统的外科切除术。手部鳞状细胞癌的 Mohs 显微手术治疗显示复发率低至 2.4%。Mohs 显微外科手术被认为是治疗鳞状细胞癌的金标准。一项使用 Mohs 显微外科手术切除鳞状上皮癌的组织学图像的研究表明，141 例原发性鳞状上皮癌

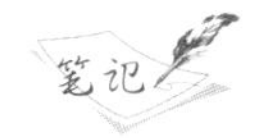

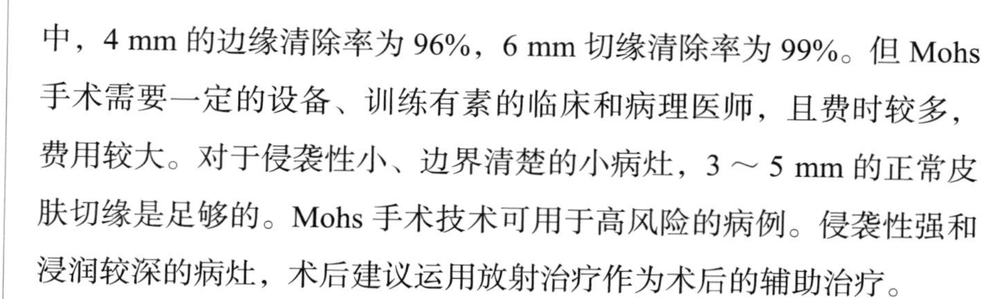

中，4 mm 的边缘清除率为 96%，6 mm 切缘清除率为 99%。但 Mohs 手术需要一定的设备、训练有素的临床和病理医师，且费时较多，费用较大。对于侵袭性小、边界清楚的小病灶，3 ～ 5 mm 的正常皮肤切缘是足够的。Mohs 手术技术可用于高风险的病例。侵袭性强和浸润较深的病灶，术后建议运用放射治疗作为术后的辅助治疗。

（8）对于手背，应尽量保留伸肌腱功能，必要时行肌腱移植术。

参考文献

1. SOBANKO J F，DAGUM A B，DAVIS I C，et al. Soft tissue tumors of the hand. 1. Benign. Dermatol Surg，2007，33（6）：651-667.
2. HAWS M J，NEUMEISTER M W，KENNEASTER D G，et al. Management of nonmelanoma skin tumors of the hand. Clin Plast Surg，1997，24（4）：779-795.
3. 路来金，刘彬，宣昭鹏，等 . 手部肿瘤 2397 例的临床研究 . 中华手外科杂志，2007，23（3）：132-134.
4. BERG D，OTLEY C C. Skin cancer in organ transplant recipients：Epidemiology，pathogenesis，and management. J Am Acad Dermatol，2002，47（1）：1-17.
5. JOHNSON T M，ROWE D E，NELSON B R，et al. Squamous cell carcinoma of the skin（excluding lip and oral mucosa）. J Am Acad Dermatol，1992，26（3 Pt 2）：467-484.
6. KAKAR S，ENDRESS R. Skin cancer of the hand：current concepts. J Am Acad Orthop Surg，2015，23（5）：307-316.
7. BRODLAND D G，ZITELLI J A.Surgical margins for excision of primary cutaneous squamous cell carcinoma. J Am Acad Dermatol，1992，27（2 Pt 1）：241-248.
8. MOTLEY R，KERSEY P，LAWRENCE C，et al. Multiprofessional guidelines for the management of the patient with primary cutaneous squamous cell carcinoma. Br J Dermatol，2002，146（1）：18-25.
9. NETSCHER D T，LEONG M，ORENGO I，et al. Cutaneous malignancies：Melanoma and nonmelanoma types. Plast Reconstr Surg，2011，127（3）：37e-56e.
10. MARTIN D E，ENGLISH J C Ⅲ，GOITZ R J. Squamous cell carcinoma of the hand. J Hand Surg Am，2011，36（8）：1377-1381.

11. HENDERSON M M，NEUMEISTER M W，BUENO R A JR. Hand tumors：I. skin and soft-tissue tumors of the hand. Plast Reconstr Surg，2014，133（2）：154e-164e.

12. ROSS A S，SCHMULTS C D. Sentinel lymph node biopsy in cutaneous squamous cell carcinoma：A systematic review of the English literature. Dermatol Surg，2006，32（11）：1309-1321.

13. RENZI C，CAGGIATI A，MANNOORANPARAMPIL T J，et al. Sentinel lymph node biopsy for high risk cutaneous squamous cell carcinoma：Case series and review of the literature. Eur J Surg Oncol，2007，33（3）：364-369.

14. PENNINGTON B E，LEFFELL D J. Mohs micrographic surgery：Established uses and emerging trends. Oncology（Williston Park），2005，19（9）：1165-1171.

15. ARIYAN S. Benign and malignant soft tissue tumors of the hand//MCCARTHY J G Plastic Surgery. Philadelphia：Saunders，1990（6）：5483-5509.

16. Robins P，Dzubow L M，Rigel D S. Squamous-cell carcinoma treated by Mohs' surgery：An experience with 414 cases in a period of 15 years. J Dermatol Surg Oncol，1981，7（10）：800-801.

17. ROWE D E，CARROLL R J，DAY C L JR. Long-term recurrence rates in previously untreated（primary）basal cell carcinoma：Implications for patient follow-up. Journal of Dermatologic Surgery & Oncology，1989，15（3）：315-328.

18. ROWE D E，CARROLL R J，DAY C L. Mohs surgery is the treatment of choice for recurrent（previously treated）basal cell carcinoma. J Dermatol Surg Oncol，1989，15（4）：424-431.

19. ROWE D E，CARROLL R J，DAY C L. Prognostic factors for local recurrence，metastasis，and survival rates in squamous cell carcinoma of the skin，ear，and lip. Implications for treatment modality selection. J Am Acad Dermatol，1992，26（6）：976- 990.

20. CALFEE R. Principles of hand surgery. and therapy. 2nd ed. The Journal of hand surgery，2010，35（4）：689.

21. ALAM M，RATNER D. Cutaneous squamous-cell carcinoma. N Engl J Med，2001，344（13）：975-983.

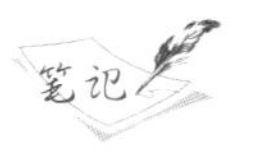

052　恶性黑色素瘤

病历摘要

患者，女性，63 岁。

［主诉］　右拇指外伤后变黑 4 年，疼痛并接受拔甲手术 5 个月。

［现病史］　患者 2012 年外伤后出现左手拇指指甲变黑，期间未予诊治。2016 年 5 月出现左拇指指甲局部疼痛、破溃伴流液，就诊于当地医院予以拔甲治疗后无好转。遂于 2016 年 10 月就诊于我院。

［查体］　左拇指指甲缺如，甲床及周围皮肤颜色斑片状变黑，局部压痛（+）。否认家族史。

［辅助检查］　左拇 X 线检查示骨质未见异常。患肢浅表彩超示浅表淋巴结未见肿大。

［治疗］　完善相关检查后，于 2016 年 10 月 13 日在局麻下行病灶扩大切除术。术后 5 天换药发现患者切口创面及周围皮肤组织颜色迅速变黑。病理检验回报结果示恶性黑色素瘤，遂于 2016 年 10 月 18 日在臂丛麻醉下行左手拇指超关节截指术。术后转入肿瘤医院行进一步辅助治疗。患者相关图片资料见图 7-2-48 ～图 7-2-50。

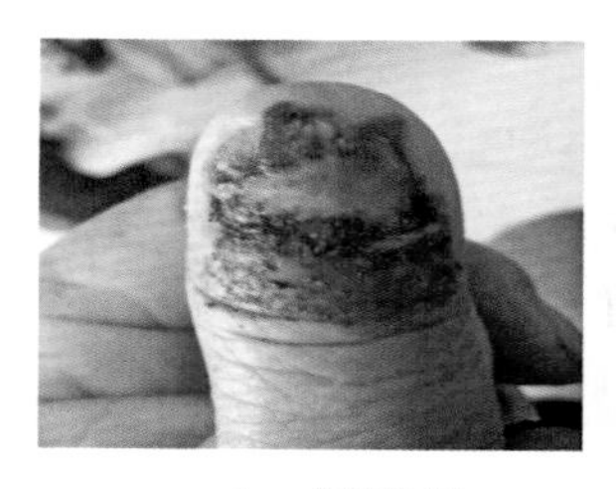
A：术前外观

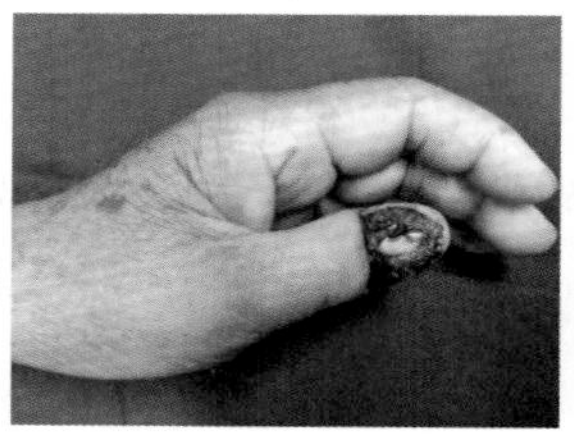
B：第 1 次术后

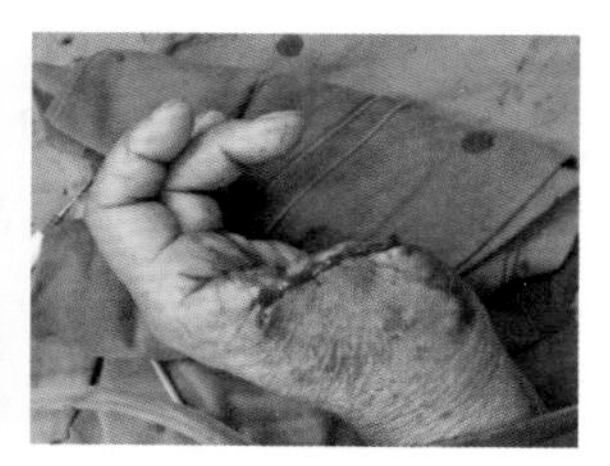
C：第 2 次术后

图 7-2-48　手部外观

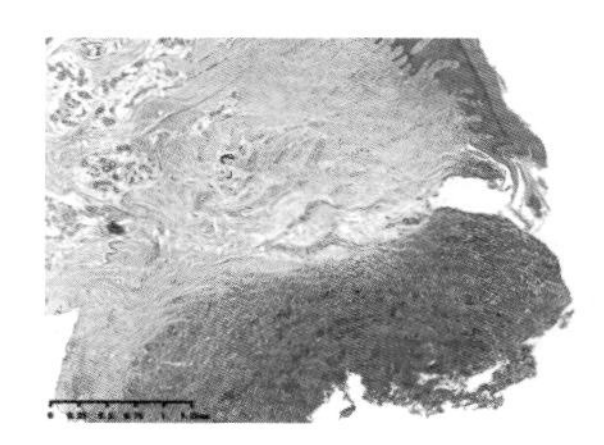
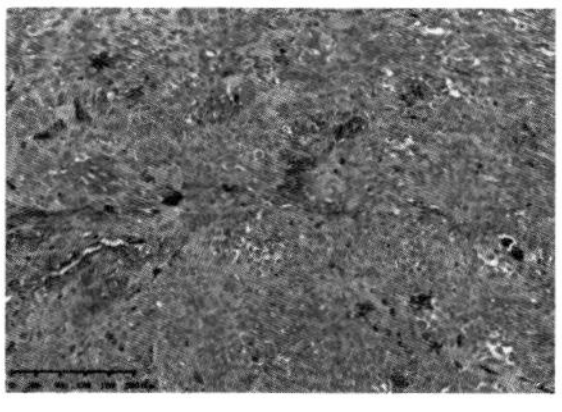

图 7-2-49 HE 染色（镜下所见）

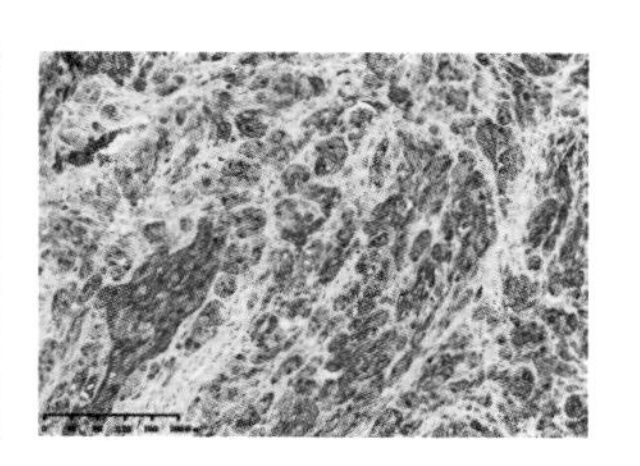

图 7-2-50 免疫组化 HMB45（+）

病例分析

1. 流行病学

甲下黑色素瘤（subungual melanoma）是以指甲及其周围组织为主要受累部位的恶性黑色素瘤，隶属肢端雀斑样黑色素瘤亚型，占所有恶性黑素瘤患者的 0.7% ～ 3.5%，该型也是我国最常见的皮肤黑色素瘤病理类型。甲下黑色素瘤好发于成年人，儿童发生甲下黑素瘤非常罕见。

2. 病因及风险因素

对黑色素瘤发病原因的研究比较深入，包括表型易感性、遗传易感性、环境因素、个人病史等，均作为Ⅱ A类证据被NCCN（National Comprehensive Cancer Network）黑色素瘤 2018 年第 2 版指南所引用。针对甲下黑色素瘤常提及的局部外伤史并未得到文献证实。

不恰当的处理有可能诱发色素痣恶变和迅速生长，如刀割、绳勒、盐腌、激光和冷冻等局部刺激。内分泌、化学、物理因素对黑色素瘤的发生是否有影响还不得而知。

3. 临床表现

甲下黑色素瘤多累及指甲，拇指、踇趾及食指是其好发部位。

Hutchinson 征阳性：纵行黑甲伴甲皱襞或甲下皮肤的色素沉着。临床初期可表现为指（趾）甲出现一条纵向的褐色条纹，逐渐发展，

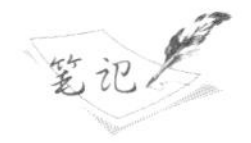

其边界模糊不清且易出现甲营养不良，后期形成溃疡结节性损害，或累及甲周皮肤，即 Hutchinson 征阳性，该征被认为是诊断甲下黑色素瘤的重要临床标志之一。甲下可现肿块，甲板变形、裂开、增厚、部分脱落，可伴有感染、破溃、脓性或血性分泌物，多不伴疼痛。

4. 诊断

Levit 等提出甲下黑色素瘤的 ABCDEF 诊断方案，即指甲黑色素瘤的字母表，是当怀疑指甲存在甲下黑色素瘤时要记住的步骤。

A（age）即年龄为成人，尤其以 50 ～ 70 岁老年人好发。种族：非籍美洲人、印第安人、亚洲人。

B（band）甲带，色素棕黑色，宽度达 3 mm。

C（change）即甲带大小、生长速度变化很快，即使充分治疗后指甲坏损情况亦无改善。

D（digit）即受累甲：拇指＞踇＞食指。

E（extension）延伸：色素的延伸，包括指甲近端或外侧褶皱或指甲板的游离边缘，Hutchinson 征（+）。

F（family history）家族或个人病史：既往黑色素瘤或发育不良痣综合征。

虽然甲下黑色素瘤字母表中的每个字母都很重要，但必须将所有字母放在一起才能提高初诊确诊率，进而提高甲下黑色素瘤患者的存活率。然而，与皮肤黑色素瘤一样，甲下黑色素瘤的绝对诊断是通过病理检查做出的。

对局部活检曾经存在一定争议，但其价值目前已经被中外版临床指南所认可，并作为诊治流程的重要环节。活检方法包括刮取活检、穿刺抽吸活检、切开活检、切除活检，并就活检操作进行了相应规范。术中快速冰冻病理检查，一旦确诊需根据分期行外科手术治疗。

黑色素瘤细胞的病理特点及特征性标志物：黑素瘤细胞呈异型

性，细胞大小、形态不一，以梭形细胞和上皮样细胞为主，胞核大，可见到核分裂及明显核仁，胞质内可含有色素颗粒，对多巴胺和酪氨酸酶呈强阳性反应。常用的黑色素细胞特征性标志物包括 S-100 蛋白、SOX-10、Melan A、HMB45、酪氨酸酶、MITF 等。其中 S-100 蛋白敏感性最高，是黑色素瘤的过筛指标；但其特异性较差，一般不能用作黑色素瘤的确定指标。Melan A、HMB45 和酪氨酸酶等特异性较高，但肿瘤性黑色素细胞也可以出现表达异常，敏感性不一，因此建议在需要进行鉴别诊断时需同时选用 2 ～ 3 个上述标志物，再加上 S-100 蛋白，以提高黑色素瘤的检出率。

5. 鉴别诊断

甲下黑色素瘤容易被误诊为甲真菌病、甲母痣、甲下角化过度症、甲下血肿、化脓性肉芽肿、甲下疣、血管球瘤、指（趾）黏液囊肿等。

早期甲下黑色素瘤与甲母痣等良性黑色素细胞痣较难鉴别，正确诊断需结合临床特征及组织病理学检查。Hutchinson 征是甲下黑色素瘤的重要标志，但是也可见于甲母痣，两者亦可以通过皮肤镜进行鉴别，前者表现为弥漫性、无规则，而后者表现为线状、毛刷状。目前黑色素细胞增生性疾病的良恶性鉴别主要依靠常规组织学诊断，免疫组织化学和基因检测可以作为皮肤黑色素瘤与良性黑色素细胞痣的辅助鉴别指标。比较常用的免疫组织化学标志物包括 Ki-67 和 cyclin D1。

黑色素瘤的肿瘤细胞形态多样，尤其是无色素性病变，常需要与癌、肉瘤和淋巴瘤等多种肿瘤进行鉴别。

6. 治疗

外科手术是甲下恶性黑色素瘤治疗的最主要手段。对于原位甲下黑色素瘤，需要完整切除包括甲板、甲床及甲母质等结构，然后采用中厚层或全层皮片移植等进行修复。对于侵袭性甲下黑色素瘤，

根据肿瘤的厚度可采用单纯截指（趾）术或广泛外科手术治疗，同时需要考虑病变指（趾）的生理功能及视觉美观。

切除手术方式具体有以下几种。

（1）局部扩大手术：主要适用于原位甲下黑色素瘤，切缘辐射半径＞ 5 mm，深度包括骨膜及浅层指骨。

（2）超关节截指（趾）术：截除平面位于掌指关节或跖趾关节。无淋巴转移者，可选择此法。结果优于局部扩大手术。

（3）序列截指（趾）术：截除平面位于掌腕关节或跖跗关节。

（4）区域淋巴清扫：术前体表彩超发现有淋巴转移者，需同时进行淋巴清扫。若患者一旦合并淋巴转移，超关节截指（趾）术与序列截指（趾）术预后无明显差异。复发率仍高达 80%。

黑色素瘤患者术后仍然存在局部和远处复发的风险，故术后应密切随访。

7. 辅助治疗

如果黑色素瘤术后或术前已经发生转移，这时候通常需要行化疗、生物治疗、放疗、靶向治疗等综合治疗。

（1）化疗：化疗药物是细胞毒类药物，在杀伤肿瘤细胞的同时也会杀伤正常细胞。化疗常会合并恶心、呕吐、黏膜损伤、骨髓抑制、肝肾功能损伤等副反应，通过处理一般可以控制，单纯化疗疗效很低。

（2）生物治疗（也叫免疫治疗）：就是通过直接或间接激活机体的免疫系统来抑制或杀灭肿瘤。既往一般应用白介素 -2（IL-2）、α -2b 干扰素，疗效不尽人意。近几年来美国国立癌症研究所研发的过继免疫效应细胞治疗恶性黑色素瘤取得了可观的临床疗效，包括树突状细胞疫苗治疗、肿瘤浸润淋巴细胞，DC-CIK 等，可诱导机体长期的特异性抗肿瘤效应。肿瘤患者的免疫缺陷主要是因为体内的免疫效应细胞数量不足、功能受抑，肿瘤的发生、转移和复发都与此密切相关。通过血液分离的方法获得部分淋巴细胞进行体外培养

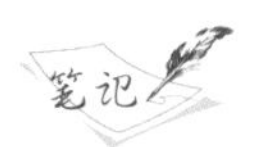

扩增，再次回输给患者来增强机体的细胞免疫功能，发挥其肿瘤杀伤作用，此即过继免疫效应细胞治疗。

（3）肿瘤浸润淋巴细胞：是从切除的肿瘤组织或转移的淋巴结中分离获得淋巴细胞，经细胞因子诱导活化、大量扩增后回输给患者。该细胞的特点是具有一定的定向聚集力，从而对自体的肿瘤细胞进行特异性杀伤，但对正常组织细胞则无杀伤作用。

（4）靶向治疗：是目前治疗的热点，主要针对肿瘤细胞生长通路或肿瘤血管生成过程中的某些关键靶点，通过特异阻断肿瘤细胞增生、转移来抑制或杀灭肿瘤。其最大优点是使用方便、不良反应较轻。

（5）放疗：放疗是利用高能量射线杀死肿瘤细胞，一般认为甲下黑色素瘤对放疗不敏感。黑色素瘤如出现脑转移、骨转移、反复淋巴结复发和头颈部转移，放疗可以使肿瘤缩小、减轻症状。

8. 预后

甲下黑色素瘤恶性程度高，5 年生存率报道不一，在 27% ～ 59%。

甲下黑色素瘤预后与“延迟诊断”、组织浸润深度、局部溃疡的发生有关。延迟诊断是指从发病到病理确诊大于 3 个月。主要原因是误诊（甲真菌病、甲母痣、甲下角化过度症、甲下血肿、化脓性肉芽肿、甲下疣），而误诊的主要原因是甲下黑色素瘤表现的多样性、组织病检取材不充分。

由于原发病灶的侵袭深度及范围在术前是未知的，这导致治疗的复杂性，直接影响患者预后。

因此，增强对该病临床特征的了解，警惕该病早期出现的远处转移，提高病变早期病理诊断的水平，引入前哨淋巴结定位活检穿刺术，采用截指（趾）及淋巴清扫术为主辅以化疗免疫治疗等的综合治疗方案等会对该病的早期诊断率、复发率及 5 年生存率有一定的作用。

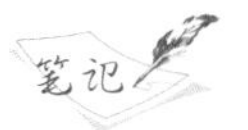

病例点评

（1）恶性黑色素瘤是临床上较为常见的皮肤黏膜和色素膜恶性肿瘤，由于其较快的发病率增长和较高的漏诊、误诊率，我国临床肿瘤学会于 2007 年成立中国临床肿瘤学会黑色素瘤专家委员会，并先后 6 次修订了中国黑色素瘤治疗指南，以期提高该病多学科规范化治疗和研究的水平。

（2）黑色素瘤是发病率增长最快的恶性肿瘤之一，年增长率为 3% ～ 5%。世界卫生组织全球癌症检测数据显示：2010 年全球黑色素瘤新发病例 199 627 例，死亡例数为 46 372 例。到 2018 年新发病例为 287 723 例，死亡例数为 60 712 例，从年龄标准化 10 万人口发病率 ASR（indicates age-standardized rate per 100 000）指标来比较，发达国家及发展中国家的发病率近年来均有较快程度上升。黑色素瘤比皮肤的鳞状细胞癌或基底细胞癌发病率要小得多，但在皮肤恶性肿瘤导致的死亡中却占大多数。在过去的几十年里，黑色素瘤的发病率一直在攀升，到 2004 年为止，黑色素瘤在美国所有癌症病例中占 4%，在所有癌症死亡病例中占 2%。

（3）黑色素瘤的常见病理类型有：浅表扩散型黑色素瘤（superficial spreading melanoma）、结节型黑色素瘤（nodular melanoma）、恶性雀斑样黑色素瘤（1entigo maligna melanoma）、肢端雀斑样黑色素瘤（acral lentiginous melanoma），少见类型有上皮样、促纤维增生性、恶性无色素痣、气球样细胞、梭形细胞和巨大色素痣恶性黑色素瘤等。浅表扩散型是最常见的黑色素瘤（70% 的病例），多发生于白色人种中，而黄色人种和黑色人种以肢端雀斑样黑色素瘤多见。结节性黑色素瘤是一种侵袭性较强的肿瘤，临床发病时间较短，病变通常发生在躯干、头颈部、手背的正常皮肤，而不是预先存在的痣，发病多在中年。恶性雀斑样黑色素瘤多发生于老年患者

暴露在阳光下的皮肤部位。肢端雀斑样黑色素瘤最常见于脚底，但也可能发生在手掌和指甲床上，是骨科及手外科医师最常见到的病理类型。非典型慢变黑色素瘤可能表现为不规则的色素沉着斑、结节性病变或难以诊断的指甲周围斑块。指甲下出现色斑应引起怀疑，可能是近端指甲皱褶下有黑色素瘤（图 7-2-51）。宽于 3 mm 的深色条纹，快速增长的条纹宽度，其他手指上没有色素条纹，条纹中存在不止一种颜色，这些都是潜在的甲下黑色素瘤的警告信号。

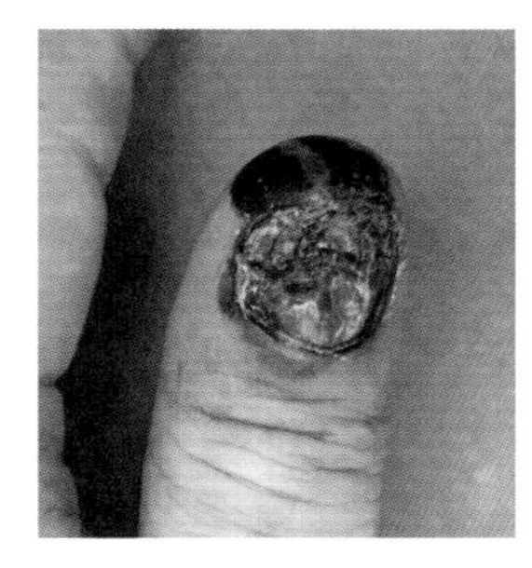
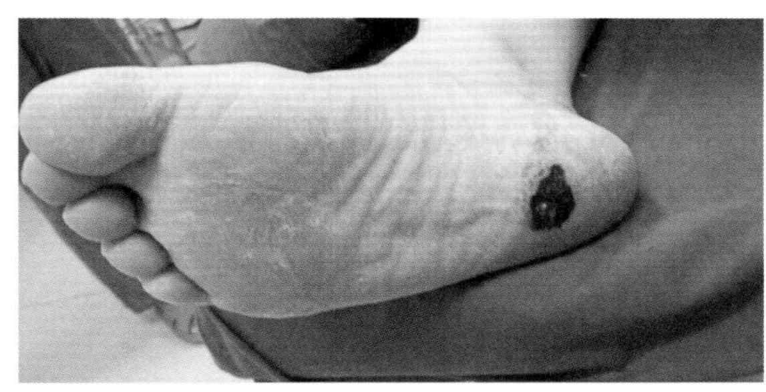

图 7-2-51 肢端形黑色素瘤（山西大医院皮肤科提供）

（4）甲下黑色素瘤通常影响拇指或大脚趾，通常发生在指甲基质中，早期病变可表现为纵隐色瘤，也可被误诊为甲下血肿。由于甲床附着于下位骨，因此无法用 Breslow 系统可靠地评估甲下黑色素瘤的组织病理学特征。恶性黑素细胞可在表皮下呈放射状和垂直分布，垂直生长发生在最具侵袭性的黑色素瘤中。见 AJCC 第 8 版皮肤黑色素瘤分期。

（5）皮肤镜的应用对黑色素瘤的诊断作用已经被证实，在皮肤科已经作为常规配备。相比于单独的临床检查，经培训的医师使用皮肤镜的检查已被证明可以将黑色素瘤检测的敏感性提高 9 倍。

（6）黑色素瘤的厚度和溃疡的深度被认为是和预后较差正相关的一个因素。黑色素瘤可以根据其穿透的组织水平（Clark 水平）或病变的整体厚度来分级（Breslow 级别）。

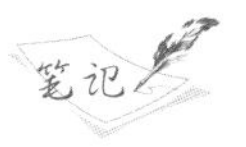

Clark 分类包括如下内容。与相对浸润程度相比，肿瘤的绝对厚度是一个更好的复发预测指标。Clark 分级（侵袭深度分级）：Clark（1969 年）在研究了黑色素瘤侵袭深度与预后的关系后，根据侵袭深度将黑色素瘤分为 5 级。分级越高预后越差。Ⅰ级：瘤细胞限于基底膜以上的表皮内。Ⅱ级：瘤细胞突破基底膜侵犯到真皮乳头层。Ⅲ级：瘤细胞充满真皮乳头层，并进一步向下侵犯，但未到真皮网状层。Ⅳ级：瘤细胞已侵犯到真皮网状层。Ⅴ级：瘤细胞已穿过真皮网状层，侵犯到皮下脂肪层。

Breslow 分级（垂直厚度分级）：Breslow（1970 年）研究了黑色素瘤垂直厚度与预后的关系，根据目镜测微器测量的黑色素瘤最厚部分（从颗粒层到黑色素瘤最深处的厚度），将黑色素瘤分为 5 级。Ⅰ级：< 0.75 mm 皮肤恶性黑色素瘤。Ⅱ级：0.76 ～ 1.50 mm 皮肤恶性黑色素瘤。Ⅲ级：1.51 ～ 3.00 mm 皮肤恶性黑色素瘤。Ⅳ级：3.01 ～ 4.50 mm 皮肤恶性黑色素瘤。Ⅴ级：> 4.50 mm 皮肤恶性黑色素瘤。

厚度越大预后越差，这一显微分级法后来被广泛采用，并被证实对判断预后具有重要价值。

（7）最新的 AJCC 分期显示有丝分裂率是一个强有力的独立生存预测因子，并取代了 Clark 分级作为分期标准。同样，对于转移性黑色素瘤，乳酸脱氢酶被发现是一个独立的预后预测因子。乳酸脱氢酶增高患者与正常患者相比，前者生存率较低。对于持续时间超过 2 个月的色素沉着指甲病变，需要进行正式的活检：将指甲掀起，并对色素沉着病灶选择最厚部位进行活检。切除活检时推荐附带 1 ～ 2 mm 边界，以获得分期病理信息，切除应为椭圆形，长轴指向区域淋巴管流经方向。切除组织的方向应加以标记，以便于最终切除。切除应延伸至皮下组织，而不是肌层。切口活检可用于诊断不确定或较大病变的区域。从病变最隆起或不规则的部分进行穿刺活检，

笔记

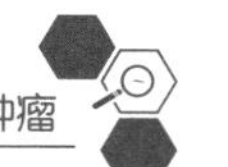

可以作为初始活检，以确认诊断，然后进行更完整的切除活检，以分期。临床资料显示，在不影响患者生存率的情况下，最终的手术治疗可能会延迟 3 周。纵向甲下带的活检应与病理科医师仔细协商，以确保色素沉着病变的采样良好。

（8）一直以来黑色素瘤的手术切除是以肿瘤边缘 5 cm 正常皮肤作为切除范围，通常需要植皮或皮瓣重建来覆盖这些大的切除缺损。Veronesi、Balch 及其同事们进行的两项多中心随机对照试验为较窄的切除范围奠定了基础，这些切除范围与传统的较宽的切除范围达到了相同的生存率。Breslow 分类法根据肿瘤厚度决定切除边缘。对原位癌，2 ～ 5 mm 就足够，5 年生存率 95% ～ 100%。厚度＜ 1 mm 的病灶，建议 1 cm 切除边缘，5 年生存率 95% ～ 100%。厚度 1 ～ 2 mm，建议 1 ～ 2 cm 切除边缘，5 年生存率 80% ～ 96%。厚度 2 ～ 4 mm，建议 2 ～ 3 cm 切除边缘，5 年生存率 60% ～ 75%。厚度＞ 4 mm 者，建议 3 cm 切除边缘，5 年生存率大约为 50%。此切除边缘的原则被 NCCN 黑色素瘤诊疗指南作为 I 类证据接受和推广。

（9）前哨淋巴结是治疗的重要组成部分。Morton 等的一项研究表明，阳性前哨淋巴结是 5 年生存率较差的预后因素（72% 为阳性结节，90% 为阴性结节）。他们还证明，那些因淋巴结阳性而接受立即淋巴结切除术者比延迟淋巴结切除术的患者存活率更高。前哨淋巴结活检被推荐用于 T_2、T_3 和 T_4 期黑色素瘤但没有发现淋巴结转移的患者。如果病理显示淋巴结受累，则应立即进行正式的淋巴结切除术。对于发现有淋巴结转移的患者，即使在没有正式的前哨淋巴结活检的情况下也应立即进行淋巴结切除术。

（10）通过随机对照试验已经确立了黑色素瘤扩大切除时周围正常皮缘的标准，同时更兼顾了肿瘤的切除深度。应该注意的是，这些建议并不针对手部黑色素瘤。甲下黑色素瘤的治疗通常建议将靠近病灶的关节进行截肢。2018 版 NCCN 黑色素瘤诊疗指南指出：

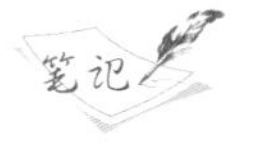

对于解剖困难的区域满足 2 cm 宽度的切缘如果很困难，则 1 ～ 2 cm 宽度的切缘也可以接受。Rayatt 的做法是单纯的拇指原位黑色素瘤也可以不截肢，可以通过切除覆盖在骨或肌腱上的皮肤和软组织（边缘为 1 cm）来处理，主要对于薄的黑色素瘤浸润厚度＜ 2 mm 者，建议切除边缘 1 cm 的皮肤，深层包括骨膜和腱周组织。

参考文献

1. FINLEY R K，DRISCOLL D L，BLUMENSON L E，et al. Subungual melanoma：An eighteen year review. Surgery，1994，116（1）：96-100.
2. QUINN M J，THOMPSON J E，CROTTY K，et al. Subungual melanoma of the hand. J Hand Surg，1996，21（3）：506-511.
3. CSCO 黑色素瘤专家委员会 . 中国黑色素瘤诊治指南（2011 版）. 临床肿瘤学杂志，2012，17（2）：159-171.
4. LEVIT E K， KAGEN M H， SCHER R K， et al.The ABC rule for clinical detection of subungual melanoma. J Am Acad Dermatol，2000 ，42（2 Pt 1）：269-274.
5. 《中国黑色素瘤规范化病理诊断专家共识（2017 年版）》编写组 . 中国黑色素瘤规范化病理诊断专家共识（2017 年版）. 中华病理学杂志，2018，47（1）：7-13.
6. JEMAL A，BRAY F，CENTER M M，et a1. Global cancer statistics. CA Cancer J Clin，2011，61（2）：134.
7. FERLAY J，SOERJOMATARAM I，DIKSHIT R，et al. Cancer incidence and mortality worldwide：Sources，methods and major patterns in GLOBOCAN 2012. Int J Cancer，136（5）：E359-E386.
8. TORRE L A，BRAY F，SIEGEL R L，et al. Global cancer statistics，2012. CA Cancer J Clin，2015，65（2）：87-108.
9. BALCH C M，SOONG S J，ATKINS M B，et al. An evidence-based staging system for cutaneous melanoma. CA Cancer J Clin，2004，54（3）：131-149.
10. O'LEARY J A， BEREND K R， JOHNSON J L，et al. Subungual melanoma：A review of 93 cases with identification of prognostic variables. Clin Orthop Relat Res，2000（378）：206-212.
11. ROSENDAHL C，WILLIAMS G，ELEY D，et al. The impact of subspecialization

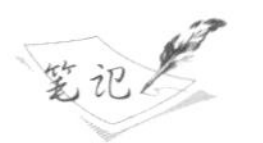

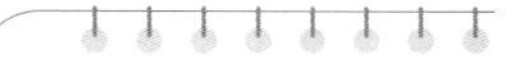

and dermatoscopy use on accuracy of melanoma diagnosis among primary care doctors in Australia. J Am Acad Dermatol，2012，67（5）：846-852.

12. Balch C M，Soong S J，Gershenwald J E，et al. Prognostic factors analysis of 17，600 melanoma patients：Validation of the American Joint Committee on Cancer melanoma staging system. J Clin Oncol，2001，19（16）：3622-3634.
13. CLARK W H JR，FROM L，BERNARDINO E A，et al. The histogenesis and biologic behavior of primary human malignant melanomas of the skin. Cancer Res，1969，29（3）：705-727.
14. BRESLOW A. Thickness cross-sectional areas and depth of invasion in the prognosis of cutaneous melanoma. Ann Surg，1970，172（5）：902-908.
15. BALCH C M，GERSHENWALD J E，SOONG S J，et al. Final version of 2009 AJCC melanoma staging and classification. J Clin Oncol，2009，27（36）：6199-6206.
16. VERONESI U，ADAMUS J，BANDIERA D C，et al.Inefficacy of immediate node dissection in stage 1 melanoma of the limbs.N Engl J Med，1977，297（12）：627-630.
17. VERONESI U，ADAMUS J，BANDIERA D C，et al.Delayed regional lymph node dissection in stage I melanoma of the skin of the lower extremities. Cancer，1982，49（11）：2420-2430.
18. BALCH C M，URIST M M，KARAKOUSIS C P，et al. Efficacy of 2-cm surgical margins for intermediate-thickness melanomas（1 to 4 mm）. Results of a multi-institutional randomized surgical trial. Ann Surg，1993，218（3）：262-269.
19. MORTON D L，THOMPSON J F，COCHRAN A J，et al. Sentinel-node biopsy or nodal observation in melanoma. N Engl J Med，2006，355（13）：1307-1317.
20. SOBANKO J F，DAGUM A B，DAVIS I C，et al. Soft tissue tumors of the hand. 1. Benign. Dermatol Surg，2007，33（6）：651-667.
21. TSENG J F，TANABE K K，GADD M A，et al. Surgical management of primary cutaneous melanomas of the hands and feet. Ann Surg，1997，225（5）：544-553.
22. Rayatt S S，Dancey A L，Davison P M. Thumb subungual melanoma：Is amputation necessary? J Plast Reconstr Aesthet Surg，2007，60（6）：635-638.

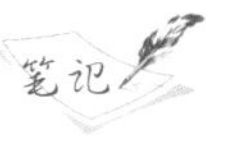

053 横纹肌肉瘤

病历摘要

患者，女性，19 岁。

［主诉］ 发现左前臂肿块 1 年。

［现病史］ 患者 1 年前无意间发现左前臂无痛性肿块，近半年来增大明显，遂就诊于我院。发病以来患肢偶有酸困，以夜间为著，体力劳动后明显。否认患肢无力、麻木症状。否认家族性肿瘤病史。

［查体］ 左前臂桡侧可触及一 8 cm × 4 cm 大小、质韧皮下肿块，表面光滑，游离度差，不随腕、手指活动而移动，患侧桡动脉搏动正常，患肢感觉运动正常，肌力可。肘上及腋窝淋巴结未及肿大。

［辅助检查］ 超声提示皮下深筋膜层中等回声实性占位，内部血流信号丰富，性质待定。胸部 X 线及 CT 检查未见异常。前臂 MRI 如图 7-2-52 所示。

［初步诊断］ 左前臂肿块待查。

［治疗］ 臂丛麻醉下行肿块切除术，术前牙观及术中所见如图 7-2-53 及图 7-2-54 所示。术中冰冻及术后病理结果：左前臂横纹肌肉瘤（图 7-2-55）。

术后转肿瘤科后续辅助治疗。

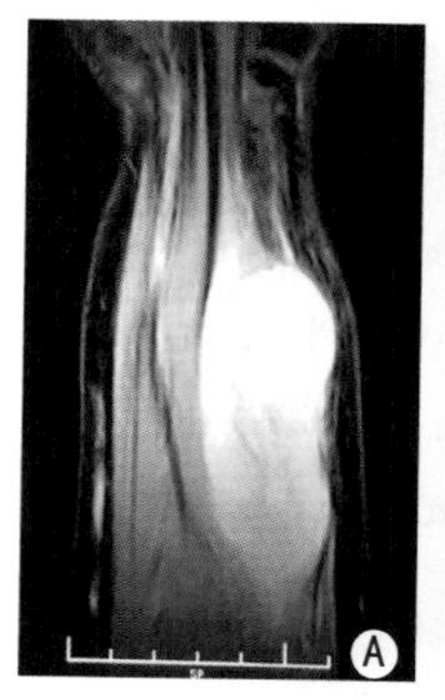
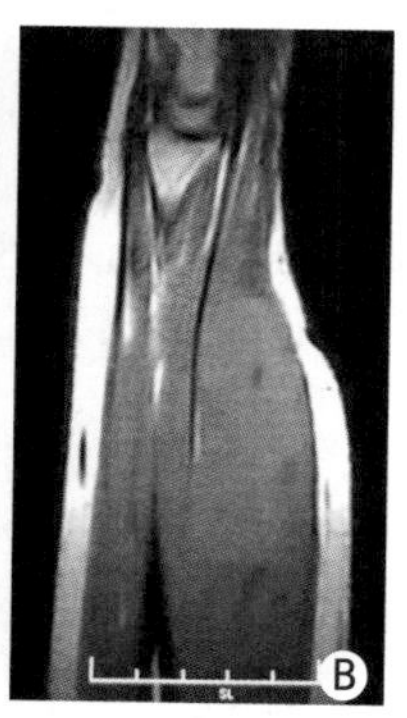

图 7-2-52　前臂 MRI

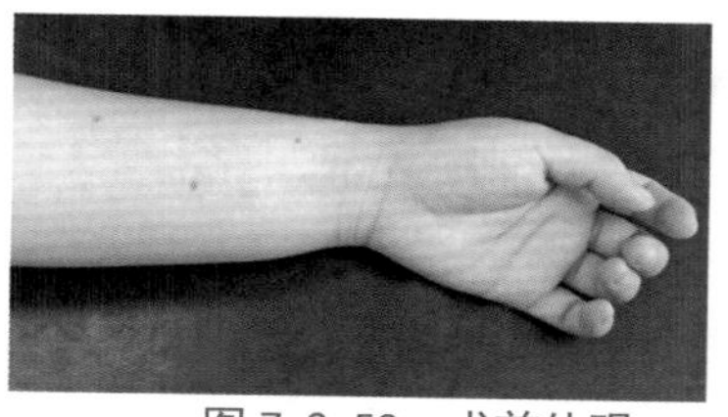

图 7-2-53　术前外观

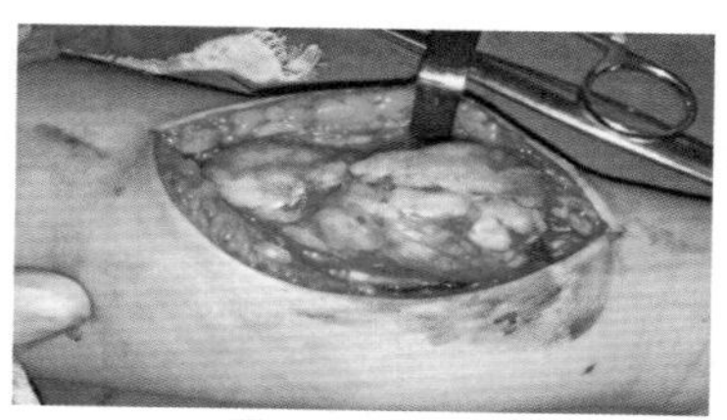

图 7-2-54　术中

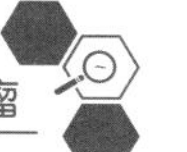

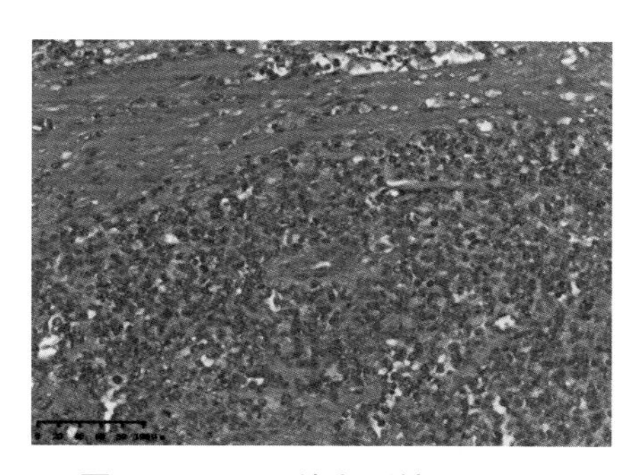

图 7-2-55　HE 染色（镜下所见）

病例分析

横纹肌肉瘤好发于儿童及青少年，年龄越大发病率越低，且预后也越差。随着对该疾病的深入认识和研究，患者的 5 年和 10 年生存率已有了很大改善。

本例患者以无痛性前臂软组织肿块为首发症状，结合肿块的体格检查和影像学资料有助于对肿瘤良恶性的预判，也直接影响到术前手术方案的制定。术前淋巴结体检非常必要，可以进行肿瘤分期，必要时的辅助化疗也可使手术效果得到改善。

病例点评

（1）横纹肌肉瘤是 15 岁以下儿童最常见的肉瘤，约占儿童软组织肉瘤的 50%。横纹肌肉瘤几乎可以影响身体的任何解剖部位，但它通常表现在头部和颈部（28% ～ 40%）、泌尿生殖系统（25%）和四肢（19% ～ 20%）。

（2）横纹肌肉瘤综合治疗的一般原则包括：建立正确的病理诊断和组织学亚型、评估原发部位病变累及范围、制定手术切除范围、术中术后病理切片评估、必要的辅助治疗（包括放疗、化疗及其他局部治疗）。放化疗作为手术的补充深受重视。

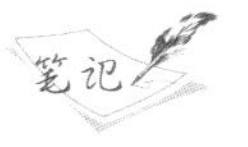

（3）1972 年国际儿童癌症研究组、西南肿瘤组儿科组、急性白血病组联合组成了横纹肌肉瘤协作组（the Intergroup Rhabdomyosarcoma Studies，IRS），到目前为止 IRS 已完成 2700 例横纹肌肉瘤、未分化肿瘤患者的治疗。1995 年 2 月 IRS- Ⅳ研究项目开始启动，其在分析预后因素及研究横纹肌肉瘤患者的风险性治疗的进展上起了重要作用。近年来小儿肿瘤整体诊疗水平的提高和对该肿瘤分子生物学特性研究的深入，特别是横纹肌肉瘤协作组日益细致的、大规模的、多焦点的国际合作，对该肿瘤的诊疗、研究做出了巨大贡献，该症的长期生存率和预后也得到了很大的改善。据 IRS- Ⅳ公布的数据，5 年生存率从 1970 年的 25% 上升到 2001 年的 73%。我国于 2017 年颁布《中国儿童及青少年横纹肌肉瘤诊疗建议（CCCG-RMS-2016）》。

（4）人群在 2 ～ 6 岁和 10 ～ 18 岁有两次发病高峰，主要归因于两个主要的组织学亚型的发生规律：针对幼年患儿的胚胎型横纹肌肉瘤（embryonal rhabdomyosarcoma，ERMS）和好发于青少年和青年患者的腺泡状横纹肌肉瘤（alveolar rhabdomyosarcoma，ARMS），前者通常发生在头颈部、泌尿系、腹膜后，少数发生于四肢；后者则多发生在躯干和四肢，尤其常发生于前臂和上臂。横纹肌肉瘤也可以发生在骨骼肌以外的组织中，如脂肪、神经、血管或皮肤。

（5）原发性横纹肌肉瘤切除术中决定肿瘤切除边缘是非常困难的，由于儿童组织量有限，手术的安全边界通常不可能像成年人一样达到常规的 2 cm，Dasgupta 的建议是 0.5 cm，尽管支持这个观点的证据很少，但手术切缘都应该标记以便精确评估切缘的残留。术中未能切除彻底的瘤床建议用微型钛片标记，以便指导放疗或引导后续的二次手术。

（6）Oberlin 等分析了来自 4 个国际合作组的儿童和青少年肢体部位横纹肌肉瘤的预后因素，包括肿瘤大小、肿瘤侵袭性、淋巴

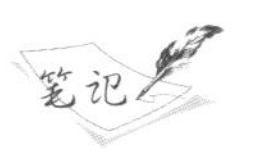

结受累率和初始手术完成情况，从其分析得到的数据及综述当时文献的结论，建议将工作重点放在如下几个方面：在诊断时充分了解淋巴结状况，改进淋巴结受累者的治疗方法，包括对“在途淋巴结”的管理；改进原发病灶的手术切除同时保留肢体功能；优化化疗方案。Shihong 等对 1983 年到 2013 年间 SEER（Surveillance，Epidemiology，and End Results）数据库中的手术后的 385 例四肢横纹肌肉瘤患者进行分析，得出该样本肢体横纹肌肉瘤的 5 年和 10 年总生存率分别为 51.5% 和 42.2%，与既往研究结果一致（分别为 50% 和 44%）。同时发现年龄小、无转移、肿瘤体积小、放疗敏感是四肢横纹肌肉瘤患者术后较长生存率的有利因素。他们还发现在总生存率和肿瘤生存率方面，确诊时患者的年龄、肿瘤的分期、肿瘤大小和放射治疗与否同患者生存时间之间均独立相关，年龄越大、肿瘤转移、肿瘤体积越大（＞ 10 cm）、无放疗者，预后最差。

（7）根据国际横纹肌肉瘤研究组标准，对于手术切缘病理检查阳性、术后有肿块残留灶、初次诊断即有远处转移和肺泡型组织学类型的患者，推荐辅助放疗。对放疗副作用的顾虑普遍存在，尤其是幼小的患者，主要是担心其对远期的影响。一项单中心回顾性研究表明：放疗可以有效控制肿瘤复发，文章指出增强剂量的放疗比传统放疗对局部复发的预防作用更明显，即使前者针对的对象是高复发风险的患者（如切缘阳性者）。患者对化疗的普遍接受程度比放疗高，不像后者一样有争议和顾虑。儿童横纹肌肉瘤比成人横纹肌肉瘤对化疗更敏感。Stevens 等人发现，化疗可使 93% 的儿童的病情缓解。

（8）在 Oberlin 的 643 例患者统计分析中，3.7% 患者死亡，40% 患者复发，平均复发时间为 17 个月，5 年和 10 年无复发生存率为 54% 和 51%。

054 上皮样肉瘤

病历摘要

患者，男性，28 岁。

[主诉] 右手环指外伤后肿块反复发作 14 年，破溃 4 个月。

[现病史] 患者 14 年前打篮球时挫伤环指，随后局部出现无痛性增生肿块，9 年前肿块开始有触痛感，直径 0.3 ～ 0.5 cm，5 年前于外院行手术肿块切除但未做病理检查。4 年前肿块复发性状同前，1 年前接受二次手术，术后病理为纤维瘤（患者记不确切）。手术后 1 个月复发并进行性生长，4 个月前皮肤破溃出现炎性症状（皮肤红肿、发绀），1 个月前发现中环指指璞处出现进行性膨大肿块且进展快。

[查体] 右环指多发结节样隆起，中节桡侧皮肤破溃，无渗出，周缘呈红褐色炎症反应；可触及环指及中环指蹼多发皮下结节样增生，大小不等，直径 0.5 ～ 3.0 cm，个别相互融合，触痛，质韧、基底固定；患指末节及指端感觉减退；末节尺侧两点辨别觉 6 mm，桡侧＞ 1.5 mm；桡侧指动脉 Allen 试验（+）；患指屈伸活动受限。右肘内侧 3 枚淋巴结增大，无痛、移动性好，腋窝及锁骨上淋巴结（–）。

[辅助检查] 双肺未见明显异常。

[初步诊断] 后手肿块性质待查。

[治疗] 臂丛麻醉下行环指指列切除，肘部淋巴结清扫术。病理结果：右环指上皮样肉瘤。

术后转专科医院接受化疗，术后 6 个月发现肺部转移。至今 30 个月，局部未见复发，尚在随访中。患者相关图片资料见图 7-2-56 ～图 7-2-60。

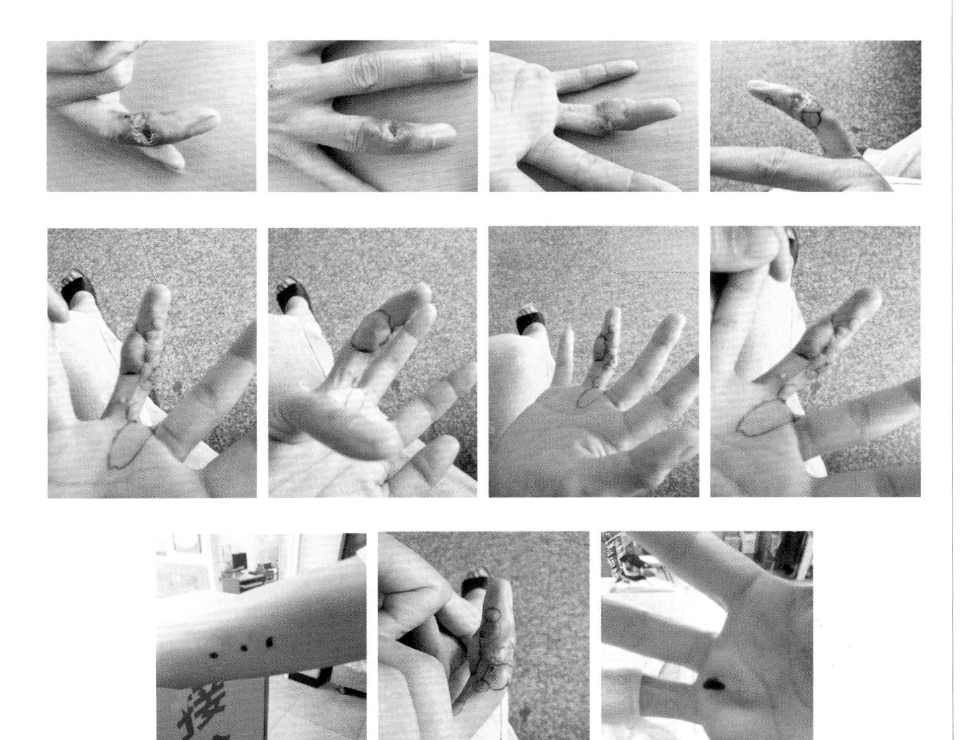

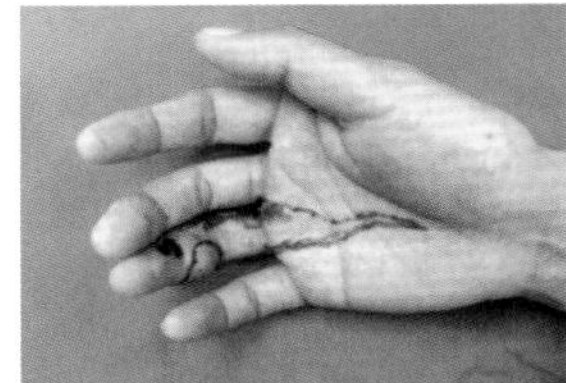
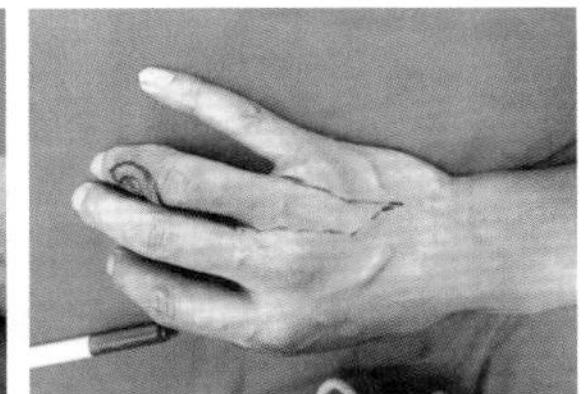

图 7-2-56　术前

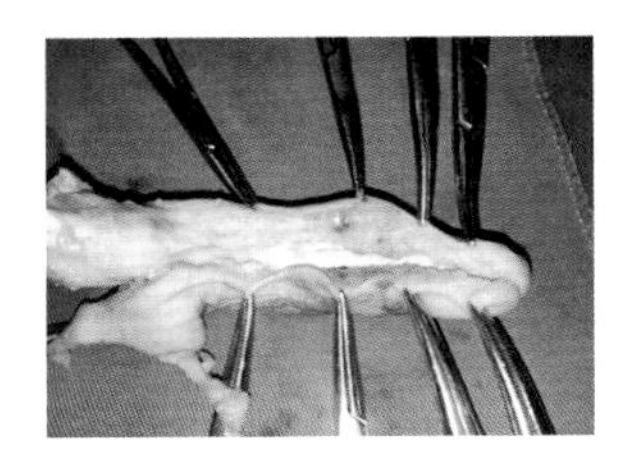

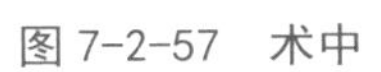

图 7-2-57　术中

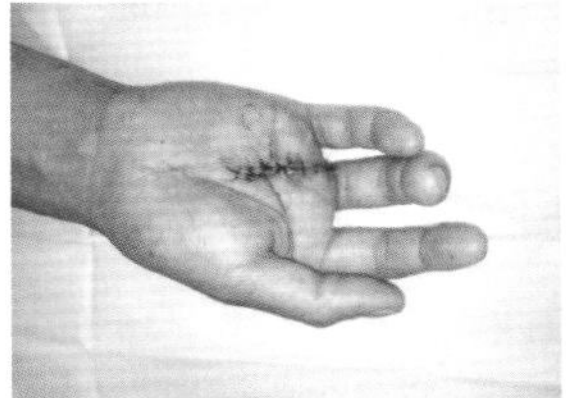
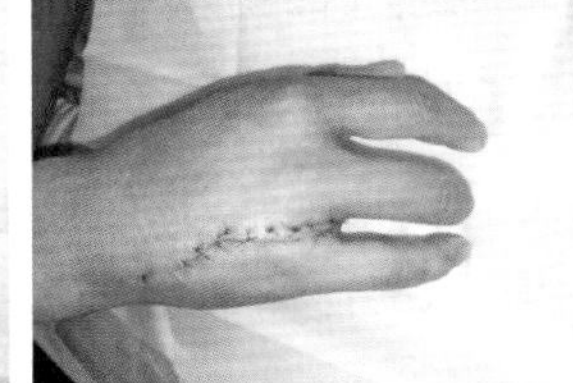

图 7-2-58　术后

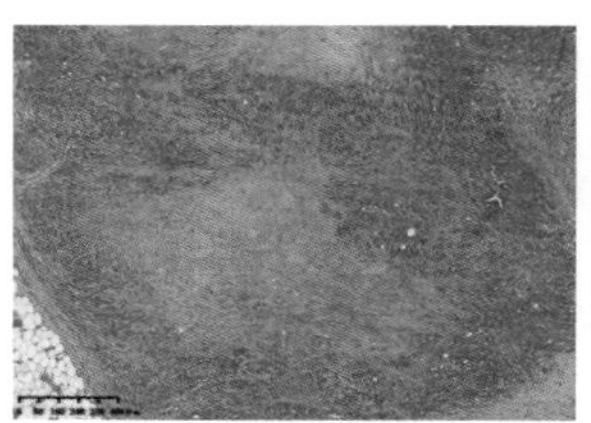
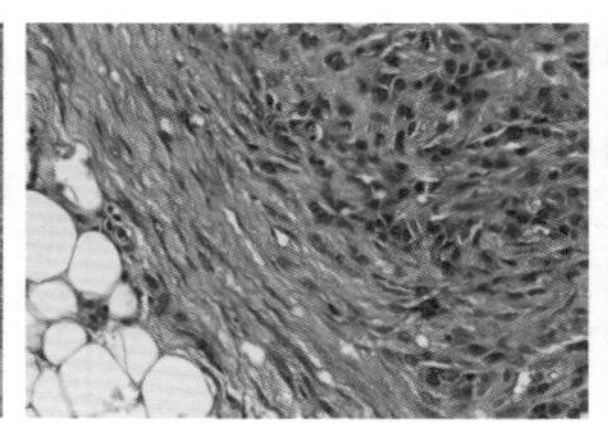
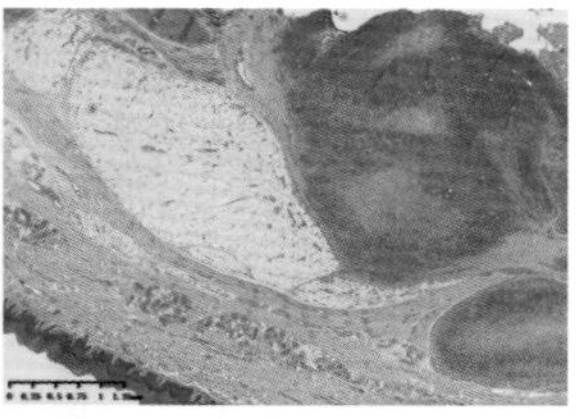

图 7-2-59　HE 染色（镜下所见）

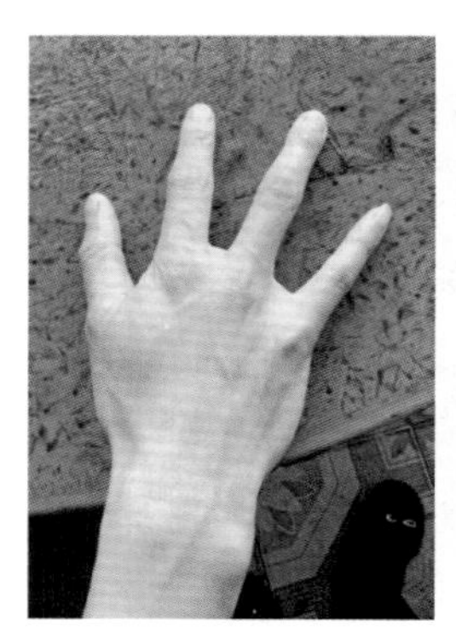
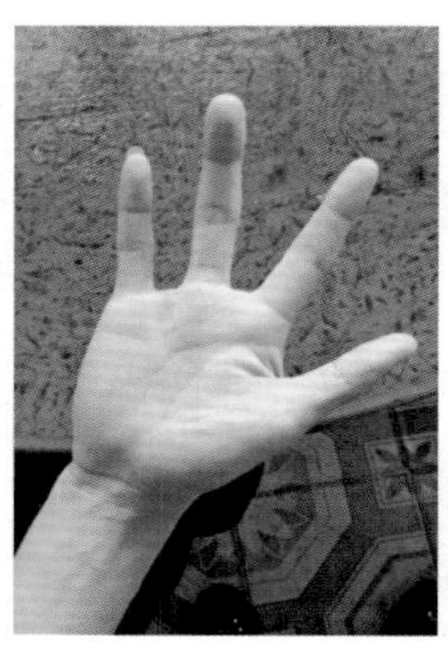
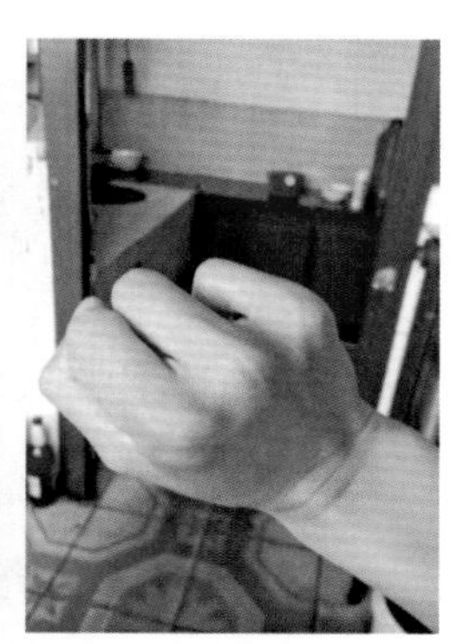

图 7-2-60　术后 30 个月

病例分析

本例患者初发时为单个皮下结节，无不适感。逐渐增大的瘤体压迫周围神经出现疼痛，尚不能确定环指感觉障碍是瘤体压迫神经还是前期手术损伤指神经，但肿瘤的侵袭性生长特点不能排除前者的可能。随着病程的进展，肿瘤中央部发生溃疡。缺少特异性的临床表现是本肿瘤的特点。因此，最后确诊还是以病理学检查结果为准。特别是随着免疫组化技术的发展，组织抗原的识别为本病的确诊提供了有利条件。

常规检查项目有如下 4 个项目：

（1）细胞角蛋白（cytokeratin pan，广谱 CK）——AE1/ AE3（阳性部位：细胞质）。此抗体可以识别绝大部分酸性细胞角蛋白（Ⅰ型 / 低分子量）和碱性细胞角蛋白（Ⅱ型 / 高分子量）。用于标记上皮及上皮来源的肿瘤，特别是对鉴别和判断转移性肿瘤是否为

笔记

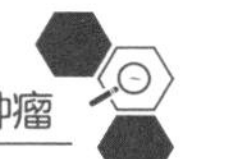

上皮源性具有一定的意义。

细胞角蛋白 5/6（cytokeratin 5/6，CK5/6）——（阳性部位：细胞质）。在正常组织中，鳞状上皮和导管上皮的基底细胞及部分的鳞状上皮生发层细胞、肌上皮细胞和间皮细胞阳性，腺上皮细胞阴性。因此，可用于鳞癌和腺癌、间皮瘤和腺癌的鉴别诊断。支气管上皮基底细胞、间皮，鳞癌、大细胞癌、移行细胞癌、间皮瘤阳性。大多数腺癌为阴性。

细胞角蛋白 7（cytokeratin 7，CK7）——（阳性部位：细胞质）。CK7 是分子量为 54 kDa 的一种碱性细胞角蛋白，存在于大多数正常组织的腺上皮和移行上皮细胞中，一般非上皮来源的细胞无表达。在卵巢、乳腺和肺的腺癌呈阳性反应，而胃肠道的腺癌呈阴性。

细胞角蛋白 20（cytokeratin 20，CK20）——（阳性部位：细胞质）。CK20（46 kDa）存在于正常的胃肠道上皮、移行上皮、Merkel 细胞及其来源的肿瘤，而乳腺癌、肺癌和神经内分泌肿瘤不表达。

（2）波形蛋白（vimentin，Vim）——（阳性部位：细胞质）。波形蛋白分子量为 57 kD，是原始的中间丝，分布极广，所有间（充）质细胞均有表达，此抗体的免疫原为猪的晶体，但可与人、大鼠和鸡的波形蛋白反应。波形蛋白是正常间叶细胞及其来源的肿瘤的特异性标志，在许多上皮细胞及其肿瘤中可与细胞角蛋白共表达。诊断用途：是一个有用的“对照标记”，即如果波形蛋白未能较易地在非肿瘤性内皮细胞、成纤维细胞和其他间叶成分中检测到，则总的说来组织的免疫反应性未能得到适当的保存。在间皮瘤与腺癌的鉴别诊断中，波形蛋白在间皮瘤的上皮细胞中更常见的是与细胞角蛋白共表达。

（3）上皮膜抗原（epithelial membrane antigen，EMA，MUC1）——（阳性部位：细胞质）。上皮膜抗原是一种高分子量（400 kDa）跨膜糖蛋白，广泛分布于各种上皮细胞及其来源的肿瘤。癌细胞过表达 MUC1 与肿瘤侵袭有关，有意义的免疫反应性为膜阳性，如为纯粹的胞质着色则为假阳性。此抗体可以用于标记上皮及上皮源性

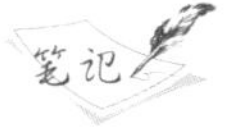

肿瘤，上皮膜抗原阳性表达的肿瘤包括大多数的癌、间皮瘤、滑膜肉瘤和上皮样肉瘤等，淋巴瘤、黑色素瘤和软组织肿瘤中呈阴性表达。

（4）S-100 蛋白。

（5）另外的有意义指标是 Ki-67，它是一种增生细胞相关的核抗原，主要用于肿瘤的检查，用来判断肿瘤的恶性程度。Ki-67 的数值越高，说明细胞增生越活跃，肿瘤生长越快，组织分化越差，对化疗也越敏感。

本例中除 AE1/AE3、vimenting、EMA、S-100（部分 +）可提示上皮来源肿瘤外，Ki-67 值为 30% 代表为低度恶性，同时提示其对放化疗的低敏感性。

本例初发时采用指列切除术的原因有三，一是术前诊断为腱鞘炎及腱鞘肿块待查。二是术中冰冻切片检查未做出明确诊断。三是肿瘤体积不大，术前未考虑扩大或根治术。

病例点评

（1）1938 年 Berger 就正确描述过上皮样肉瘤的病理学特征，但却被视为是滑膜肉瘤的一种类型。其后 30 余年由于病例数量的局限和病理学的局限，本病一度被认为是“非典型滑膜肉瘤”“腱鞘巨细胞肉瘤”。1970 年，基于对 62 例病例的总结，Enzinger 详述了此瘤的流行病学、病理学特征及临床表现，将它命名为上皮样肉瘤。1974 年天津市人民医院撰写的《肿瘤病理诊断》，是国内最早介绍该肿瘤的。1980 年王兆元等率先于国内报道了 2 例上皮样肉瘤的相关治疗。2004 年郭阳等总结北京积水潭医院 12 年临床病例资料，对 16 例上皮样肉瘤进行整理报道，是目前国内报道该疾病最大样本量分析。

（2）上皮样肉瘤是手部最常见的软组织肉瘤，常见于青壮年，通常表现为缓慢生长的结节，可能出现溃疡和慢性感染时的炎性分泌物。倾向于沿肌腱、淋巴管和筋膜平面的近端传播，而不跨越筋

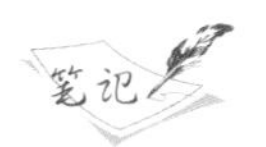

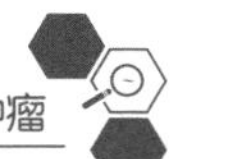

膜边界。治疗应积极，广泛切除（截肢或肢体保留手术，如果可行），然后放射治疗。由于淋巴结受累较为常见，强烈建议行局部淋巴结活检和清扫术。上皮样肉瘤虽罕见，但目前已跃居手部原发软组织恶性肿瘤前 3 位，且复发率高，预后不良。

（3）流行病学特征：男女患者比例为 2 ∶ 1。初发年龄 2.5 ～ 70 岁，平均 28.5 岁；20 ～ 40 岁为好发年龄段，占总数的 70%。无明确外伤史，只有极少数可有之。受伤至发现肿瘤时期的长短无规律性。肿瘤多位于四肢，以手部居多。

（4）症状与体征：多数病例初发时并无明显自觉症状，仅能触及皮肤或皮下固定结节。有半数患者为多发，有时多个结节可相互融合成片，在大肢体长径可＞ 20 cm。肿瘤常侵及深筋膜及深层组织，而很少累及皮肤，故肿瘤表面皮肤颜色多正常，若受累则转为褐红色。与肢体其他恶性肿瘤相比，其生长速度相对较慢。

（5）诊断：本肿瘤的误诊率较高。诊断为良性者常诊为炎性肉芽肿、纤维瘤、结节性筋膜炎等。诊断为恶性者常诊为滑膜肉瘤、鳞癌、恶性黑色素瘤、恶性神经鞘瘤。

（6）手术治疗：①边缘切除术，即切除肿瘤及其周围的反应组织，术中病理检查可确定边缘有无肿瘤细胞的存留；②扩大切除术，即切除肿瘤及其所在筋膜室内所有的组织结构，或周边最少 3 cm 的正常组织；③根治切除术，即切除肿瘤所在邻近关节外的所有组织，或是截肢术。国外大多数学者认为，上皮样肉瘤以扩大切除术或根治性切除为宜，与放疗结合治疗可能会增加疗效。国内对初发者用肿瘤边缘切除术，复发者用根治术。

（7）预后：文献报道上皮样肉瘤患者 5 年生存率约 70%，10 年生存率不足 50%。

（8）多数学者认为，鉴于该肿瘤的恶性程度及生物学特性，复发后行扩大根治术是安全的选择。Halling 等统计的上皮样肉瘤患者术后 10 年生存率为 74%，其中大部分为扩大或根治术病例。也有学

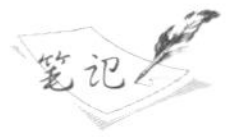

者认为，截肢术虽然可以降低复发率，但并不能提高术后 5 年或 10 年生存率。国内文献报道多采用局部切除术，总体复发率及死亡率高于国外文献报道。

参考文献

1. JEMAL A，TIWARI R C，MURRAY T，et al. Cancer statistics，2004. CA Cancer J Clin，2004，54（1）：8-29.
2. BRIEN E W，TEREK R M，GREER R J，et al. Treatment of soft-tissue sarcomas of the hand. J Bone Joint Surg Am，1995，77（4）：564-571.
3. MCPHEE M，MCGRATH B E，ZHANG P，et al. Soft tissue sarcoma of the hand. J Hand Surg，1999，24（5）：1001-1007.
4. BRYAN R S，SOULE E H，DOBYNS J H，et al. Primary epithelioid sarcoma of the hand and forearm：a review of thirteen cases. J Bone Joint Surg Am，1974，56（3）：458-465.
5. CAMPANACCI M，BERTONI F，LAUS M. Soft tissue sarcoma of the hand. Ital J Orthop Traumatol，1981，7（3）：313-327.
6. KAWAI A，HASIZUME H，SUGIHARA S，et al. Treatment of bone and soft tissue sarcomas of the hand and wrist. Int Orthop，2002，26（1）：26-30.
7. CORMIER J N，POLLOCK R E. Soft tissue sarcomas. CA Cancer J Clin，2004，54（2）：94-109.
8. CALVO F A，SOLE C V，CAMBEIRO M，et al. Prognostic value of external beam radiation therapy in patients treated with surgical resection and intraoperative electron beam radiation therapy for locally recurrent soft tissue sarcoma：a multicentric long-term outcome analysis.Int J Radiat Oncol Biol Phys，2014，88（1）：143-150.
9. 中国抗癌协会肉瘤专业委员会，中国临床肿瘤学会 . 软组织肉瘤诊治中国专家共识（2015 年版）. 中华肿瘤杂志，2016，38（4）：310-320.
10. TEREK R M，BRIEN E W. Soft-tissue sarcomas of the hand and wrist. Hand Clin，1995，11（2）：287-305.
11. KARAKOUSIS C P，DE YOUNG C，DRISCOLL D L. Soft tissue sarcomas of the hand and foot：management and survival. Ann Surg Oncol，1998，5（3）：238-240.

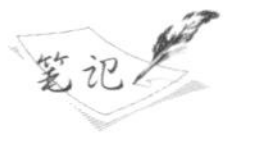

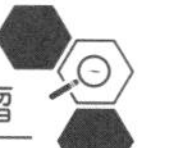

12. PATEL M R，DESAI S S，GORDON S L. Functional limb salvage with multimodality treatment in epithelioid sarcoma of the hand：a report of two cases. J Hand Surg Am，1986，11（2）：265-269.

13. WEISS A P，STEICHEN J B. Synovial sarcoma causing carpal tunnel syndrome. J Hand Surg Am，1992，17（6）：1024-1025.

14. CRAIG R M，PUCH D G，SOULE E H. The roentgenologic manifestations of synovial sarcoma. Radiology，1955，65（6）：837-846.

15. HORWITZ A L，RESNICK D，WATSON R C. The roentgen features of synovial sarcomas. Clin Radiol，1973，24（4）：481-484.

16. NAKAJIMA H，MATSUSHITA K，SHIMIZU H，et al. Synovial sarcoma of the hand. Skeletal Radiol，1997，26（11）：674-676.

17. PISTERS P. Staging and prognosis//POLLOCK R E. American Cancer Society atlas of clinical oncology：Soft tissue sarcomas. Hamilton，Ontario：BC Decker，2002：80-88.

18. LIN P P，GUZEL V B，PISTERS P W，et al. Surgical management of soft tissue sarcomas of the hand and foot. Cancer，2002，95（4）：852-861.

19. RIES L A G，SMITH M A，GURNEY J G，et al. Cancer incidence and survival among children and adolescents：United States SEER Program 1975-1999，national cancer institute SEER program NIH Pub N99-4649. Bethesda，MD：National Cancer Institute，1999：1-182.

20. RUIZ-MESA C，GOLDBERG J M，CORONADO MUNOZ A J，et al. Rhabdomyosarcoma in adults：New perspectives on therapy. Curr Treat Options Oncol，2015，16（6）：27.

21. SULTAN I，QADDOUMI I，YASER S，et al. Comparing adult and pediatric rhabdomyosarcoma in the surveillance，epidemiology and end results program，1973 to 2005：An analysis of 2，600 patients. J Clin Oncol，2009，27（20）：3391-3397.

22. PUNYKO J A，MERTENS A C，BAKER K S，et al. Long-term survival probabilities for childhood rhabdomyosarcoma. Cancer，2005，103（7）：1475-1483.

23. PAPPO A S，SHAPIRO D N，CRIST W M，et al. Biology and therapy of pediatric

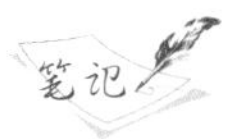

rhabdomyosarcoma. J Clin Oncol，1995，13（8）：2123-2139.

24. MILLER R W，YOUNG J L JR，NOVAKOVIC B. Childhood cancer. Cancer，1995，75（1 Suppl）：395-405.

25. DASGUPTA R，FUCHS J，RODEBERG D. Rhabdomyosarcoma. Semin Pediatr Surg，2016，25（5）：276-283.

26. OBERLIN O，REY A，BROWN K L，et al. Prognostic factors for outcome in localized extremity rhabdomyosarcoma. Pooled analysis from four international cooperative groups. Pediatr Blood Cancer，2015，62（12）：2125-2131.

27. REN S H，WANG Z，HUANG X，et al. Prognostic factors for postoperative survival among patients with rhabdomyosarcoma of the limbs. Cancer Manag Res，2018，10：4181-4189.

28. WOLDEN S L，ANDERSON J R，CRIST W M，et al. Indications for radiotherapy and chemotherapy after complete resection in rhabdomyosarcoma：A report from the Intergroup Rhabdomyosarcoma Studies I to Ⅲ. J Clin Oncol，1999，17（11）：3468-3475.

29. REGINE W F，FONTANESI J，KUMAR P，et al. Local tumor control in rhabdomyosarcoma following low-dose irradiation：comparison of group II and select group Ⅲ patients. Int J Radiat Oncol Biol Phys，1995，31（3）：485-491.

30. FOLKERT M R，SINGER S，BRENNAN M F，et al. Local control comparison of conventional and intensity modulated radiation therapy（IMRT）for primary soft-tissue sarcomas of the extremity. Int J Radiat Oncol Biol Phys，2013，87（2）：S63.

31. STEVENS M C，REY A，BOUVET N，et al. Treatment of nonmetastatic rhabdomyosarcoma in childhood and adolescence：Third study of the International Society of Paediatric Oncology-SIOP Malignant Mesenchymal Tumor 89. J Clin Oncol，2005，23（12）：2618-2628.

32. STEINBERG B D，GELBERMAN R H，MANKIN H J，et al. Epithelioid sarcoma in the upper extremity. J Bone Jt Surg Am，1992，74（1）：28-35.

33. ROSS H M，LEWIS J J，WOODRUFF J M，et al. Epithelioid sarcoma：Clinical behavior and prognostic factors of survival. Ann Surg Oncol，1997，4（6）：491-495.

34. PEIMER C A，SMITH R J，SIROTA R L，et al. Epithelioid sarcoma of the hand and

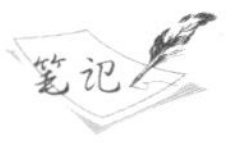

wrist：patterns of extension. J Hand Surg Am，1977，2（4）：275-282.

35. ATHANASIAN E A. Bone and soft tissue tumors//WOLFE S W. Green's operative hand surgery. 6th ed. London：Churchill Livingstone，2011：2141-2195.

36. MAVROGENIS A F，PANAGOPOULOS G N，ANGELINI A，et al. Tumors of the hand. Eur J Orthop Surg Traumatol，2017，27（6）：747-762.

37. CHASE D R，ENZINGER F M. Epithelioid sarcoma. Diagnosis，prognostic indicators，and treatment. Am J Surg Pathol，1985，9（4）：241-263.

38. HALLING A C，WOLLAN P C，PRITCHARD D J，et al. Epithelioid sarcoma：a clinicopathologic review of 55 cases. Maryo Clin Proc，1996，71（7）：636-642.

39. 郭阳，田光磊，李淳，等．手部上皮样肉瘤5例报告．中华手外科杂志，2004，20（4）：228-230.

（李　刚）

笔记